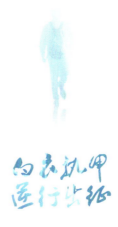

白衣执甲
逆行出征

沧海横流，方显英雄本色。

你们真正做到了

救死扶伤、大爱无疆。

你们是光明的使者、希望的使者，

是最美的天使，是真正的英雄！

党和人民感谢你们！

——习近平

（摘自 2020 年 3 月 10 日习近平总书记赴湖北省武汉市
考察新冠肺炎疫情防控工作时的重要讲话）

行

逆

影

身

友

战

书

家

记

手

谨以"白衣执甲　逆行出征

——致敬最美战'疫'医务工作者"丛书，

向所有最美的战"疫"医务工作者

致以最崇高的敬意！

致敬最美战"疫"医务工作者丛书

白衣执甲
逆行出征

致敬最美战"疫"医生

国家卫生健康委员会宣传司　　指　导

中国医师协会《医师报》社　　组织编写

人民卫生出版社

人民卫生出版社
PEOPLE'S MEDICAL PUBLISHING HOUSE

丛书
编委会

顾　问：

张宗久　常继乐　宋树立　郭燕红　焦雅辉　米　锋

主任委员：

张雁灵　吴欣娟　高　福　李新华　王雪凝　杜　贤

副主任委员：

董家鸿　李松林　张艳萍　皮红英　刘剑君　冯子健

杨　晋　朱双龙

委 员：（按姓氏笔画排序）

丁炎明　　么　莉　　马　慧　　王　显　　王　蕾　　王子军

王凤丽　　王昆华　　王根华　　王锡山　　方邦江　　尹　晗

石　华　　代珊珊　　皮雪花　　成丽丽　　刘红霞　　刘岩岩

闫位娟　　许奉彦　　孙　红　　苏潇歌　　李　峥　　李　博

李为民　　李庆印　　李松林　　李春燕　　李映兰　　杨　剑

吴　瑛　　应　岚　　张　荔　　张杏通　　张利岩　　张勇进

张素秋　　张湘燕　　陈　惠　　邵晓凤　　尚少梅　　周荣斌

周智广　　郑一宁　　宗俊琳　　赵　瑾　　赵作伟　　赵晓东

赵悦桥　　赵增仁　　荆　冰　　胡斌春　　侯　芊　　祝益民

贺　彬　　贾晓巍　　夏宏伟　　徐和平　　席晶晶　　黄　纯

黄继义　　崔　颖　　韩斌如　　曾　彦　　雷光华　　路　凯

裴中惠　　翟　慧　　熊文爽　　瞿介明

本书
编委会

主　　编： 张雁灵

副 主 编： 董家鸿　李松林　张艳萍

编　　委： （按姓氏笔画排序）

王　显　　王昆华　　王根华　　王锡山　　方邦江

尹　晗　　石　华　　许奉彦　　李为民　　张勇进

张湘燕　　陈　惠　　邵晓凤　　周荣斌　　周智广

宗俊琳　　赵作伟　　赵晓东　　赵增仁　　荆　冰

祝益民　　徐和平　　黄　纯　　黄继义　　雷光华

熊文爽　　瞿介明

致　敬

　　新冠肺炎疫情是新中国成立以来发生的传播速度最快、感染范围最广、防控难度最大的一次重大突发公共卫生事件。中国共产党和中国政府高度重视、迅速行动，习近平总书记亲自指挥、亲自部署，统揽全局、果断决策，为中国人民抗击疫情坚定了信心、凝聚了力量、指明了方向。全国卫生健康系统广大干部职工坚决贯彻习近平总书记重要指示批示精神和党中央决策部署，坚持把人民群众生命安全和身体健康放在第一位，义无反顾、日夜奋战，与时间赛跑，与病魔较量，展开了一场感天动地的生命大救援，为疫情防控阻击战取得重大战略成果作出了重要贡献。

　　沧海横流，方显英雄本色。在这场没有硝烟的战斗中，在疫情肆虐的战场上，千千万万平凡的医务工作者白衣执甲、逆行出征！"到前线去！""到武汉去！""我是党员，我先上！""战病疫，救苍生，若一去不回？便一去不回！""国有难、召必应、战必胜"……中国医务工作者以大无畏的行动谱写了可歌可泣的战"疫"篇章，以大爱唱响了"一切为了人民健康"的英雄战歌！

他们，是国之栋梁的院士，是各学科的医学专家，是南丁格尔奖章获得者；他们，是古稀耄耋老人，是全家老小依靠的家庭支柱，是刚刚踏入职场的"90后""00后"。披上白色战袍，他们就是最坚强的战士，厚重的隔离衣下是拥有坚强意志的血肉身躯，大大的防护镜后是像星星一样明亮的眼睛；在残酷的疫情面前，他们就是生命最温暖的守护者，驱散人们的恐慌，带来生命的希望！

疫情终将过去，生活也将逐步回到正轨。回望战"疫"岁月，历史不能忘却，英雄应该被铭记。

在国家卫生健康委员会宣传司的指导下，人民卫生出版社、中国医师协会、中华护理学会、中国疾病预防控制中心策划出版"白衣执甲　逆行出征——致敬最美战'疫'医务工作者"丛书。丛书的出版得到了国家卫生健康委员会、中宣部出版局及社会各界的大力支持和帮助。国家卫生健康委员会马晓伟主任高度重视，专门为丛书作出批示，指出：丛书真实、生动地记录这些感人至深的故事，展现了"敬佑生命、救死扶伤、甘于奉献、大爱无疆"的崇高精神，留下了珍贵的记忆载体。希望你们继续深入一线，深入基层，挖掘优秀典型和先进事迹，创造出更多反映伟大抗疫斗争精神和新时代医务人员风貌的良品佳作。

丛书包括三册：《致敬最美战"疫"医生》《致敬最美战"疫"护士》《致敬最美战"疫"疾控者》。丛书征文活动得到全国一线战"疫"医务工作者的积极响应，数千篇文章从全国汇聚。每一篇文章都凝结着作者真挚而滚烫的情感，编委们一次次地被感动、被震撼。因篇幅所限，经反复斟酌修改，最终每个分册分为逆行、身影、战友、家书、手记 5 个主题收录 100 篇文章。

希望通过本套丛书的出版，以小切口，展现大视野；以小事件，反映大情怀；以小故事，讲述大主题；以小感动，凝聚大精神；为时代画像，为历史留痕，为英雄树碑，为民族铸魂！

希望通过本套丛书的出版，通过一线医务工作者的亲身讲述，通过一个个真实的与病毒抗争、与时间赛跑的故事，还原这场特殊的"战役"，以讴

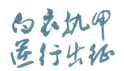

歌最美的中国医务工作者群体!

希望通过本套丛书的出版,引领读者走近医务工作者,感受他们"一切为了人民健康"的职责使命,并从他们的真实经历和感受中,体会这场凝聚全民力量的疫情防控阻击战对国家和人民的重要意义。

在此,一并向参加、支持、关心丛书出版的领导、专家,向参加征文活动的每一篇文章的作者、摄影者、主人公,向各分册编委会的专家们,致以最诚挚的谢意!因篇幅和时间所限,优秀的文章未能全部录用,编委会对部分文章进行了删减和修改,难免存在不足甚至错漏之处,敬请读者斧正。

借"白衣执甲 逆行出征——致敬最美战'疫'医务工作者"丛书,向所有最美的战"疫"医务工作者致以最崇高的敬意!

丛书编委会

2020 年 5 月

出版说明

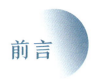

他们一直在身旁

2020 年 1 月 25 日，庚子年大年初一。我匆匆告别家人，登上了开往武汉的列车，前往指导火神山医院的建设。

广袤的华北平原在车窗外飞速倒退，我的思绪也回到了 17 年前的那个春天。

2003 年 4 月 29 日晚，我静坐在小汤山医院临时搬来的办公桌前，借助一只高高悬吊在屋顶上的电灯泡散发出的昏黄光线，写下了人生中最重要的一封报告——《请求处分报告》："在小汤山战斗结束的那天，如果有战友在这场战斗中被感染，如果有战友在这场战斗中伤亡，请求组织上给予我最严厉的处分。"

在随后的 51 天里，小汤山医院共收治了全国四分之一的"非典"患者，治愈率全国最高，死亡率最低，1383 名医护人员无一人感染。被国内外同行总结为 6 个字：模式、奇迹、精神！

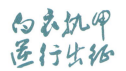

　　恩格斯说:"没有哪一次极大的历史灾难不是以历史的进步为补偿。""非典"疫情,给政府、民众以及卫生系统上了一堂生动的公共卫生课。通过总结抗击"非典"的经验与不足,党和国家迅速建立起长效管理机制,加速公共卫生体系的建设,大力发展疾病预防控制事业,推进医药卫生体制改革。从 2008 年汶川地震救援到 2009 年甲型 H1N1 流感防控,再到 2015 年的中东呼吸综合征防控,17 年间,我国的医疗卫生系统在历次公共卫生突发事件的考验面前,顺利过关。

　　17 年后,烽烟再起,新冠肺炎疫情肆虐。在严峻的形势下,我却没有丝毫疑虑——不仅因为我国的国力早已今非昔比,信息化、数字化和智能化技术高速发展,医疗技术与医疗水平日新月异;不仅因为此次疫情中,从党和政府,到各级卫生行政部门和医疗机构都在竭尽全力,有序推进疫情防控工作,更因在困难面前,中国人民从未犹豫和退缩。

　　一支、两支、三支……全国 29 个省(自治区、直辖市)和新疆生产建设兵团,以及人民军队共向湖北派遣了 340 余支医疗队,19 个省对口援助,42 000 余名医护人员千里逆行。

火神山、雷神山、16 所方舱医院……一座又一座收治新冠肺炎患者的专门医院拔地而起，用"中国速度"实现了"应收尽收、应治尽治"的"中国模式"。

三位数、两位数、零新增……4 月 8 日，武汉"解封"。15 日，最后一批援鄂医疗队撤离武汉，18 日，武汉疫情风险等级评估整体已降为低风险。

在这组数字的背后，有党中央和习主席的坚强领导和正确指挥，有中国特色社会主义的制度优势，有改革开放奠定的综合实力和能力，有万众一心、众志成城的全国军民参与。这其中，广大医务人员更是用行动诠释了白衣天使救死扶伤的崇高精神。疫情中，我看到年过花甲的"抗非老将"在水汽迷蒙的护目镜后矍铄的目光；看到了"90 后"医护们被口罩勒出深深印痕的年轻面孔；也看到医院印满鲜红手印的请战书，叠成了厚厚的一摞……"不计报酬，无论生死"，他们用生命立下契约，用行动践行誓言，不仅在武汉、湖北，更在全国各地筑起抗击疫情的血肉长城！

有人说，历史是容易被忘记的。但一个智慧的民族，是在不断汲取失败教训基础上成长起来的。我们不应遗忘，在 2020 年冬春之交，有一群人为武汉、湖北，更为全国人民的生命健康流过血、拼过命。他们的故事，应该由他们自己，与他们并肩战斗的战友，和深入一线、见证过战"疫"现场的记者朋友们来讲。

由国家卫生健康委员会宣传司指导，中国医师协会《医师报》社和人民卫生出版社共同组织编写的《致敬最美战"疫"医生》就是这样一本书，全书分为逆行、身影、战友、家书、手记 5 个主题，精选了来自一线的文章共100 篇。书中，记录着年届 84 岁的钟南山院士连续四个半小时与前方专家视频连线，"衣带渐宽终不悔"；记录着李兰娟院士在飞机上度过大年三十，"与时间赛跑"；记录着王辰院士提出建立起一座座承载生命的"诺亚方舟"——方舱庇护医院的始末；记录着张伯礼院士在抗疫一线度过的生日，和他收到"最好的生日礼物"；更记录了许许多多抗疫一线"普通一兵"的感人故事。这其中让我印象最为深刻的，是武汉市金银潭医院党委副书记、院长张定宇的事迹：这位年近六旬，自疫情暴发之初就冲锋在一线的院长，是一名"渐冻症"患者，自 2018 年确诊后，他的双腿就在不断萎缩。但他却说："我必须跑得更快，才能跑赢时间，把重要的事情做完；我必须跑得更快，才能从病毒手里，抢回更多的患者。"

　　此次疫情，让国人再次见证了广大医务人员救死扶伤的勇气与担当，也拉近了医患之间的距离，有人感慨："和谐的医患关系又回来了。"但读过此书，你就会发现，他们一直都在你我身旁，也将继续奋战在后疫情时代疫情常态化防控的每一条战线，战斗在守护人民生命健康的疆场！

中国医师协会原会长　张雁灵

2020 年 5 月 5 日

目 录

逆行

身影

战友

家书

手记

逆行

抗疫情深·衣带渐宽终不悔

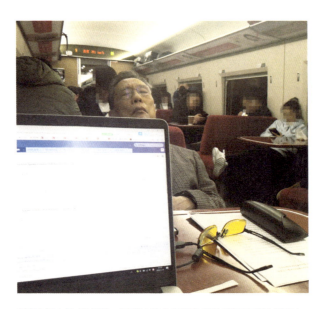

2020 年 1 月 18 日晚，钟南山院士在紧急赶往武汉的高铁餐车上。

　　84 岁，对于一个普通人来说，是已届颐养天年的年龄，应该过上"悠然见南山"的退休生活。然而，这位"南山"，却凭着一张"童颜"依然奋战在临床医疗和科学研究的一线，依然奋战在抗击新冠肺炎疫情的前线。

　　自从疫情防控阻击战打响，广州医科大学附属第一医院广州呼吸健康研究院钟南山院士时刻关注疫情、牵挂一线的医护人员。谈起武汉这座英雄的城市，他哽咽；谈起检测试纸有望绿色通道审批，他笑了；看到会诊的患者病情反复，他皱眉；看到会诊的患者有好转，他开颜。而最牵动着他的心的，是新冠肺炎疫情防控进展的所有消息，他对抗击新冠肺炎疫情倾注了全部时间和心血。

李姨，是钟院士的夫人，也是钟院士生活的总管。虽然担忧钟院士的身体，她依然默默地在背后全力支持钟院士的工作。看到钟院士不按时吃饭休息，她只能尽力地张罗；看到钟院士没日没夜地工作，她只能默默地担心。因为有李姨为钟院士操持着所有生活后勤，时刻叮嘱时刻监督，才让钟院士无后顾之忧，可以奋战在前。

钟南山，抗击新冠肺炎疫情的"定心丸"，在媒体上有铺天盖地的报道宣传，然而，在镜头背后，钟院士的日常抗疫工作是怎样的呢？

"明天是周日，可以休息一下了"

2020 年 2 月 16 日，周日

这是一个暴雨过后冷空气影响下的广州，风很大，特别冷。接到通知，今天钟院士需要到广东省卫生健康委员会进行视频连线会议，讨论《新型冠状病毒肺炎诊疗方案（试行第六版）》。

会议设有国家卫生健康委员会、湖北省卫生健康委员会以及广东省卫生健康委员会三个主会场，由钟院士主持，武汉前线的专家、北京的专家与钟院士通过视频会议的形式，对诊疗方案进行讨论更新。会议从上午 9 点一直开到下午 1 点半。在第五版的基础上，第六版的更新重点讨论了包括传播途径、临床分型、治疗（尤其是抗病毒治疗）和解除隔离的条件等方面内容。

在会议过程中，钟院士说得最多的一句话是"我想听听武汉专家的意见"，在讨论产生分歧的时候，钟院士最重要的参考意见来自武汉会场的专家，因为他说，武汉的专家在第一线，最有体会、最有发言权。

四个半小时，两百七十分钟，钟院士与视频连线的专家们全程在线，没有一秒的缺席。思想的碰撞、意见的交换，在这个冷冷的周日早上，燃起了温暖的火焰，为武汉送去光明与温暖。

钟院士的午餐，一般不是出现在中午 12 点，而是出现在完成任务之后。于是，今天午餐的上场时间是下午两点。

下午的工作，开始于 4 点，结束于晚上 8 点。四个小时的时间，被一个接一个的会议讨论和电话占满。用钟院士的话来说，"我就是一个联络人，趁现在讲话还有点用的时候，要尽可能地推动一些对抗疫有利的工作"。

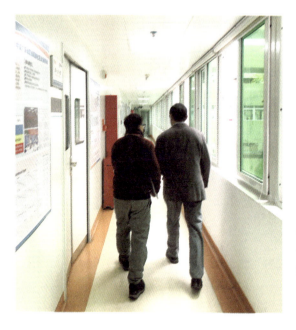

长长的走廊，钟南山院士（右一）迈着大步，在赶往下一个会议的路上抓紧时间谈事。

忙起来，一下子就到了晚上 7 点半。钟院士前一秒还在思考写给副总理的信件内容，下一秒忽然有点手足无措地找手机，"7 点 40 分了，我要先打电话回家，不然李姨该着急了"。

完成了写给副总理的信，签上名，松了一口气，钟院士显得十分兴奋，"终于完成了这个重要的任务！真好！明天是周日，可以休息一下了。"

此时，助理只好无奈地打破院士这个美好的想法，因为，明天已经是周一了。

有一种饿，叫做"李姨觉得你饿"

2020 年 2 月 29 日，周六

2 月的 29 日，这是四年才有一次的日子。

这个 2 月 29 日，是平凡的。它平凡得像日历本上其他任何日期一样，一翻就过去了。正如钟院士所说，自从新冠肺炎疫情以来，我们已经没有所谓"周末"的概念，每一天都是工作日，为抗疫马不停蹄。

这个 2 月 29 日，也是特殊的。它出现在新冠疫情中，在闰年家族的 2 月 29 日兄弟姐妹中，它是绝无仅有的，也希望它永远的绝无仅有。

钟院士的 2 月 29 日，身在东八区，却过着欧洲时间。

傍晚 6 点召集开会，结束时已经是晚上 9 点半。这次会议同样是与武汉、北京视频连线，讨论修订《新型冠状病毒肺炎诊疗方案（试行第七版）》。和第六版相比，第七版的修订更多地考虑了国际影响，并加入国际关注的热点内容，如增加孕产妇、儿童患者的诊疗指导。由于前六版的方案没有具体阐述孕产妇及儿童方面的诊疗指导，第七版的诊疗方案修订会专门邀请了儿科专家参与讨论。"尊重儿科专家的意见""请儿科专家提出意见""请儿科专家把关是否恰当"成了当晚出现频率最高的句子。

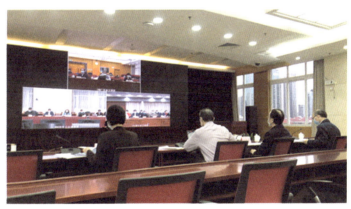

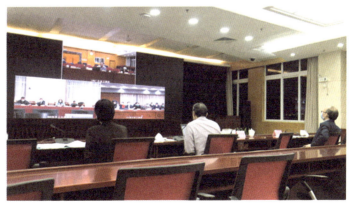

时间一分一秒过去，会议讨论依然热烈，窗外，已然从白昼变成黑夜。

在讨论中的钟院士，可以说是废寝忘食的，此时最着急、最担心的人是他的夫人李姨，"都9点了还没回来，昨晚也是9点多才吃饭，这样搞法身体怎么行呢！"电话那头的李姨着急得坐卧不安。钟院士与李姨的互动，最多的或许就是每天催促回家吃饭的电话了吧。

9点半会议结束，看到李姨数个未接来电，钟院士哈哈大笑，"李姨该在家里呱呱叫了吧？"助理问院士："这么晚了，您饿吗？"钟院士回答说已经习惯了很晚才吃饭，不饿。

可院士您知道吗？有一种饿，叫做"李姨觉得你饿"。

（广州医科大学附属第一医院广州呼吸健康研究院　李凯萍）

和大家一起奋战

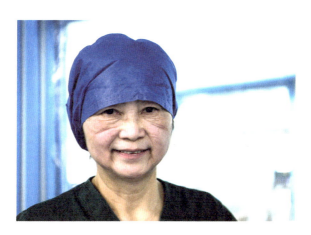

2020 年 2 月 20 日，李兰娟院士进入重症监护病房（ICU）查房，脱下防护服脸上勒痕清晰可见，令人心疼。

与时间赛跑的女院士

新冠肺炎疫情发生后，2020 年 1 月 18 日，73 岁的树兰（杭州）医院李兰娟院士与 84 岁的广州医科大学附属第一医院广州呼吸健康研究院钟南山院士等 6 位专家作为国家卫生健康委员会高级别专家组成员，紧急前往武汉实地了解疫情情况，走访武汉市金银潭医院和武汉市疾病预防控制中心，掌握疫情流行和新病毒特点的第一手资料。

1 月 20 日上午，距农历除夕只有 4 天，李克强总理主持召开国务院常务会议。列席席位上出现了两张"新面孔"：钟南山院士与李兰娟院士。会上，李兰娟院士就加强疫情防控与救治等提出具体建议："武汉市要控制住疫情和感染者，尽快防止向其他地方扩散。其他各省市要切实发现患者，有不舒服、有症状或有接触者，要去相关门诊检测，检测后要及时地隔离，和

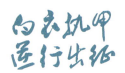

患者接触的人也要按要求隔离。"

当天下午，作为中国感染病学科唯一的女院士——李兰娟与呼吸病学院士钟南山、中国疾病预防控制中心流行病学首席专家曾光等专家就公众关心的新冠肺炎防控问题回答了记者提问。

飞机上过的大年夜

农历除夕（1月24日）一大早，李兰娟院士匆匆踏上了飞往北京的航班。这次她是去参加科技部召开的关于防控新冠肺炎的会议。中央广播电视总台记者董倩对李兰娟院士进行了独家专访。

董倩："大年三十，您跑到北京来了，今天晚上您怎么过？"

李兰娟院士："我在飞机上过。"

董倩："今天晚上再赶回去吗？"

李兰娟院士："我晚上7点多搭飞机回去。这个没关系，我们习惯了。不管是大年三十，还是其他节假日，我们医务人员都得上班。生病的人不会说节假日不生病，所以医务人员同其他行业如交通、公安等工作人员一样都得上班。"

1月20日当晚从北京回到杭州，1月24日大年三十再赴北京，除了与一线医务人员、专家组、学界同道沟通交流研判疫情的发展，她还不厌其烦地通过网络、电视、报纸等各种渠道为公众解释这次疫情的相关情况，"病毒怕酒精不耐高温""潜伏期也有传染性""要选怎样的口罩""不要去吃野味"……在李兰娟院士看来，研判疫情的发展固然重要，让公众能得到科学可信的防控常识更是一味必不可少的药："要用科普消除恐慌，让大家能够理性应对疫情。"

"武汉有需要，我随时带队前往"

面对日益严峻的疫情，李兰娟院士向国家提出来，可以带队去支援武汉。"武汉有需要，我随时带队前往。"她说，"国家的大事，我义不容辞。"

2月1日，李兰娟院士临危受命：带队支援武汉，即刻出发！当天中午，树兰（杭州）医院举行了出征仪式。李兰娟院士说："当前抗击新冠肺炎疫情已进入关键期，危重型患者的抢救更为紧迫！浙江在抗击 H7N9 时，创建了一套'四抗二平衡'的浙江经验，这次我们将把这个经验用到武汉的危重型患者抢救中去，希望能够救治更多的病患！"

当晚 9 点，李兰娟院士率领包括浙江大学附属第一医院、树兰（杭州）医院在内的浙江抗击新冠肺炎紧急医疗队乘坐列车出发，凌晨 4 点 40 分抵达武汉。稍作休息后，她就立即展开了工作。

如果说第一次去武汉，李兰娟院士的建议对阻止疫情蔓及全国起到了一定作用，那么这一次去武汉，逆行的李兰娟院士是用实际行动来诠释一个白衣战士的大医精诚、仁心仁术。

武汉大学人民医院副院长江应安说："70 多岁的老人了，日夜兼程，她凌晨 4 点下了火车，吃过早餐紧接着就开会。各个医院的专家，基层的管理者，都要见面，把她对疾病的认识告诉我们。我感觉，李院士真的是我们中华民族的脊梁。"

每日行程满满工作到深夜

李兰娟院士每日的行程安排都是满满的，白天在医院观察患者病情变化，与救治团队共同讨论救治方案，同时还为浙江的危重型患者救治进行远程会诊；晚上与团队讨论科研攻关难题，为国家疫情防控建言献策。

2 月 4 日，是李兰娟院士团队抵达武汉第 3 天，央视新闻频道记录下了李兰娟院士的工作场景。

李兰娟院士带领团队，与来自浙江、四川、辽宁等地的援鄂医疗队医护人员一起，共同商讨诊疗方案。经过 3 小时的讨论，治疗方案终于确定。第二天一早，李兰娟带领团队对部分危重型患者实施救治。她仔细交代需要注意的细节，并嘱咐大家一定要做好防护。

记者："您这两天身体怎么样？睡得好不好？"

李兰娟院士："没问题，身体好。"

记者："好好保重啊。"

李兰娟院士："没问题，放心好了。家里人都担心我，其实我身体还是蛮好的。"

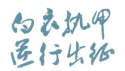

李氏人工肝里的"浙江经验"

"有两名重型患者情况明显改善，转出了 ICU！"2 月 11 日，从支援武汉的李兰娟院士团队传来了好消息，李兰娟院士带去的李氏人工肝系统、"四抗二平衡"救治模式正在当地发挥积极作用。

"在武汉大学人民医院东院的 ICU，这里是收治重型患者的定点医院，有许多重型和危重型患者。我们用浙江带来的人工肝技术，连续抢救了八位危重型患者，效果不错，已有两位危重型患者转出了 ICU。"李兰娟院士表示，她每天和本地专家一起坚守在医院，李氏人工肝系统、"四抗二平衡"救治模式初显成效。

为什么李氏人工肝技术能够对新冠肺炎的危重型患者起到救治的效果？

李兰娟院士介绍，人工肝是一个血液净化系统，能够非常有效地、直接地把患者血液中的炎症介质清除掉，消除细胞因子风暴，使患者呼吸困难症状得到改善，血氧饱和度得到提升。

穿上防护服，深入 ICU

看到 ICU 里有那么多危重型患者，李兰娟院士的心情非常沉重，她说，一定尽自己最大的努力去抢救患者，不辜负大家的期望！

2 月 11 日，李兰娟院士又穿上防护服走进了 ICU 看望患者，听取了医生对 7 名危重型患者情况的汇报，经过人工肝治疗，患者病情较之前均有所改善。李兰娟院士分析了每一位患者的病情，决定给其中两位继续做人工肝治疗。

"为什么一定要自己进 ICU 呢？"

"这是一名医生的责任。"李兰娟院士回答，患者的变化是很复杂的，牵挂患者的她要与其他医护人员一起观察病情变化，制订治疗方案，共同坚守奋斗。

[树兰（杭州）医院　邹芸]

"诺亚方舟"

——方舱庇护医院

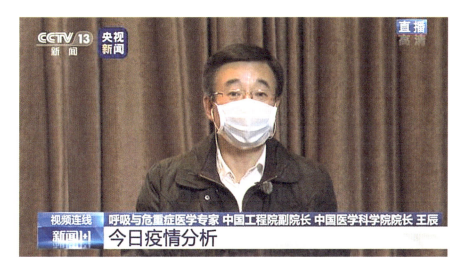

2020年2月5日，呼吸与危重症医学专家、中国工程院副院长、中国医学科学院院长王辰院士做客《新闻1+1》栏目，就方舱庇护医院兴建、疫情"拐点"、特效药等热点问题接受了主持人白岩松的专访。（来源：《新闻1+1》栏目）

　　2020年1月22日，为应对突如其来的新冠肺炎疫情，防止疫情扩散，中央做出史无前例的重大决策，对拥有超过1 000万人口的武汉实施封城措施。1月27日，中央指导组进驻武汉，指导湖北等疫情严重省份的防控工作。随着疫情发展，当时武汉市疫情防控最突出的矛盾是病例数量"井喷式"激增与医疗资源供给不足，造成大量患者滞留在家庭、社区和社会上无法及时收治，武汉当地医院一床难求，对此中央提出"应收尽收，应治尽治"的工作方针，"增加床位"成了最紧迫的任务。

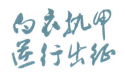

提出建设方舱庇护医院的重要建议

2月1日，中国工程院副院长、中国医学科学院院长、呼吸与危重症医学专家王辰院士抵达武汉。在当地进行调研后，为落实中央方针，解决关键问题，王辰院士向中央指导组提出了征用大型场馆建设方舱庇护医院（以下简称"方舱医院"）的建议。王辰院士认为，新冠肺炎的特点之一，就是80%~85%的患者为轻型，只需要给予一定的规范对症医疗照护，对这部分患者进行隔离并快速及时分诊，就能有效控制传染源，切断传播途径，从而防止疫情扩散。

在中央指导组的果断决策和大力推动下，武汉当地及各方面力量迅速集结行动，2月5日启用首批3家方舱医院，22支国家级紧急医学救援队及3辆移动P3实验室检验车从全国各地出发驰援。随后的3周时间内，又陆续建立起13家方舱医院。这16家方舱医院一共可容纳13 000张床位，截至3月10日，运转35天的方舱医院为大约12 000名新冠肺炎患者提供了基本医疗照护，共有75支医疗队、8 000多名医护人员参与救治。

据统计，武汉市的新冠肺炎患者，每4人中有1人在方舱医院接受治疗，方舱医院在提高收治率、遏制社区传播方面发挥了重要的、不可替代的作用。大规模建设方舱医院有效解决了收治难题，遏制了疫情蔓延扩散势头，扭转了一度极为被动的防治局面，为打赢疫情防控阻击战奠定了重要基础。截至3月10日，所有方舱医院均已成功休舱。

有效解决方舱医院运行中可能出现的问题

方舱医院是在武汉地区新冠肺炎疫情最为吃劲的关头做出的应急响应决策，从形成决策到第一批方舱庇护医院开始接收病患仅用29小时。建设伊始便引起了社会的广泛关注，面对这一公共卫生领域的开创性举措，改建之处也不乏担忧。

一是患者是否愿意入住方舱。轻型患者居家隔离暴露出诸多风险，而方舱医院的建设使用可以将患者隔离于社区之外，避免交叉感染，同时又可以提供基本的医疗保障，对患者、对社会来说均为最佳选择。

二是交叉感染问题。根据方舱医院的管理办法，进入方舱医院的患者核酸检测必须为阳性，即患者感染的为同一种病毒，且流感检测阴性，不存在流感交叉感染的风险，同时，方舱医院内对患者、工作人员进行了全面严格的防护，因此方舱医院在院内感染的防范上并不弱于正规医院。

三是发生群体性事件的风险。这是复杂的社会问题，在疫情较为严峻的情况下，患者难免有焦虑、抑郁等负面情绪，而且可能相互影响，形成事端、事件。为此，特在方舱医院中成立临时党支部，发挥党员的先进模范作用，同时，在方舱医院中设读书角、电视区等生活区域，丰富患者的文化生活，并组织患者跳广场舞、练八段锦、做广播体操、过生日等活动，患者情绪积极稳定，医患关系融洽，形成了良好的社区氛围。

凝练方舱医院特点功能

方舱医院不仅在中国，在世界范围内也具有一些共性特点。虽然有一些历史先例，如临时医院、应急野战医院、应急避难所、医院隔离病房等，但与以往用于控制突发公共卫生事件的设施相比，王辰院士认为此次的方舱医院具有三种不同的特点。

特点一是建设快。方舱医院可建在现有的实体基础设施内，如体育场馆或展览中心等，能够在一两天内迅速建成，完成室内空间重新设计并达到院感控制要求。特点二是规模大。方舱医院一旦被转换为医院服务功能，医疗能力大幅增加。方舱医院收纳了大量滞留于家庭的轻型患者，显著减少了社区传播，加强了患者救治。特点三是建设和运行方舱医院的成本低。因为将公共场所改造成卫生保健设施可以避免昂贵的新实体基础设施建设。同样，一旦疫情平息，这些建筑可以恢复到原来的用途，避免对空间的长期低效利用，这在人口密集的城市是一个特别重要的考虑因素。

方舱医院具备隔离、分诊、提供基本医疗服务、密切监测和迅速转诊、提供基本生活和社交五项基本功能。其中，"分诊"功能释放了传统医院的压力，有效利用了医疗资源。《柳叶刀》总编霍顿评价方舱医院是中国成功应对疫情的一个非常重要的创新举措之一，建立分诊制度是一个非常好的创

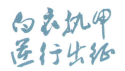

新想法，这能够让轻型患者进入方舱医院得到照护，如果患者病情加重则会被转诊到其他医院及时接受治疗，这是世界其他国家可以学习的重要经验。

中国经验，世界共享

当前新冠肺炎疫情在中国逐渐平息，却正在全球大规模流行蔓延，除中国以外的其他国家正面临传统医院床位短缺的问题。方舱医院在抗击疫情中取得的重要成就，让世界看到了中国方案的科学性和可行性，越来越多的国家借鉴中国方案，方舱医院也逐渐在世界各地崭露头角。

方舱医院作为一种新型的公共卫生理念，是此次新冠肺炎疫情防控的创新举措，是一种应对大规模疫情的有效社会措施，也将是一个国家应对新冠肺炎疫情大暴发以及未来流行病和突发公共卫生事件的有力举措。结合当前国际国内复杂多变的公共卫生安全形势，应对日益增长的健康需求和未来可持续发展等方面的巨大挑战，王辰院士提出以下建议：一是对方舱医院的规划、建设、使用等进行进一步总结凝练，形成一套完整的方案，为将来应对类似事件提供参考和依据。二是将方舱医院变成一种国家标准，形成一整套的城市建设方面的管理规范。未来再建设大型场馆时就应提前考虑，一旦有应急需要，如何能够迅速改造为方舱医院。三是加强国际交流合作，将我国相关经验充分与世界其他国家交流，总结经验，查找不足，完善我国的公共卫生治理体系。

（中国医学科学院　北京协和医学院）

我这辈子注定要和武汉 "肝胆相照"

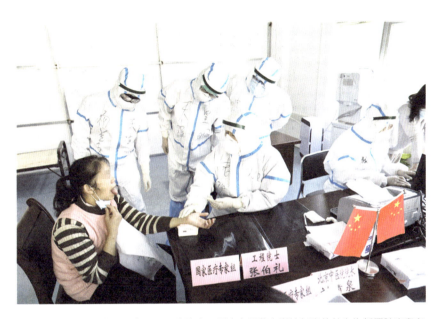

中央指导组专家组成员、中国工程院院士、天津中医药大学校长张伯礼在为新冠肺炎患者诊脉。

    2020年3月10日，中央指导组专家组成员、中国工程院院士、天津中医药大学校长张伯礼出现在武汉江夏方舱医院，这一天是这所医院"关门大吉"的日子。

    从1月27日受命赶赴武汉参与新冠肺炎患者的救治工作算起，72岁的他已经在武汉抗疫一线奋战了50余天。3月19日，武汉新增确诊病例、新增疑似病例、现有疑似病例第一次全部归零。他说，"这是我收到的最好的生日礼物。"

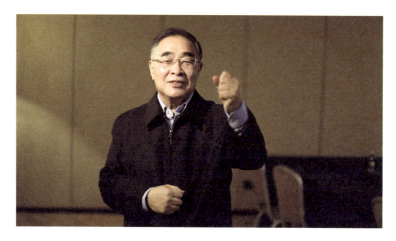

张伯礼院士为武汉加油。

"晓飞江城疾，疫茫伴心悌"

1月25日，大年初一，中央紧急成立了赴湖北疫情防控指导组，身为中国工程院院士、天津中医药大学校长的张伯礼名列其中。

"知道当时武汉的疫情很重，也有思想准备要来，甚至自己想申请去。"他在接受央视《面对面》采访时，声音哽咽，"当时疫情严重，国难当头。领导知道我这个年纪，疫情不重不会让我来，这份信任是无价的，我绝没想到过推辞。"

中央指导组点将张伯礼一是因为他是中医界大专家，二是他在2003年曾率中医专家医疗队参与抗击"非典"，组建全国唯一的中医"红区"，取得了突出的治疗效果，治疗经验被世界卫生组织收编到《SARS中医治疗方案》中，向世界推广。

没有丝毫犹豫，大年初三，他随中央指导组坐飞机抵达武汉。当时对武汉的疫情知道一些，但很多情况还不清楚，去多长时间也不知道。在去武汉的飞机上，他写了一首诗《菩萨蛮·战冠厄》，其中有一句是"晓飞江城疾，疫茫伴心悌"，"说实在，当时我的心情是很沉重的"，张伯礼坦言。

刚到武汉时，疫情形势正值最严峻时刻，医院里人满为患，各类患者交织在一起，极易交互传染，情况远比想象的严重。张伯礼提出，要迅速采取措施，对发热、疑似、密接、留观等四类人，进行分类管理、集中隔离。隔离后，要采用"中药漫灌"的治疗方式，即让患者服用以治湿毒疫为主要功效的中药汤剂。此建议被中央指导组采纳。

"别样元宵夜，抗魔战正酣"

在中央指导组的决策下，武汉 13 个区大排查，严格隔离，同时普遍服用中药。第一天发放了 3 000 多份中药汤剂。两三天之后，大家看到中药的疗效了，烧也退了，咳嗽也少了，就主动要药喝，每天发放量达到了 1 万多份，再后来越来越多，一共发了 60 多万人份的汤药。从 2 月初，"四类人"中确诊新冠患者达 80%，到 2 月中旬降到 30%，到 2 月底降到 10% 以下，中药漫灌截断了疫情蔓延扩展势头，为抗击疫情打下了基础。

"严格集中隔离、普遍服中药"阻止了疫情的蔓延，看到武汉确诊病例大幅下降，当时正值元宵节，他写了一首诗，叫《战地灯节》："灯火满街妍，月清人迹罕。别样元宵夜，抗魔战正酣。你好我无恙，春花迎凯旋。"希望春天来临花开放，中国人民能够战胜病毒迎来胜利的凯旋。

"冲破黑暗夜，重见满天星"

鉴于前期治疗中，中医对轻型普通型患者有很好的治疗效果，张伯礼和首都医科大学附属北京中医医院院长刘清泉主动请缨，要"中药进方舱、中医包方舱"，建立以中医综合治疗为主的方舱医院。这个建议得到了中央指导组的同意。2 月 12 日，他率领 209 人组成的中医国家医疗队进驻江夏方舱医院。2 月 14 日开始正式接收患者。

江夏方舱医院的最大特点是中医药全覆盖，所有患者全部服用中药，并配以按摩、艾灸等中医辅助手段综合治疗。按照世界卫生组织报告，有近 13% 的新冠肺炎患者是重型患者、7% 的患者为危重型。在江夏方舱医院，截至 3 月 10 日正式休舱，564 名患者中，服用中药的患者年龄最大的 90 岁，最小的 12 岁，出舱时没有一例转为重型、没有一例复阳，医护人员保持零感染。

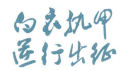

　　一朵朵逐渐枯萎的花儿，在中药的浇灌下，又重新迎风而立，既然是生命的赞歌，就要更广泛地传唱开来，于是，武汉的方舱医院 1 万多名患者较普遍使用了中药，转重率（即普通型患者转为重型患者的比率）一般为 2%~5%。张伯礼团队使用的"清肺排毒方、宣肺败毒汤"也成为最终推荐的"三方"之一，因其良好的治疗效果进入《新型冠状病毒感染的肺炎诊疗方案》，供临床医生根据患者病情选用。

　　张伯礼认为，"在新冠疫情防控中，中药不仅仅是针对病毒，更重要的是注重调节患者的身体功能，提高人体免疫力，这是中医药的优势。"

"肝胆相照真，割胆留决断"

　　进驻江夏方舱医院，最忙碌的是头几天。他穿着写着"老张加油"的防护服，熟悉环境，紧盯流程，问诊患者，对症拟方，指导临床，巡查病区……每天行走几个小时，里面的衣服都湿透了。2 月 16 日，也是张伯礼进驻江夏方舱医院的第 5 天，他因劳累过度，引发胆囊旧疾：胆结石嵌顿，引发胆囊炎胆管化脓，必须手术摘除。为了不影响军心，张伯礼特意提出不要将他手术的消息对外界公布。手术很成功，但手术之后，张伯礼的双腿又出现血栓，必须卧床。"两条腿要保持伸直抬高状态，医生说最少要卧床两个星期，我说两个星期可真不行。抗击疫情最关键的时候，我不能就这样躺着。"手术后一两天，张伯礼就开始在病房里工作了——病床上加了一个小桌子，一边输液治疗，一边不停地修改着材料，电话指挥方舱治疗。张伯礼住院期间还豁达地拟诗一首，以表情怀："抗疫战犹酣，身恙保守难。肝胆相照真，割胆留决断。"

　　他风趣地说，"这回把胆留在了武汉，看来这辈子注定与武汉'肝胆相照'了。"

　　2 月 21 日，他的儿子、天津中医药大学第四附属医院执行院长张磊带领天津市第十二批援鄂医疗队来到了武汉。按照张伯礼的要求，张磊没有去探望父亲，而是直接去了江夏方舱医院。直到 3 月 10 日江夏方舱医院休舱，父子俩在武汉共同抗疫 20 多天后首次见面，见面时间仅有 10 分钟。"我看他瘦了，但没想到他瘦了十几斤。"张磊说。

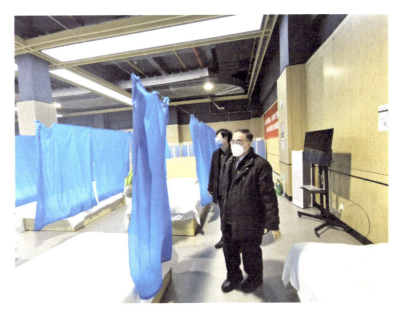

2020 年 3 月 10 日，张伯礼院士率领的 209 人组成的中医国家医疗队管理的江夏方舱医院"休舱"。他最后一次巡视空无一人的方舱，无限感慨。

　　中西医并肩作战、携手抗疫是这场新冠肺炎阻击战中的一道独特风景。随着痊愈出院的患者越来越多，张伯礼发现，他们中的一部分人还有咳嗽、憋气、心悸、乏力症状，他建议筹建了湖北省中西医结合医院、武汉市中医医院新冠患者康复门诊，让这些勇闯"鬼门关"的患者，在未来的日子里，能用畅快的呼吸去拥抱美好的生活。

　　在中国工程院和腾讯基金会等单位支持下，张伯礼又牵头组织华中科技大学同济医学院附属协和医院、武汉市中医医院共同为湖北省被感染的医务人员建起一个健康管理及康复平台，追踪他们的健康状态，以中西医结合的干预方式，帮助这些"逆行"的医护人员更好地康复。这个任务虽然要贯穿今后的一两年，但是必须跟踪下去，因为，这里面装着一份责任，也装着一份深情。

（《医师报》社　荆冰整理）

他，倒在春天的门口……

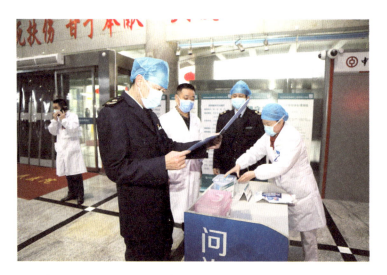

2020 年 1 月 23 日，张辉（左二）在湖南省脑科医院门诊大厅查看《发热患者预检分诊登记表》。

2020 年 2 月 2 日，难得几个晴天后，又下起了雨。滴滴答答的雨声，沉沉地打在湖南省"卫监人"的心里。上午，他们在坚守的抗疫岗位上，默默送别了相处 7 年的张辉，再见只能是梦里。

在长沙明阳山殡仪馆里，没有告别仪式，连续 16 天工作在抗疫一线的湖南省卫生计生综合监督局党委书记、局长张辉魂归大地。这位铮铮汉子56 年的生命历程，定格在 2 月 1 日凌晨。

湖南省卫生计生综合监督局的同志们怎么也想不到，平时身体壮实，半个月来一直领着大家为全省的这场抗疫大战没日没夜苦干的张辉局长，竟倒在了春天的门口，倒在了湖南省抗疫大战曙光初露的时节！

从 1 月 16 日到 31 日，整整 16 天。数起来短，干起来却长。这是与新冠肺炎病毒的赛跑，这是跟疫情的较量，每分每秒都耽搁不得。

"这些天，张辉不管是在办公室，还是在外奔波，一有时间，就对国家和省里疫情防控方案、指南和标准仔细学习，研读领会，办公室的灯光亮到深夜。"该局医疗卫生监督处二级主任科员何蛟龙说。

"自己不搞清楚、不搞透，怎么去监管别人？"这是张辉常说的一句话。爱学习、爱思考，加上多年来的管理历练，他能在繁杂、海量的文件里，准确找到关键信息和核心内容，很快整理成要点要义。

大疫当前，张辉每天连轴转。翻看他的记事本，督查检查的行程排得满满的。他每天早上 8 点不到就来到办公室，或已出发前往抗疫一线的路上；晚上基本要工作到 10 点以后，连续工作超过 14 小时。

1 月 19 日至 21 日，张辉带领传染病防治监督专家奔赴长沙市、岳阳市两地，专项督导疫情防控。他详细了解两地最新疫情形势，强调防控重点要点。随后，抽检长沙市、岳阳市两地三级医院（定点医院）、县城医院（定点医院）、乡镇卫生院、市级疾控中心和城区农贸市场，一家家实地察看，摸底了解专家组组建、法律法规落实、医疗防护物资准备等多方面情况。

在长沙市开福区一家社区卫生服务中心，他查看预检分诊、发热门诊、普通门诊的流程登记时，发现一名发热患者未经预检直接来到了普通门诊，要求立即整改。他说："卫监关乎老百姓的生命健康。一点马虎，就可能酿成大祸，决不能放过任何一个疏漏。监管，又是一个易得罪人的事。为了百姓健康，我们要有担当，不能敷衍塞责。"当张辉了解到基层医疗机构无法开设隔离留观病房，患者需转上级医院时，立即指示：疑似患者应由条件更好的上级定点医院派救护车和救护人员前来接转，以避免交叉感染。

同事陈希希提醒他抽空去做年度体检。他说："等忙过这阵子，我就去医院检查。""没想到，他就这样把病耽搁了！"陈希希一声长叹，神情黯然。

1 月 22 日、23 日，张辉马不停蹄，先后督查湖南省人民医院等 4 家医院。

该局医疗卫生监督处处长龚正球说："我跟张局长在医疗单位督查暗访时，从不打招呼。他还扮演患者的角色，将发热就诊流程走一遍，以了解医院发热就诊流程设计，以及预检分诊台、发热门诊、隔离留观病房等相关科室的设置是否合理、标识是否清晰明确、人员培训和健康宣教是否到位等。每到一处，不管是乡镇卫生院还是大型三甲医院，张辉对每一例发热患者追踪去向，督查预检分诊和发热门诊落实情况，不放过任何一个环节。"

"1月24日下午，我给他微信拜年，他没有回复我。这是很少见的。他从来都是很热情地和我互致祝福。直到今天，我才恍然大悟，这个春节，他太忙太累了。应该是忙到了没有精力给朋友互致新春祝福。"老友刘启安想起"辉哥"的点点滴滴，眼泪悄悄地从腮旁滚落下来，"这16天，对他来说，是如此匆匆，又如此漫长！"

在腾讯视频上，有一段视频叫《平凡的我》。旋律是熟悉的网络红歌，歌词却是"我在省卫监工作，一个平凡的我，从事护卫健康监督工作，无论艰难险阻，我们履行承诺，健康湖南建设必定有我……"13段歌词，写尽了一个"卫监人"的职责。这是去年局里为庆祝新中国成立70周年联欢会创作的。如果哪天打开这个视频，在一位位身着制服的"卫监人"的身影里，还能看到张辉和他们在一起……

（《大众卫生报》社　汤江峰）

6

科学战"疫" 勇于担当

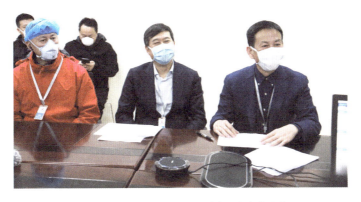

武汉大学中南医院王行环教授（右一）在会议中。

职业素养高，具备很强的敏锐性和警觉性

　　作为在广州市亲历 2003 年"非典"并经受抗疫一线考验的战士，王行环凭借着自己多年的临床经验和管理阅历，以一名共产党人的高度政治敏锐性和警觉性第一时间在医院进行了安排，多次召开医院党政联席会专题研究，同时向上级各级组织汇报疫情并提出建议。2020 年 1 月 6 日，他要求全院要高度重视、加强医院预检筛查力度、全力做好"一级战斗准备"；1 月 13 日，他特别强调加强医务人员培训和个人防护，增派发热门诊医生，全院多方联动"保畅通"，全力做好疫情防控工作。1 月 20 日他进一步要求全院加强联防联控，成立疫情防控工作领导小组，每天固定时间通报情况，制订各类应急处置工作方案，保证防控工作高效有序进行。王行环的早预判、早谋划、早部署，确保了医院疫情防控的组织领导坚定、防控工作有

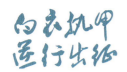

序、物资保障到位，充分发挥了共产党人的中流砥柱作用。

担当意识强，具备高度的政治自觉和行动自觉

作为一名共产党员和一名院长，王行环充分发挥冲锋在前、以身作则、身先示范作用。及时响应、紧急部署，带领医院第一时间成立了疫情防控工作领导小组，高效有序地组织医院全体员工紧密协作，奋不顾身投入防疫一线战斗中，在医院本部人员紧张、物资紧缺情况下无条件地快速组织接管了武汉市第七医院。在保证医护人员安全的前提下，迅速完成了院区整合隔离、医疗小组组建培训、物资准备等工作，使武汉市第七医院比原计划提前十多个小时开始接收患者，为整个疫情防控争取了十分宝贵的时间，也缓解了一批年老体弱的患者在寒冷深夜排队就诊和等待床位的局面。

作风扎实，客观冷静，快速有序推动疫情防控工作

在疫情暴发关键时刻，在湖北省委省政府和省新冠肺炎疫情防控指挥部的指导下，王行环率先带领中南医院承担起了 2 000 张病床的武汉客厅方舱医院的运行管理工作。面对疫情蔓延的不利情况，他临危受命、克服个人和医院的种种困难，毅然担任起刚刚兴建的 1 500 张床位的武汉雷神山医院党委书记、院长，全方位负责新医院的组织协调工作。完全陌生的环境、情况复杂的疫情、瞬息万变的形势没有将这名老共产党员吓倒，王行环迅速召开会议，部署配套建设和运行方案，组织精干医疗队伍和管理团队，定下了"边建设、边培训、边治病"的策略和"将病患死亡率控制在 4% 以内"的目标，并在 24 小时之内从无到有完成了一所高标准三级甲等医院的架构，从管理、后勤、感控、医护各个层面打造了一支精锐之师，保证了早收治和整体收治的能力。

2 月中旬，在接到要求改造本院区病房接收更多患者的任务后，王行环迅速组织全院各部门紧急协调，24 小时内改造出 2 000 张床位的隔离病区，准备用于收治新冠肺炎重型患者。中南医院 3 800 名员工全员上岗，医护人

员承担起 4 个院区、超过 5 000 张床位的新冠肺炎救治、组织工作，重任在肩不推辞。

科学决策，整体布局，将研究写在疫情第一线

"对疫情的防控必须要有科学的思路、全面的思考"，王行环不仅这样说，更是这句话的践行者。疫情开始后，他频繁到一线关心医务人员、指导疫情防控，多次为政府献计献策。同时，他迅速组织以中南医院循证与转化医学中心科研人员和一线核心专家为主体的团队，并联合王永炎院士团队等用 9 天的时间制定了符合 WHO 标准的《新型冠状病毒（2019-nCoV）感染的肺炎诊疗快速建议指南》标准版和完整版，标准版以中英文双语发表，受到了国内外的高度关注和好评，并提交至行政管理部门决策参考。在完成繁重的抗疫工作的同时，他与王辰院士一起共同主编了《实用新型冠状病毒肺炎诊疗手册》，由人民卫生出版社出版后紧急送往全国各地支持一线抗疫医务工作者的临床工作，并被翻译成多种国际语言向世界传播中国新冠肺炎诊疗经验，助力全球抗疫；组织并支持我院重症医学科等开展多项临床试验，探讨重型患者的救治经验。这为全国乃至全球抗疫提供了宝贵的一线资料和"中南经验"。

在王行环带领下，武汉大学中南医院、雷神山医院、武汉市第七医院和方舱医院的防疫战有条不紊、安全高效地运转，捷报频传；同时，前线党的建设、各医疗队的党支部建设齐头并进，使党支部战斗堡垒作用和党员的先锋模范旗帜作用充分发挥，各医疗队之间团结一心、友爱互助、携手战"疫"。

王行环以实际行动彰显了一名共产党员干部的责任与担当，阐释了"初心如磐，使命在肩"优秀党员形象。

（武汉大学中南医院　高翔）

7

打赢武汉保卫战，带队平安回北京

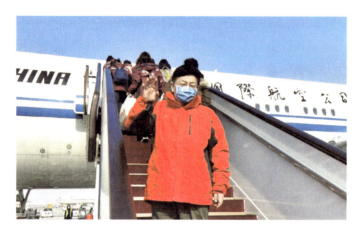

2020年2月8日，北京医院院长王建业教授率队奔赴武汉。

"我的行李箱一直都是打包好的，只要组织需要，随时都可以出发。"

虽然北京医院早前已经有一批医护人员驰援武汉，然而疫情的严峻形势仍需要更多的力量奔赴"战场"。在2020年2月7日下午3点收到通知后，北京医院院长王建业教授便迅速组织起了第二批援鄂国家医疗队，第二天准时出发。

时间紧迫，他甚至无法详细地与90多岁的老父亲说太多，父亲当时身体状况不太好，一直都是他心头的一大牵挂。然而疫情就是命令，作为北京医院国家援鄂医疗队的队长，他已顾不得许多。国家有难，匹夫有责，更何况作为一个有着几十年党龄的老党员，他更深知，危难来临时，党员要冲在最前、干在最前，以实际行动践行不忘初心、牢记使命的责任担当。

151 名队员：北京医院精锐之师援鄂

2020 年 1 月 25 日（大年初一）晚上，北京医院接到国家卫生健康委员会关于组派医疗队援助湖北应对新冠肺炎疫情的工作指示后，迅速行动，连夜组建 20 人的第一批医疗队，第二天便火速驰援武汉。第二、第三批医疗队员也陆续前往。

面对这样的疫情，所有奔赴一线的医护人员都勇往直前。"有的人推迟了婚期，有的人甚至没告诉父母，还有的家中老人刚刚做完手术，幼子老人正是需要照料之时，他们都请其他亲人帮忙照料，义无反顾地来到了武汉。"这些都是王建业教授来到武汉后才了解到的。"真的很感动。"他动情地说道。

这 151 名队员中既有年逾六旬的老专家，又有"95 后"的生力军，这么多人的统筹安排对王建业教授来说也是一个巨大的挑战，他心里也一直绷着一根弦，"疫情结束后，一定要完完整整地把他们带回去，不管在身体上还是在心理上，都要确保他们是健康的、完整的。"

在医疗队伍中，他是领导，是前辈，也是大家的家长，更是团队的主心骨。为了给队员最安全的防护，王建业教授坚持带来 2 位医院感染预防与控制专职人员与 6 位具有丰富院内感染预防与控制经验的护理人员，为所有医护人员做最严格的防护。队员吃得好不好，冷不冷都是他关心的问题。此外，每天凌晨 1 点 40 分、早上 7 点 40 分、下午 13 点 40 分、晚上 19 点 40 分，王建业教授与北京医院常务副院长奚桓都会带领相关人员，在酒店门口迎送逆行而上的医疗队员，反复叮嘱大家注意身体，寒夜虽深，却让队员们的心中倍感温暖。

79 名党员：抗疫阵地临时党支部冲锋在前

管理一个团队，最重要的就是凝心聚力，发挥出每一位成员的优势，党员更要冲锋在前。2 月 22 日第三批医疗队与大部队会合后，为进一步加强一线医疗队党的领导和党的建设工作，2 月 24 日院党委决定成立国家援鄂抗疫医疗队北京医院临时党总支部，将全部 79 名战地党员编入 3 个临时党支部，王建业教授担任临时党总支部书记。在排班安排上，他坚持做到老中青相结合、专业技能互补，并且要求每一个班次上都要有共产党员。

"我是党员，我在一线！疫情不灭，我们不退！"在向疫情防控发起总攻的重要时刻，没有太多的豪言壮语，只有这铮铮誓言，代表着临时党总支部全体党员的共同心声。正是这样的心声和行动，有力地感染和带动着大家，不少队员纷纷向临时党支部递交入党申请书，短短几日，各临时党支部收到入党申请书多达 50 多份。后经临时党总支部研究同意，报院党委批准，即时发展了 9 位同志火线入党。

多学科团队合作　重型患者一人一策

作为国家老年医学中心，北京医院在救治重型老年患者方面非常有经验，体现在多学科综合治疗上。在第二批医疗队中，他们派出了强大的心脏科队伍以及肾内科、消化内科、内分泌科、肿瘤科、急诊科、中医科、放射科等科室的医生。通过多学科的综合治疗，保证患者顺利救治，帮助患者渡过这道难关。

"目前新冠肺炎的治疗没有特效药，仍以支持疗法为主。"王建业教授强调，"我们医院提出'一人一案，精准施策'的治疗方案。给每一位重型患者制订一个适合他的治疗方案。"医疗队还建立了多学科诊疗模式团队和每日联合会诊机制，对降低危重型患者死亡率发挥了重要作用。

疫情期间，每一个抛下小家投身武汉战场的医护人员，都是这个时代最令人尊敬的人。当我们因为在家无聊，不知如何排遣的时刻，抗疫前线的医护人员却是连家都无法回去的那批人。主动选择挡在前面是担当，灾难来临时，他们是真正的民族脊梁。

"疫情结束后，我一定要带所有队员平安回来，给每位队员做一个全面细致的体检。"这是王建业教授目前最大的愿望。

（《医师报》社　黄玲玲）

院长挂帅　奋战一线

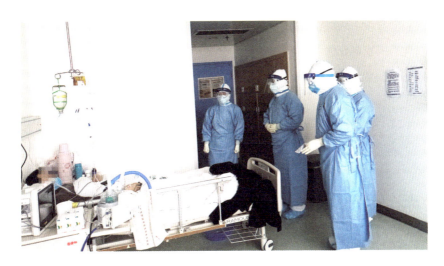

北京大学人民医院姜保国院长深入隔离病房一线查房指导重症救治。

2020年2月26日，距北京大学人民医院精锐出征驰援武汉已过去整整一个月。一个月来，先后3批134名医护骨干快速集结，成为国家召唤、使命必达的先锋战士！一个月来，他们克服重重困难，一路勇进奋战，与病毒进行生死博弈！一个月来，他们用温暖的双手救护着每一位无助的病患，用和蔼的话语安抚着每一颗惊惶的心灵！一个月来，他们用医者仁心承托无边大爱，用满腔赤诚书写生命传奇！这是一支召之即来、来之能战、战之能胜的硬核力量，为无数危重型患者带来生的希望！

"日益顺畅的病房工作，规范化的诊治流程，这些都得益于奋战于一线的医护人员，大家的拼搏值得尊敬。我们要形成合力，竭尽全力，科学救治每一位患者，在抗疫斗争的关键时刻，打好这场疫情阻击战！"2月23日，北京大学人民医院姜保国院长在参加北京大学援鄂抗疫国家医疗队集体学习时这样说。

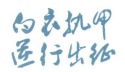

深入一线　率先垂范

2003 年，姜保国作为人民医院副院长始终坚守在抗击"非典"疫情最前沿；17 年后，作为院长的他再次领军挂帅，率领百余名"白衣天团"奔赴前线决战武汉，攻坚疫情阻击战。

作为国家创伤医学中心主体单位、国家疑难病症诊治能力提升工程重症医学项目组长单位，在姜保国院长带领下的北京大学人民医院，近年来一直致力于严重创伤救治体系搭建和危重型患者系统救治，整合多学科医护专家团队、规范救治流程、开展生命支持复苏、规范化护理等全方位一体化精准救治。此举不仅为危重型患者打通绿色生命通道，优化了重症救治的流程与规范，积累了丰富经验，更是历练出一支快速响应、能打硬仗的医护团队。

抵达武汉后，姜保国院长马不停蹄地投入到独立管理重症病区的筹备工作。仅用了短短 24 小时医院接管的重症病区便正式启用！第一次进入隔离病房、第一次接收患者、第一次核酸采样、第一次气管插管……重症病房启用后的第 14 天，第一批治愈的新冠肺炎患者出院，近日将有十余位患者陆续康复出院。

精准救治　一人一案

作为医学专家，姜保国院长在重症救治领域经验丰富、思路清晰，他强调务必要对重型患者进行评估分层，按照"一人一案"制订医疗救治方案，提高救治的科学性和精准性。针对单纯新冠肺炎患者，对症强化治疗，拦截重型向危重型发展；针对有基础病的老年患者，充分发挥多学科团队优势，进行综合诊治；针对危重型患者，发挥重症医护专家团优势，加强器官保护和生命救治。

姜保国院长高度关注前线医疗队医疗护理质量，每天例会不断总结探讨医疗工作，测试开通远程会诊系统，更好地利用优质医疗资源，实现危重型患者救治"无死角"。

细致入微　亲如父兄

姜保国院长像家长一样关心爱护着每一位队员。医院隔离病区启用当晚，他亲自护送第一批进驻的医护人员到病房，里里外外仔细确认细节，反复叮嘱注意事项。

"这个团队里的每一个人都是我的兄弟姐妹，有的年轻人甚至就像我的孩子一样。必须要确保他们每一个人平安健康。他们每一个人平安健康，我们才有可能打赢这场艰巨的阻击战！"他始终强调感染防控怎么重视都不为过，反复叮嘱每一位队员在特殊的环境下，务必要在保证安全的基础上开展工作，务必用科学的精神、严谨的态度去做好防护和救治的工作。

"我们的团队是一支能打硬仗的团队！"对于援鄂医疗队，姜保国院长这样评价。北京大学人民医院是一所百年老院。20世纪初，首任院长伍连德博士抗击鼠疫，实现了人类首次成功控制传染病的壮举。北京大学人民医院始终秉承着救死扶伤、济世为民的社会责任。我们有信心打赢这场防疫阻击战！

（北京大学人民医院　汪铁铮）

我必须跑得更快

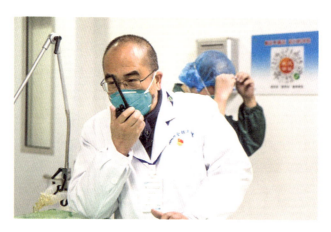

2020年1月27日，在武汉金银潭医院综合病区楼，张定宇在联系协调工作。（来源：新华社，柯皓　摄）

武汉市金银潭医院是一家不为大众熟知的传染病医院。作为收治新冠肺炎患者的重点医院，这家医院和院长张定宇在此次疫情期间频繁见诸报端。

57岁的张定宇，从医已经33年了，从一名麻醉科住院医师做起，先后担任武汉市第四医院医务处副主任、武汉市普爱医院副院长、武汉血液中心主任等职务。1997年，他随中国医疗队出征，援助阿尔及利亚；2008年，汶川地震后第三天，他带领着湖北省第三医疗队出现在重灾区什邡市；2011年除夕，在巴基斯坦的一家医院进行国际医疗援助。

无论是禽流感席卷而来、甲流暴发之时，还是此次疫情肆虐，身患渐冻症的张定宇总是毅然决然冲在最前面，顾不上照料感染了新冠肺炎住院治疗的妻子，全身心投入新冠肺炎患者抢救，无论是重型患者的会诊现场、深夜转诊患者的现场，还是在腾退救治病区的现场，人们总会看到他忙碌的身影。他就是抗疫一线的一面旗帜，带领着医院的医务工作者奋勇向前。

2019年12月29日，武汉7名不明肺炎患者转入位于武汉三环外的金银潭医院。从事传染病防治工作多年的张定宇敏锐地嗅到了异样，这不是普通的传染病，不可大意。他迅速组织工作人员，将这些病人迅速集中到隔离病房。穿上厚厚的防护服，张定宇身先士卒进入病房，仔细查看每一位患者的病情。情况不容乐观。他迅速指挥腾退更多的病房，扩大病区，增加医护力量，调配防疫物资，厉兵秣马，严阵以待。

对于患者倾尽全力的他，唯独对一个人感到愧疚，那就是他的妻子。张定宇的妻子也是一位医务人员，疫情初期，她在工作中不幸感染了新冠肺炎病毒。虽然住在离武汉市金银潭医院仅仅十几公里的医院，但是直到她入院三天后，张定宇才挤出来半个小时去探望。"整个医院的人等着你指挥，那么多患者等着你救呢，你快回去吧，我没事的。"妻子程琳一如既往地理解和支持他。"我们结婚28年了，刚开始两天她状态不好，我就怕她扛不过去。"谈及妻子，这位"硬汉"红了眼圈儿，"实在是没时间。我很内疚，我也许是个好医生，但不是个好丈夫。"

每天清早6点钟起床、次日凌晨1点左右睡觉，不知不觉成了常态。奔波忙碌一个多月后，张定宇终于扛不住病倒了。小小的一张病床根本困不住这位"铁人"。躺在病床上的他，脑海中飞速考虑着各项工作，一个又一个电话打出去，患者的数量、重症的情况、救治的进展，无一不尽在他的掌握之中。病情稍有好转，他忙碌的身影就又出现在了隔离病房和重症病房。

随着疫情逐渐好转，张定宇院长也逐渐淡出人们的视野，然而，我们不会忘记，面对新冠肺炎疫情，他以共产党员钢铁之躯挺身而出、奋力迎击新冠肺炎！他以党员领导干部表率之范带领武汉市金银潭医院240多名党员顶在急难险重岗位，没有一人退缩；全院600多位白衣战士奔向抗疫前线、救死扶伤两个多月一个都不下火线！他以临床医生之专业严谨科学施治、大医精诚成功挽救许多危重型患者！他以丰富的临床经验之理论思考作为《实用新型冠状病毒肺炎诊疗手册》副主编指导第一线白衣将士规范诊疗！他以身患渐冻症、预期生命5~10年之罕见病身躯铸就了高大伟岸、坚定自信的

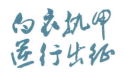

钢铁般"张铁人"楷模典范！他以实际行动之伟大壮举践行了作为共产党员"不忘初心、牢记使命"的责任担当！他就是"关键时刻冲得上去、危难关头豁得出来，才是真正的共产党人"的代表和榜样！他是中华民族战"疫"史上一面充满生命之光、信仰之魂、自信之力、必胜之心的旗帜！

（本文根据新华网、人民网、《湖北日报》、央视网等平台及媒体相关内容整理）

不想当"网红"，只想做该做的事

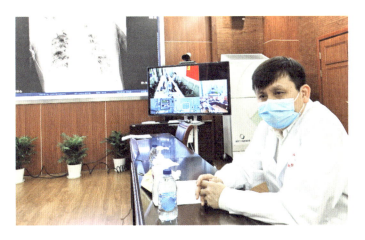

在上海市（复旦大学附属）公共卫生临床中心，张文宏教授参加新冠肺炎重症病例讨论。

　　他敢说实话、说接地气的话，对新冠肺炎防控的前景既不遮掩也不夸大，与媒体的一番番对答让他收获"硬核医生"的称呼。他是"学霸"，1987年，高三的他被直接保送到上海医科大学，先后在复旦大学、哈佛大学获博士学位及攻读博士后；他是大专家，善于诊断不明原因发热及各种疑难感染性疾病，曾获上海市优秀学科带头人、中华医学科技奖、教育部新世纪优秀人才等荣誉。他就是上海医疗救治专家组组长、复旦大学附属华山医院（以下简称"华山医院"）感染科主任张文宏。

关键时刻，什么样的人就会做什么样的事

　　"说我红了，我真的很意外。"张文宏说得很坦率，在网络发达的今天，他并不想当"网红"。2020年1月29日上午的那场新闻发布会，他只是发

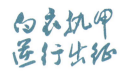

自内心地说了大实话。

从1月15日上海发现首例病例，第一批进入隔离病房的医生已经坚守了10多天。作为上海医疗救治专家组组长，张文宏认为，是该"换防"的时候了。但派谁上？这在当时是个难题。在最艰难的时候，他想起了党组织："共产党员在宣誓的时候说要把人民的利益放在第一位……党员先上，没有任何讨价还价！"他当即做出两个决定，一是自己亲自上一线查房，密切接触感染患者，每星期至少1~2次。二是将年前坚持在一线的医生全部换岗，换成科室的全体共产党员。

其实，1月29日这天张文宏是很累的。零点时分，他从河南省郑州市参加完国家卫生健康委员会新冠肺炎防控督导工作，搭乘红眼航班返沪，自己驾车直奔远离市区的上海市公共卫生临床中心，因第二天有患者需要他会诊。赶到位于金山区的上海市公卫临床中心时已近凌晨2点了，他把仅剩不多的用于睡觉的时间"挪作他用"，写了一篇3 000余字的疫情解读长文，供当日一早作为"华山感染"微信公众号的更新。凌晨3点多睡下，早上7点不到又起床了，赶到病区，讨论完当天的所有隔离患者病例，然后自己开车70公里赶回位于市区的复旦大学附属华山医院，换上白大褂，直奔感染科病区查房，召集临时党支部会议，给大家鼓劲加油。然后才是那场广为人知的新闻发布会。

张文宏一直选择和一线同事并肩战斗，每周亲自查房。战争打响，张文宏说："我先上！"那是因为，在他眼里，共产党员应该带头上战场，以身作则、身先士卒。在同事眼里，张文宏是值得信赖的人，而张文宏，也没有辜负这份信任。

自疫情打响以来，华山医院感染科全员参与，全力投入到一线战"疫"中。团队与抗生素研究所、呼吸科、急诊科一起，既有承担上海市公共卫生临床中心上海专家组、医疗组的工作，也有分批派去援鄂医疗队的，还承担了华山医院发热门诊和发热留观病房的大量工作。

张文宏说："大半个月来，为了打赢这场战"疫"，几乎每个人都是连轴转、超负荷，确实非常辛苦和疲惫了，所以这个时候我觉得我最需要的就是给大家鼓鼓劲、打打气。"他说，医务工作者现在最缺乏的是关心。第一是要关心防护，第二是疲劳，第三是工作环境，"一年365天，我们每天都应该对医护人员保持关心。医务人员没有受到伤害了，做起事来才会有劲。"

元宵节当晚，上海派出 350 人的第四批援鄂医疗队，其中华山医院队员 214 名。这就是张文宏带领的医疗团队，始终勇敢、坚毅。大家称张文宏"硬核医生"，关键时刻，你是什么样的人，就会做什么样的事。

我们应该始终走在病毒前面！

一天下午，我国著名病毒学家闻玉梅院士打电话给张文宏，谈到疫情，她说："武汉新冠肺炎的疫情举世瞩目。现在全国仍有不少恐慌情绪，但防疫有其自身规律，目前需要理性科学对待。"闻玉梅院士作为中国著名的病毒学家，经历疫情无数，现今很多著名的病毒学家都是她的学生。她的一席话再次引发张文宏对当前全国疫情防控的深入思考：恐慌与应激情绪过后，该如何冷静思考我们未来的抗疫之路。

而在这之前，张文宏在已没多少睡觉时间的情况下，连续 11 天坚持做着一件"分外事"——在华山医院感染科公众号上发布最新知识和讯息。自公众号上线以来，它已经成为了很多百姓和专业人士的"每日必读"，纷纷点赞，多篇文章都是超 10 万的点击量，最长的一篇文章点击量超过 1 000 万。在 1 月 12 日世界卫生组织针对疫情为临床医生提供相关诊治建议、发布了处置指南后的第二天，由张文宏领衔的公众号运作团队就及时发布了该指南的中文首译版。

张文宏心里很清楚，全国各地的病例数每日在飙升，网络上流传着各种真真假假的信息。此时，准确的知识和真实的信息是大众的期待，也是打赢这场战"疫"的重要保障。但凡真正的勇士，都应既是无畏的战士，又应是理性的智者。

作为奋战在抗击新冠肺炎一线的临床医生，也作为长期从事新发传染病研究的科学工作者，张文宏对当前疫情和病毒的生物学特性有自己的独特理解和思考。他认为应该提醒大家，在发动武汉战"疫"后，要对疫情长远细致地安排和思考。在外地的武汉人和在武汉的外地人总是要回家的，停摆的武汉终归是要重启的。

张文宏已想得很远：重启后的武汉和全国的抗疫之路应该怎样走？封城

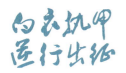

之后，万事大吉了吗？大家还远远不能高枕无忧，应扎实做好个人防护，自觉采取主动减少聚集、社区防控、居家隔离、远程办公等抗疫管理措施。在重大公共卫生事件面前，应采取科学防控，有的放矢地落实最高效的防控措施，让"控制传染源""切断传播途径""保护易感人群"真正落地。通过流行病学的科学分析，张文宏更清楚意识到，早日实现这场传染病战"疫"胜利的关键不是这些每天变化的数字，而是我们每一个人怎么做。如何打赢这场不见硝烟的战争？"我们一定要始终跑在病毒前头"。

有"张爸"在，我们都不慌

对患者，医者仁心。对同事，他也是关照有加。张文宏平日待人温暖如春，所以大家都叫他"张爸"。他就像顶梁柱一样，撑起了整个"家庭"。遇到麻烦，也永远第一个站出来。疫情发生以来，上海医疗救治组的同事们，说得最多的一句话是："只要有张主任在，就像有定海神针一样，我们都不慌。"疫情初期，是他当机立断，把华山医院感染科的所有病房全部腾空。紧接着，他连夜制订抗疫战略方针，为这场战"疫"做足了准备。

张文宏在采访中曾说，疫情过后，他会待在实验室里安静地做实验，在办公室里看看书，给患者看病，这就是很好的日子。

（《健康报》社　孙国根）

真正的勇士，敢于直面艰难险阻

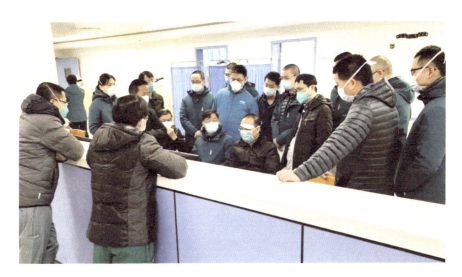

2020 年 2 月 9 日上午，参加早交班的周翔（中），额头上还包着纱布。

    周翔，北京协和医院重症医学科副主任、副主任医师，随北京协和医院第一批国家援鄂抗疫医疗队驰援武汉。61 天来，他夜以继日地践行"白衣战士"职责：从无到有地改造病房，夜以继日地救治重患，精益求精地优化流程。要当尖兵，就要啃最硬的骨头、救最重的患者，这是周翔的初心，更是他的行动指南。

我年轻，也有抗击"非典"经验，
去一线义不容辞！

    正月初一晚，重症医学科主任隆云来电告知医院将派出协和医疗队援助湖北，两人在电话中激烈"争执"，周翔情真意切地向主任请缨："医院大本营更需要科室主任留守掌控全局，统筹前后两方，我年轻，也有抗击'非典'经验，去一线义不容辞！"就这样，他当晚召集重症医学科的11名队员到院集结，进行出发前动员和物资准备。

第一批国家援鄂抗疫医疗队由北京协和医院等6家医院的121名队员组成。北京协和医院韩丁副院长任领队，周翔任国家医疗队联络员兼协和医疗队副队长。2020年1月26日，国家医疗队进驻武汉同济医院中法新城院区，面对陌生的环境、未知的病毒、专业擅长和工作习惯各不相同的战友们，如何快速整合这6家顶尖医院力量，形成合力与战斗力成为首要任务。周翔在医院后方的有力支持和韩丁副院长的领导下，凭借多年积累的重症经验，很快便在6家医院的合作沟通中发挥了纽带作用。

轻伤不下火线，到能听见炮声的地方工作！

由4支医疗队接管的联合重症医学科开始运行的首夜给队员们留下了深刻记忆—— 一个接一个生命垂危的重型患者接踵而至，血氧饱和度能达到70%的患者几乎没有。队员们就像"打了鸡血"一样，气管插管、建立通路、循环复苏……异常的忙碌、高度的专注使人忘记时间，在与死神赛跑的这一夜，周翔在污染区超负荷持续工作长达8小时。下班后，因长时间穿戴防护装备导致呼吸受阻，加之过于疲惫造成一时恍惚，壮实的周翔一头栽到地上，磕破眉骨，缝了3针。

即便意外负伤，周翔仍然一刻不停地坚持工作。一线排班是"技术活"，需要综合考虑，平衡搭班团队们的科室、专长、年资经验等要素，周翔就一遍遍修改、调整排班表，直到实现队伍的优化组合；为了保证不同班次的队员上下班都有班车坐，节约通勤时间多休息，周翔与多方协商，确定了班车的具体车次和接送时间。

2月8日，伤口还未痊愈的周翔向张抒扬书记、韩丁副院长反复申请，再三坚持要到"能听见炮声的地方"战斗，张书记心疼地答应了周翔的恳求。正是凭借高度的责任心、细心和耐心，周翔全面掌握着各个病房的实时动态，统筹协调着设备供给，确保临床工作有序开展。医疗工作之余，周翔还兼职"笔杆子"，负责相关的工作总结和医疗队日志撰写等。

离患者有多近，就离真相有多近

周翔始终坚信，不到床旁看患者，对治疗没有发言权。尤其重型患者一般无法用语言表达不适，这就要求医生根据患者体格检查、临床检验及床旁监测来了解病史。换言之，重型患者的监测数据，就是他们的真切、客观的语言表达，读懂这些信息是形成正确临床判断的基础，更是评估诊治疗效的标尺。周翔相信，在"无声"的沟通中，用心倾听与研读患者的身体语言，感受每一处细微变化是大有裨益的。久而久之，"离患者有多近，就离真相有多近"便成为了每日"泡红区"（污染区）专家的信条。

周翔发现，重型患者在疾病的打击下常伴有情绪问题，他提出要进行及时干预与疏解，帮助患者建立信心。他在查房过程中注重医患、护患之间的沟通与互信，总是耐心倾听并理解患者诉求，反馈以鼓励和肯定。他常说，医生要充分理解患者对家属的心理依赖，要请家属当外援，调动家属为患者提供积极的心理干预，帮患者形成正面心态。

患者由衷地感恩协和的医护人员，而面对患者，周翔心中也充满感恩。他对媒体说："我们要感谢这些患者在过去这段时间的坚持，是他们和我们共同的努力和坚持，才能取得这样的成绩。这些患者的康复意义重大，不仅会给很多病友信心，鼓励他们战胜疾病，也极大地鼓励了和他们一起战斗的医生、护士，让他们更加有信心打赢这场战斗！"

（北京协和医院　刘晓坤　陈明雁）

来源于：北京协和医院"协和医生说"微信公众号

我是"老兵"，一定圆满完成任务

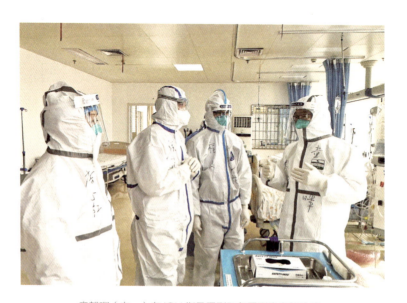

童朝晖（右一）在 ICU 指导重型和危重型患者的治疗。

2020 年 1 月 18 日，正是中国南方"过小年"的日子。在中国人的观念里，小年也就意味着家家户户要准备年货过农历新年了。

就在这一天，首都医科大学附属北京朝阳医院副院长、呼吸危重症专家童朝晖教授接受国家卫生健康委员会的委派，作为中央指导组专家，与北京协和医院内科 ICU 主任杜斌教授、东南大学附属中大医院邱海波教授同一批到达武汉市，开始了救治新冠肺炎重型患者的工作。

"老兵"再赴疫情前线

"非常感谢领导们、亲朋好友、同事们的关心！你们的关心和爱护给了我无比的温暖，更是我努力工作的动力！我是一个'老兵'，有丰富的作战经验。一定会圆满完成任务！"童朝晖在朋友圈中这样写道。

童朝晖从事呼吸与危重症医、教、研工作 32 年，开展了大量创新性临床诊疗及科研工作。他在国内最早将体外膜氧合（ECMO）技术应用于呼吸支持，救治了大量严重呼吸衰竭患者。经历过"非典"，作为国家卫生健康委员会应急专家，被派到全国各地救治呼吸感染与危重症患者，具有丰富的临床治疗经验。

这一次，"老兵"童朝晖再赴疫情最前线。

哪里有重型患者，我们就去哪里

来到武汉市以后，童朝晖主要负责武汉市金银潭医院、武汉市肺科医院、武汉大学中南医院危重型患者的救治。持续到午夜的研讨会议、查房，指导重型和危重型患者的治疗，调配危重症专业和呼吸危重症专业的医生和护士填满了童朝晖每一天，他和杜斌、邱海波三个人经常忙得连饭都不能按时吃。

危重型患者具有很强的传染性，而在疫区的奔波劳累使医生的免疫力下降，面临着巨大的传染风险。

"作为医生，救死扶伤是我们的天职。当国家需要时，我们应该勇敢地站出来！"在童朝晖看来，医生就像战士要到前线打仗一样，而这次抗击新冠肺炎疫情，实际上也是一场战争，需要医护人员站到第一线，去治病救人、防控疾病！

治病救人的专家

2003 年，童朝晖担任"非典"病房主任，坚守了 3 个月，创下了收治的 100 余名"非典"患者无 1 例死亡的奇迹。当时他仅用无创手段就抢救成功相当多名患者，但是面对更"诡异"的新冠病毒，他和专家组成员一致认为，策略要转变，关口要前移。

医疗救治组成员每天都到临床一线参加重型患者救治，摸索新冠肺炎的

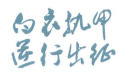

临床特点，根据临床经验和循证医学证据，制订出一系列新冠肺炎诊疗规范流程，给湖北省各家医院及各医疗队提供了理论和实践基础。同时针对疫情的变化，向有关部门提出相应防控措施，物资配备、人员配备建议。此外也积极开展科技攻关和临床研究，探索激素治疗、呼吸支持，包括 ECMO 在临床中的作用，优化诊疗方案。

他对于新冠肺炎重型患者救治的分析体会，被同道大加赞赏，是"临床中的精华""满满的干货"，网友称赞他"是治病救人的专家"。

年轻的医护是勇敢的战士

作为师长和长辈，童朝晖时刻关心着年轻的医护人员。

"早期我们人手不够的时候，一个护士管两三个房间，实际上在 ICU 里，一个护士能管好一个患者就不错了。这种疫情对她们来讲也是第一次，所以害怕是正常的，但一旦进了病区以后，她们都非常勇敢，而且非常辛苦。所以我觉得像这种一线的医护人员，特别是护士，可能比医生更辛苦，让我很感动也很心疼。"

童朝晖的学生中，有八名奋斗在武汉市抗疫一线。他在朋友圈给学生写下一段话：

> "我为你们感到骄傲！鲁迅先生说：'我们从古以来，就有埋头苦干的人，有拼命硬干的人，有为民请命的人，有舍身求法的人……这就是中国的脊梁。'"

童朝晖和几万名医护人员一起，用他们的无私奉献和牺牲精神化身白衣战士坚定逆行，守护人民健康，他们是中国的脊梁！

（《医师报》社　荆冰）

逆行

为一线的战友们撑起安全伞

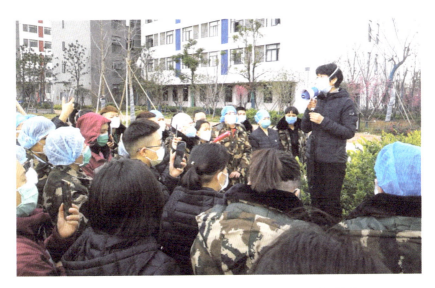

李六亿教授在雷神山医院驻地楼宇间对援鄂医务人员进行培训。

　　抗击新冠肺炎疫情，是一场没有硝烟的战争。国家卫生健康委员会专家组成员、感染预防与控制专家李六亿教授 2020 年 1 月 21 日上午八点半在办公室接到通知后，第一时间冲上疫情防控第一线。她直接奔赴机场，甚至连一件行李都来不及准备，下午两点就出现在武汉。

做一线医务人员感染预防与控制的主心骨

　　伴随着不同省份、不同时间、不同医院的援助人员陆续到达湖北，对医务人员上岗前防护用品的使用、隔离病区内消毒隔离措施的落实等专业知识及技能开展同质化、标准化培训是感染预防与控制专家负责的主要工作。跟时间赛跑，赶在战友们与新冠肺炎病毒交锋前，为他们穿好战衣，为奋斗在临床一线的战友们撑起一把安全伞是他们的使命。"不让一位战友倒下，不给武汉人民添麻烦，感染预防与控制必须先行"，这是他们的信念与目标。有些援鄂医疗队驻地没有会议室，他们就在驻地的饭厅讲、大堂讲，如果饭厅和大堂太小，他们就在宾馆外的阶梯上讲、在空旷的草坪上讲、在楼宇间的空地上讲，有时每人一天要进行多达 6 次的培训。总之，尽一切可能培训、创造条件使每一位即将奔赴病区与病魔战斗的战士，能够消除忧虑和紧张，掌握自我防护知识与技能。有些援鄂医疗队到达后的第二天就要进病房，他们就利用晚上的时间进行培训。除了培训，他们还随时待命，经常临时被派到方舱医院等各级医疗机构去指导改建中的医院感染预防与控制工作，经常错过饭点，下午两点吃中午饭、晚上八九点吃晚饭的情况已是常态……

来到武汉的时日里，李六亿教授无数次与督导组对收治患者比较多的医院进行督导，协助优化各种流程，不断为定点医院解决实际问题，将督导中取得的经验进行推广，成为一线医务人员和各感染预防与控制同仁的主心骨。

将论文写在祖国的大地上

为一线医务人员降低感染的风险，实实在在做工作。翻开《中国感染控制杂志》，我们读到感染预防与控制专家们根据前线实战经验撰写的《新冠肺炎医疗队驻地感染防控探讨》等文章，为预防新冠肺炎提供了实用、规范、可操作性的指导，从管理要求、个人清洁与物品消毒、生活中的感染防控、环境消毒与空气净化等方面进行探讨，是驻地感染预防与控制人员防控新冠肺炎疫情的教科书。此外，通过新闻媒体对医务人员及公众进行新冠肺炎防控知识的普及，如过多的防护用品存在过度防护风险；佩戴多层口罩不仅增加感染风险，而且还会造成医疗资源的浪费；离开病区时对容易暴露的黏膜做好清洁即可，没有必要进行消毒等。

李六亿教授还肩负协助制定国家卫生健康委员会感染预防与控制指南的任务，参与国家卫生健康委员会组织制定的《医疗机构内新型冠状病毒感染预防与控制技术指南（第一版）》《新型冠状病毒感染的肺炎防控中常见医用防护用品使用范围指引（试行）》（国卫办医函〔2020〕75号）、《关于加强疫情期间医用防护用品管理工作的通知》（国卫办医函〔2020〕98号）、《关于进一步加强疫情防控期间医务人员防护工作的通知》（国卫办医函〔2020〕146号）等。这些指南、规范明确了如何正确、适度、有效地使用防护用品，让医务人员在防护用品储备紧张的状态下，不仅有了明确的方向，还消除了防护过度的弊病。

党中央国务院、国家卫生健康委员会非常重视医务人员感染的防控，李六亿教授培训课件的首页就把国家的要求明确写入，要求前线的医务人员均经过国家级专家的培训才能上岗。在工作极度繁忙的情况下他们还开展医务人员职业暴露调查，对定点收治医院进行督查，改建发热门诊以及各定点收治医院如方舱医院的建设、流程布局优化等。他们将防控新冠肺炎疫情的经验总结形成文件、幻灯片等发送至全国感染预防与控制同仁，答疑解惑，受到极大欢迎，点击量超过了10万。

17年前，在2003年的"非典"疫情中，时任北京大学第一医院感染管理科主任的李六亿教授，在北京的定点医院任感染预防与控制组组长。从开辟"非典"病房，到最后一位"非典"患者康复出院，李六亿所在的医院没有一名医务人员被感染。

17年后的今天，她说："这就是我的日常工作，只不过现在更像一个战场，而我是一个老战士。"

（滨州医学院附属医院 孙吉花 刘欣，厦门大学附属第一医院 黄辉萍）

14

重症医学科的坚守

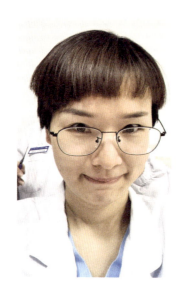

疫情开始时，为了便于
工作，武汉大学中南医
院重症医学科杨晓医生
请同事帮忙剪短发。

　　武汉，一座历经沧桑而又充满活力的城市，如今正在经历又一次大的考
验，深深牵动着全国人民的心。

　　有这样一群医护人员，他们生活在这个城市，在危险来临时，即使害
怕、紧张、恐慌，他们仍义无反顾地留下。他们深知：在国家和人民需要他
们时，他们就该冲在最前面。武汉大学中南医院重症医学科杨晓医生，便是
这座城市的坚定守护者之一。

开辟最早的新冠肺炎重症隔离病房

　　2020 年 1 月 8 日起，武汉大学中南医院（以下简称"中南医院"）重症
医学科开始收治新冠肺炎患者，医院医护人员和院感办公室很快进入角色。

两天内隔离病房 16 张病床满员收治。该院的隔离病房是武汉市四大家医院（华中科技大学同济医学院附属同济医院、华中科技大学同济医学院附属协和医院、湖北省人民医院、武汉大学中南医院）中，第一处专门收治新冠肺炎患者的重症隔离病房。

"疫情来袭，不恐慌是不可能的。"杨晓后怕地说，恐惧源自未知，我们不知道谁被感染谁没被感染。患者如此，医生如此，城市大众亦是。

从 1 月份开始，杨晓就一直在前线抗疫，她剪短了头发，和她的同事们每日戴着外形如椰子壳的 N95-1860 口罩工作。这种口罩厚且硬，长期佩戴会在脸上压出印痕。杨晓被口罩"折磨"得不堪：脸太小口罩无法压实，会漏气。戴眼镜也给杨晓带来了不便，"眼睛特容易起雾，白茫茫一片，防起雾装置也不管用。"

疫情发生以来，杨晓的排班既有 8 小时的日班，也会有实际耗时 20 小时以上的夜班。虽然工作量大，但好在每四天轮休一天，能缓解一些他们的疲倦。

这段特殊的经历让她感触颇多："我们要有忧患意识，人生充满了不确定性，活在当下很重要。经历疫情后我觉得我们还需多一份警惕，这是对自己负责，也是对家人负责。"

疫情照射下的闪光点

疫情就像一面"照妖镜"，有的人平时貌似勤勤勉勉，如今却大发国难财；也有很多普通人，闪光点被平凡的生活掩盖，却在疫情中闪现了出来，光辉无比，让人惊奇。

重症医学科的"95 后"男护士曹阳鑫，上班刚满一年，平日里总是萌萌的、懵懵的。对杨晓而言，他就像个"小朋友"。

疫情发生后，科里部分护士很害怕，护士长也不勉强大家必须坚守岗位，有特殊需求可提出调离。曹阳鑫却申请坚决不离岗，问他原因，他只说："我觉得我应该做点什么，我想扛起这份责任。我没有结婚，也没有后顾之忧，我必须要留下来。"杨晓彻底被他打动，也彻底改变了对他的印象：这个"小朋友"不仅温柔、体贴，而且成熟有担当。

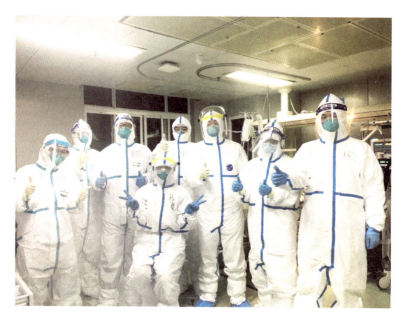

对患者成功进行 ECMO 治疗后，杨晓医生团队部分同事合影庆祝。

新冠病毒肆虐，医生感染也不在少数。医院门诊办公室曹主任，是位很温柔的女强人。在此次疫情中，中南医院承担了武汉市第七医院、雷神山和方舱医院的救治任务，曹主任冲在一线。每天接诊发热患者六七百人，压力和风险巨大，不幸在强暴露下感染新冠病毒，病情危重。

住进医院重症医学科时，曹主任的病情已进展到重度呼吸衰竭。即使到了如此危险的时刻，为了不让家人担心，曹主任坚持不把病情告知家人，独自躺在病床上接受治疗。

次日，病情加剧，常规治疗方式已不能满足曹主任的病情治疗需要，必须进行气管插管。没有与新冠病毒战斗过，就无法体会它给人带来的身心折磨。面对主管医生提出的治疗方案，曹主任只是抓过主管医生的手，轻轻说了一句"好"。她闭上了眼，摆好相应的体位，眼泪却流了下来。

"我能感受到曹主任内心的恐惧，那时大家对新冠肺炎的具体情况并不十分清楚，插管意味着什么无人知晓，只能做最坏的打算。"杨晓说，好在治疗有效及时，曹主任恢复很快。后来她又一次在重症医学科落泪，那是庆幸，是感动，更是喜悦的泪水。

一位 29 岁的女医生被感染，后来病情加重，送到中南医院重症医学科时已经心跳停止。用上人工心肺机，仍旧没能挽回年轻的生命。她还是个两岁孩子的妈妈，孩子到现在还以为妈妈只是上班去了。

这让同为妈妈的杨晓很难受："我的孩子一岁五个月，封城时送到爷爷奶奶家去了。那时我对老公说，'你要好好带孩子，万一我没撑住，你就只能见到我的骨灰盒了'，我真希望能早点看到孩子。得了新冠肺炎就是命，没得就是幸运。大难若不死，我们要好好活下去，好好保护自己和家人。"

（《医师报》社　宋箐）

15

"儒侠"军医

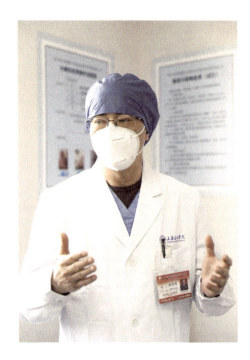

来自海军军医大学第二附属医院（上海长征医院）的消化内科专家谢渭芬，带领着战友们日夜奋战在武汉一线。

56 岁的谢渭芬像年轻人一样拼

在湖北省妇幼保健院光谷院区，医疗队员们已经习惯了谢渭芬随时出现在病区最危险的"红区"中。在这里，只要看到防护服上写着"谢渭芬"三个字，医疗队员们就有了"主心骨"。

"在这个看不见'敌人'的战场，再硬的骨头也要啃，为每一个生命全力以赴，把希望之光带给患者。"谢渭芬说，我要对得起共产党员、军人、医生这几个身份！

　　这位来自海军军医大学第二附属医院（上海长征医院）的消化内科专家，正带领着战友们日日夜夜奋战在武汉一线。

　　除夕夜，当医院第一批医疗队驰援武汉后，留在后方医院的谢渭芬就不"淡定"了，他主动取消休假，第一时间安排科室工作，多次通过微信、电话、当面汇报等方式主动请缨。

　　接到出征命令，他背起早就准备好的行囊，奔向疫情最前线、直抵最核心战场。"穿上军装，就要敢于冲锋陷阵！"奋战在湖北省妇幼保健院光谷院区感染三科的谢渭芬说，"一个军医，如果终其一生不能上战场，那将多么遗憾！"

　　危难来时，时间比黄金更重要。这所医院处于在建状态，因疫情需要被紧急改建为新冠肺炎定点医院。为了尽快收治患者，谢渭芬带领医疗队员们争分夺秒，从搬器械、挪床到"装饰"病区，他带头当起了检修工和清洁工，亲力亲为，一一检查。三天时间，建成了一个真正意义上的感染病房，保证了病区能够按时收治患者。

　　那段时间，谢渭芬经常忙得吃不上饭，每天工作十几个小时是他的常态。病区护士长王家美说："他不年轻了，还和年轻人一样拼，我们看着都心疼，但谁也劝不住他啊。他心里放不下患者，天天泡在病房里，一有紧急情况就第一个往上冲！"

　　"不仅要打胜仗，还要实现零感染。"谢渭芬坦言，实现这个目标，需要每一名队员具备科学的专业素养和严谨的职业养成。谢渭芬提出感控 20 字理念：转变观念，养成习惯，一丝不苟，互相督促，万无一失。他对首次进入"红区"的医护人员逐个检查着装，逐个询问身体情况和心理状态。

　　"没有什么比生命更宝贵，只有做好每一个细节、把好每一道关口，才能对得起这份重托。"谢渭芬说。事无巨细，只为一个承诺。从上海出发时，谢渭芬立下军令状："一个都不能少，我要把每名队员都平安带回来！"

患者是靠"守"出来的

　　"在 ICU，患者是靠'守'出来的，来不得半点疏漏。"谢渭芬常对队员说。查房时，谢渭芬经常会随时提问："你觉得治疗方案还有没有更好的，

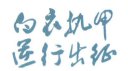

这个患者今天血糖、尿量、血压数据分别是多少？"

"×床还需多加强营养治疗，×床还要多加强心理疏导。"谢渭芬记着每名患者的个体差异以及诊疗情况。针对个体差异，谢渭芬与团队制订个性化诊治方案，运用营养治疗、心理疏导和康复训练三位一体模式，让患者得到精准有效的治疗。

"闯关""赛跑"，他疾步如飞

谢渭芬的"儒侠"在上海长征医院是出了名的。儒，是形容他作为一名学者身上风度翩翩的儒者气质。侠，是他作为一名军人身上的侠肝义胆。

从海归到回国开创事业，37岁当上了上海长征医院消化科主任，获得诸多奖项，却一直低调行事。始终坚守医、教、研一线，潜心钻研国际前沿课题。

在抗疫的战场，他重新出征。作为湖北省妇幼保健院光谷院区感染三科的主任，在大家眼里，他似乎少了一点"儒"，更多了一份豪气和干练，干起活来风风火火，疾步如飞。"哪里最忙，哪里就有他，像一位大侠。"队员们说。

收治患者的第一天，大家就见证了这位三级教授的血性胆气。

2月21日，光谷院区感染三科正式全面收治患者。当天，不到4个小时，就收治了20多名确诊患者。"不抛弃、不放弃！"谢渭芬和医疗团队闯过一次次难关，与时间赛跑，与病魔搏斗。

有一名80多岁高龄的重型患者，血氧饱和度持续低于90%。这是一位没有家属陪伴、没有联系方式、没有病史资料的"三无"患者。和他的病床一同推来的，只有一张胸部CT和一大包平时服用的药物。接诊医生发现患者患有严重的认知功能障碍，完全无法沟通。谢渭芬带领团队对这位"三无"患者进行全面体检，核对他随车带来的一包包药物，发现他还患有冠心病、房颤、糖尿病等多种基础性疾病，是此次新冠肺炎患者中的高危人群，随时都有生命危险。谢渭芬组织全科进行病例分析，制订治疗方案。第二天早上，患者的血氧饱和度已经上升到了99%，四天后患者意识也得到良好恢复，能进行简单的交流并竖起大拇指表示感谢。

"年过半百的他比年轻人还要拼。"谢渭芬没有固定的排班，却随时都要进入"红区"查房，总是忙碌在患者最需要的地方。有一天晚上 10 点多，感染三科收治了一名 55 岁男性重型患者，谢渭芬闻讯后立即再次穿戴防护服进入病房，指导值班医生进行治疗，回到宿舍已是凌晨 2 点。

"儒侠"背后也有"柔软"

"儒侠"背后有"硬核"，也有"柔软"。此次驰援武汉，谢渭芬最放心不下的是母亲。"我妈妈已经 89 岁高龄了，她知道我去疫情这么严重的地方，一定会很担心、很焦虑。"临行前，他特意交待爱人和女儿，不要向母亲提起。

"把困难留给自己、把危险留给自己、把安全留给别人"是全体医疗队员对谢渭芬的共识。队员里有很多"90 后"，大多数没有经历过传染性疾病带来的压力考验，难免会焦虑和彷徨。"不害怕是假的，但每天看到谢主任查房时总是冲锋在第一线，我们也就没那么害怕，胆子也大了！""90 后"护士汪林琴说。

作为医疗队队长，谢渭芬格外关注队员们的安全。他一边严格要求队员们加强防护训练，一边鼓励他们要有信心。年轻护士冯蓉蓉第一次穿戴完毕准备进入"红区"时，突感心慌、憋气，心率快速升高，谢渭芬及时制止她进入病房，并安慰她"没有谁是天生的勇者，姑娘，你很棒，你一定行！"并及时由队里的心理学专家柏涌海主任对其进行心理辅导。第二天，在谢渭芬和同事们的鼓励下，小姑娘勇敢地战胜了自己，踏入病房，顺利进入"红区"开展工作。

"我们多数队员没有执行过这样的任务，给他们信心、力量，教他们方法，他们守着患者，我守着他们。"谢渭芬说。

谢渭芬和他的团队在强化药物治疗的同时，有针对性地开出一张张"心灵处方"。

学习武汉话，布置温馨的病房，设置医护人员照片墙与患者心愿树，贴出院区第一封《告患者书》："我们许多同志参加过国内外重大医疗援助、突发危机事件的处理，具有优秀的业务能力和个人素质……疫情不除誓不

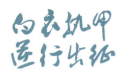

还！"患者看到之后仿佛吃了"定心丸"，越来越多的人渐渐安下心、积极配合治疗。谢渭芬说，医患共同战斗，才是战胜病毒的最好办法。

"还有很多工作要做，等到这里的患者都彻底治愈的那天，我们才能鸣金收兵。"入伍 40 年的老兵谢渭芬深感肩上的担子还很重。

[海军军医大学第二附属医院（上海长征医院） 王根华]

"诺亚方舟"上的汗与泪

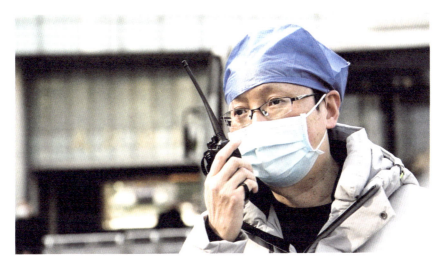

华中科技大学同济医学院附属协和医院党委副书记孙晖教授在协调组织江汉方舱医院筹建工作。

    2020年2月3日晚上11点左右,华中科技大学同济医学院附属协和医院(以下简称"武汉协和医院")党委副书记孙晖教授接到了前往武汉国际会展中心进行现场调研的通知。汽车行驶在武汉空荡的街道上,他的内心却翻滚着波澜。此时,内分泌学科出身的孙晖,尚不清楚方舱医院究竟意味着什么,但他知道,前方有一场硬仗等待着他。

    2月4日早上8点,孙晖带领以武汉协和医院为主导的管理团队,开始了江汉方舱医院的筹建与组织协调工作。设计院感通道和医务人员工作地点、组建管理队伍、制订工作流程和工作制度、制订医疗物资清单、进行院感工作安排……这其中,最艰巨的任务要数协调来自8个地区的9支医疗队和武汉6所医院医疗队的进驻、衔接、工作安排与人员培训等工作。孙晖直

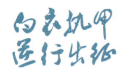

言："每支医疗队的工作习惯、工作方式各不相同，而他们所面临的，却是一个完全陌生的环境。"

在江汉方舱医院召开的第一次"战前会议"上，孙晖对方舱医院领导班子成员及各医疗队的领队们说："我知道，对于方舱医院，大家可能会有这样、那样的建议，但现在是非常时期，我们必须用最快的速度让医院正常运转，大家可以在工作细节上提出建议，并在工作中不断完善各项制度与流程，但在大方向上，必须全力执行。我会很武断，请大家原谅。"

36 个小时后，江汉方舱医院正式启用。首批 600 余名新冠肺炎轻型患者于 2 月 5 日晚上 10 点"入舱"。

我已出舱，感觉良好！

万事开头难，拥有近 1 600 张床位的江汉方舱医院也概莫能外。由于生活设施不足，卫生间的问题、洗澡的问题、保暖的问题……甚至连在医院管理中很少被关注的送餐问题也迫在眉睫。

"在生活方面，我们积极与政府衔接配合，但'开舱'后的第一顿早饭还是出现了问题。"2 月 6 日，时钟已指向了上午 10 点，可早餐还没有全部送到患者手中。孙晖闻讯立刻赶往现场了解情况，才发现原来是医务人员交班时间和送餐时间存在一定冲突。孙晖立刻调整了交接班时间，在送餐时尽可能增加医务人员的数量，同时向政府提出，请方舱医院的安保人员等加入送餐队伍，保证每名患者每餐都能按时吃到热气腾腾的饭菜。

后来，江汉方舱医院里组建起患者党员志愿者队伍，一些症状较轻的患者自愿报名，帮助医务人员做一些力所能及的工作。同时，在政府的帮助下，卫生间的问题、洗澡的问题也在逐一解决。孙晖发现，只有将医疗与服务相结合，才能更有力地稳定患者情绪，帮助他们树立起战胜疾病的信心。很多患者"出舱"时都会与日夜照顾他们的医务人员合影留念，他们比出胜利的手势，调侃道："我已出舱，感觉良好！"

3 月 1 日，江汉方舱医院当日出院 140 人，累计出院患者破千人大关，达到 1 072 人。

有了他们，才有希望！

"虽然已做好了准备，但在'进舱'后还是有些不适应：防护镜起雾比较厉害，看东西只能通过缝隙，下医嘱也是一个字母一个字母摸着敲的；口罩戴了三层，非常闷气，走几步就得停下来喘一会儿。甚至说话都有点费力，往往要扯着嗓子与患者交流；防护服不吸汗，也不透气，衣服里面水汽很重，等热气过去就剩下了湿冷……"

这份来自漯河市第五人民医院医疗队队长武海涛的"战地日记"，很好地还原了方舱医院医务人员的工作状态。

作为江汉方舱医院院长，孙晖没法在舱里帮助医务人员工作。他能做的，只有尽可能优化工作流程，尽量减少舱内的工作强度，做好后勤服务。随着防护物资日渐充足，已经可以组织更多的力量投入方舱医院，减轻当班医务人员的工作负荷，保障医务人员的身体健康。同时，孙晖也十分注重加强院感知识的培训与督导，加强对疾病相关知识的宣传，以减轻医务人员对于疾病和职业暴露的恐惧。

2月20日，全国新增确诊病例首次下降并稳定在3位数。随着定点医院床位的增加，一些患有其他基础疾病的患者和可能会转为重型的患者已经可以及时转出。加之一批又一批患者痊愈"出舱"，江汉方舱医院实现了从"人等床"到"床等人"的"逆袭"。"我们的医务人员是好样的，尤其是各医疗队的领队，尽职尽责，为我们分担了很多压力。有了他们，才有希望！"

（《医师报》社　尹晗　华中科技大学同济医学院附属协和医院　涂晓晨）

疫情激流中挺立的呼吸内科医生

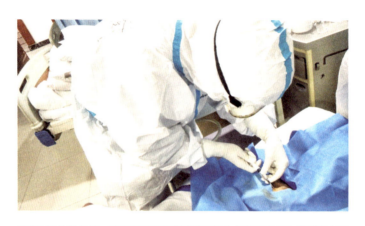

2020 年 3 月 8 日，武汉市第四医院胡建武医生在隔离病房为重型患者进行深静脉置管。

　　疫情如潮，医务人员筑起人民健康的堤坝。在成千上万坚守的白色身影中，胡建武作为武汉市第四医院一名呼吸内科医生，责无旁贷守最难的阵地，啃最硬的骨头，带领团队奋战在抗疫一线，救治患者、采集样本、转移患者，托起新冠肺炎患者生命的方舟。

警钟——发现疫情苗头做好患者登记

　　2020 年刚刚来临，胡建武的心弦随着越来越拥挤的诊室逐渐绷紧：门诊量翻倍、越来越多的肺部感染、不明原因……一个个关键词提示着危险正在逼近。胡建武和同事一方面做好防护，另一方面登记了近 300 名需要住院患者的信息，最早实施了轻重分流的政策，让重型患者及时住院，轻型患者及时隔离。

"那段时间工作做得很苦，患者的警惕性不高，所以每一个疑似患者，我都要讲十几分钟。"胡建武的门诊时间越拖越长，本该中午 12 点结束的门诊，往往下午 1 点半他才能"下线"，匆匆吃几口饭，又继续回诊室看诊。

1 月 20 日，病毒"人传人"的消息公布，武汉市第四医院西院区被要求就地改建成传染病院区。胡建武和科室同事顶着患者的不解、抱怨甚至吵闹，——劝说患者离院或转移。在一片紧张和焦躁中，胡建武的内心神奇地定下来："既然来，那就战！"除夕当天，胡建武向党组织递交了入党申请书，恳请组织将他派到最需要的地方、最危险的地方。

"我也害怕，但是我一定要上。因为我是专业的，这就是我的工作。"

带头——最危险的事情留给自己做

1 月 24 日，除夕，真正的"战役"打响。防护物资紧缺、患者去世、同事病倒……短短一个多月，愤怒、无力、悲痛，甚至绝望，胡建武几乎把所有的情绪都经历一遭，但最后留下来的，只有一个信念：坚持，咬紧牙关坚持！

在 20 楼病区的这个阵地，胡建武是指挥官，肩负着带领团队抗击病毒、保卫患者的重担。他将最难的任务留给自己，采集咽拭子标本、陪同转诊确诊患者等最危险的工作，胡建武都是亲自完成。

采集患者咽拭子标本是最危险的工作之一，医生和患者极为接近，将采样棉签伸入患者咽喉，擦拭咽后壁取样。随着患者的呼吸、呃逆，带着高浓度病毒的气息从患者喉咙直接喷出。"戴着口罩、面屏，全部防护都做好了，还是不敢呼吸。"胡建武坦言。

转运——15 公里路程是此生最难熬的路

最让胡建武难受的，并不是工作的危险性，而是十几年从医生涯中罕见的两难与无力。

胡建武印象最深刻的，是 17 号床的一位患者沈先生。刚入院，他就是胡建武重点观察的对象。住院期间，患者情况逐渐恶化，血氧饱和度持续下

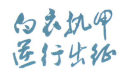

降。胡建武知道，他唯一的机会是转到武汉市金银潭医院进行气管插管。可转院，也不亚于一场生死赌博：患者血氧饱和度不到80%，随时可能因为缺氧死在救护车上。

尝试转运时，患者体重太重，几个人都无法将他抬上担架，只能让他走两步躺到担架床上。就是这短短两步，让他的血氧饱和度掉到60%。他眼里含着泪看向胡建武："我会死在路上，对吗？"

此时的胡建武内心万分煎熬，"因为我也没有答案，生死的压力太大。"胡建武说。冷静下来，他判断患者转院的生机更大，顶着巨大压力，劝说沈先生转院。为了让患者安心，胡建武一个人亲自护送沈先生转院。在去往武汉市金银潭医院的半个小时车程里，胡建武全程都盯着血氧饱和度数值，"生怕血氧饱和度掉下来，一路上都在祈祷！"

一个多月过去，胡建武仍能回忆起当时的揪心与煎熬："全程都在想，'千万别死'和'怎么还没到'。"沈先生是幸运的，一路吸氧，他撑到了武汉市金银潭医院，进了重症医学科病房，经历垂危、插管、抢救，最后病情平稳。

在这段15公里的路上，胡建武亲自护送了数位患者。有的人，在终点重获新生；有的人，却永远没有返程；还有一些人甚至没有转诊的机会，直到生命最后一刻，他们仍然意识清醒地祈求医生救命。

"我无能为力，这是我作为医生最痛苦的时刻。"

心疼——7岁女儿每天视频一次哭一次

胡建武和妻子都是武汉市第四医院的职工。面对胡建武的决定，身为药师的妻子没有怨言。"我们都是医务工作者，有些话不需要说，就明白对方的想法。"胡建武说。

妻子的支持，让胡建武充满力量，而7岁女儿的泪水，却让胡建武格外愧疚。

"女儿每次视频通话都哭一场，喊'爸爸回来'"，胡建武说，女儿其实不是爱哭的性子。以往他在省外进修，几个月不回家，孩子虽然思念，也不会天天要求视频，现在却每天一次视频通话，流着泪为爸爸着急。"她已经意识到这次和以往都不一样。"

幼年时，胡建武看战争片，荧幕里，战士们前仆后继冲上去。他不解：冲上去不是送死吗？要换我，就找一个地方躲起来。

几十年后，在这场没有硝烟的战役里，胡建武却明白了那些"冲上去"的意义。"这是从我进入医学院就刻在心里的责任和使命，也是对家人更深的爱与保护，只有我和我的战友扛住，才能保护我们身后的人"，胡建武说。

（武汉市第四医院　陈梦圆）

敬佑生命，大爱无疆，最美逆行

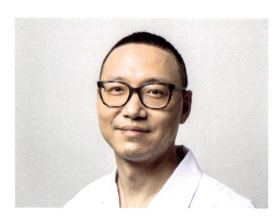

2020 年 3 月 3 日，武汉市金银潭医院的战友为刚查完房脱下防护服的桑岭拍了张照片。

2020 年 1 月 27 日，大年初三，武汉市金银潭医院。

桑岭联合湖北、上海、杭州三地的医生给一位新冠肺炎危重型患者进行 ECMO 治疗后患者生命体征趋于稳定。这天，是桑岭驰援武汉的第 4 天。

"我们就是要告诉大家，这种病是可以治疗的，我们也是愿意冲在一线的！"面对未知，他一如从前，坚韧、自信，毫无惧色。

不忘初心，坚定牢记党员担当

桑岭来自广州医科大学附属第一医院，是重症医学科的副主任医师。作为逆行者中的先行者，2020 年 1 月 23 日，腊月廿九，他被选派参加国家卫生健康委员会抗击新冠肺炎专家支援队，奔赴防控最前线、武汉市新冠肺炎危重型患者救治定点医院——武汉市金银潭医院，参与一线疫情救治。这是艰巨的任务，也是光荣的使命。他写下战书，义无反顾走上战场。

来到武汉后，桑岭立即投入治疗工作。1个月以来，他和团队一起奋战，汗水朦胧了护目镜，消毒液让双手起了皱，接管的患者数目早已经记不清。

2月10日下午，习近平总书记视频连线湖北武汉抗击新冠肺炎疫情前线，给全国奋战在疫情防控一线的医务工作者和广大干部职工送去党中央的关怀和慰问。桑岭也参与了这次互动。

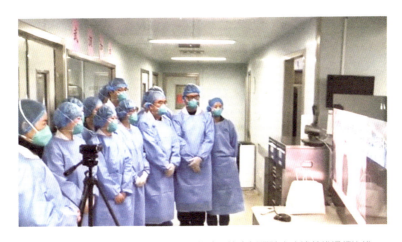

桑岭（右二）参加习近平总书记与湖北武汉抗击新冠肺炎疫情前线视频连线。

连线过后，桑岭在百忙之中发了一条朋友圈，以表达自己激动的心情："我们有决心、有信心打赢这场战役！"

不畏艰险，坚决冲锋抗战前线

桑岭时刻谨记，疫情就是命令，扶危渡厄就是责任。

重型或危重型的新冠肺炎患者的救治工作刻不容缓，为积极探索最佳救治方案，经来自多地区数位呼吸重症专家的认真研究讨论，桑岭团队决定给新冠肺炎危重型患者实施ECMO。

在不懈努力下，桑岭分管病区的一例新冠肺炎危重型患者成功拔管，成

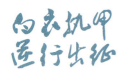

为武汉市金银潭医院 ICU 第一位成功治愈的危重型患者，这对所有患者和医护人员来说，无疑是一针有力的强心剂。

沉着应战，坚守岗位保驾护航

"与死神赛跑，与命运抗衡"的信念支撑着桑岭连续奋战 20 多天，每日工作 12 小时以上。

作为一名"80 后"，拥有 17 年工作经验的桑岭已是一个"身经百战"的 ICU 战士，甲型流感、禽流感、中东呼吸综合征等重大呼吸系统疾病的战场上，都有他年轻却有担当的身影。来到武汉市金银潭医院后，他再次走进熟悉的重症医学科。

在尚未有公认的针对新冠肺炎有效的抗病毒药物的情况下，桑岭认为，目前更重要的是结合既往经验，尽可能地去保护患者的器官功能。"不是维持，是保护！"桑岭特别强调这一点，这样才能让患者有机会与病毒斗争。

面对严重的急性呼吸窘迫综合征（ARDS）患者，桑岭沉着镇定，时刻关注患者各项生命体征，给予患者镇静镇痛、肌肉松弛等处理，采取俯卧位通气、肺保护性通气策略，做好循环动力学的维护和继发感染的评估。

"我在广医一院（广州医科大学附属第一医院）的团队治疗过很多类似的重度 ARDS 患者，越是在复杂的情况下，越是要静下心来，该怎么做就怎么做。"桑岭的从容影响着团队，随着患者在他的精准治疗下逐渐好转，团队里的人们信心也越来越强。

在武汉市金银潭医院中，东南大学附属中大医院的邱海波教授、复旦大学附属中山医院的钟鸣教授、浙江大学医学院附属第一医院的郑霞教授，都是桑岭的战友。他们日夜奔波在各病区之间，常常吃完饭不休息，就想着跑去病房再看看，时刻关注着患者的病情。

这些国家引以为傲的勇士，正一路向前，尽一己之力抵御病毒，以联结之心向无往不胜。

（广州医科大学附属第一医院　广州呼吸健康研究院　王文熙）

挺进雷神山

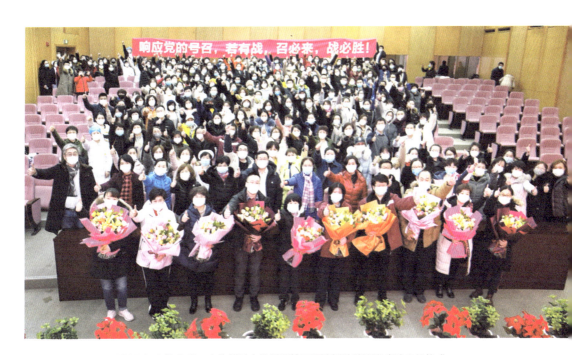

2020年2月8日，大连医科大学附属第二医院援助武汉医疗队出征仪式。

　　接到科室"关于大连市即将组建多学科大型医疗队支援武汉"的群通知时，我正陪父母聊着天准备正月十五的晚餐。因为疫情的迅猛暴发，自大年初三医院全员上岗以来我就没回家看过二老，虽然提倡尽量避免人群聚集，但由于担心父母的身体，我还是决定趁下夜班回家看看。在我得知我们医院需要组建的是一支以呼吸、重症、急诊、护理为主的近两百人的医疗团队时，我知道我应该出发了。尽管因为我有曾经援助西藏那曲的经历，院里一度回绝了我的申请，但在我的一再坚持下最终批准了我的请战。

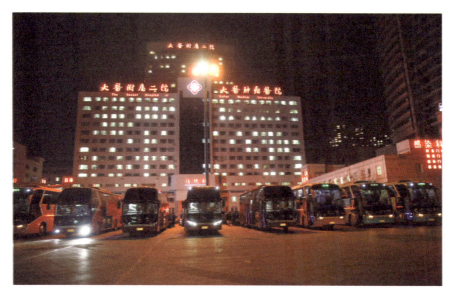

2020 年 2 月 8 日晚，医院门前停车场 8 辆大巴车整装待发，即将护送 174 名援助武汉医疗队队员赶赴机场，星夜驰援武汉，进驻雷神山。

　　两个小时后当我拎着匆忙收拾好的行李按照集合时间赶到医院，送行的私家车和 8 辆昂首待发的大巴车已经把平时夜间略显空旷的停车场塞得满满的。

　　在短短的几个小时内，院里为每一位出征的队员准备了一个拉杆箱，里面是以备不时之需的防护物资；急诊中心为即将出征的队员甚至准备了包括纸尿裤在内的所有他们能想到的必备物资，并把自疫情开始以来科室为长期抗击疫情而精打细算省下来的全部 N95 口罩硬是塞进了我们的行囊。我把一半的口罩拿了出来，想悄悄放回去，因为我知道在全国医疗物资调配都非常困难的现在，我们带走的无疑是全科医护人员的防护，但是主任坚决制止了我的好意，"现在就是'战时'状态，你们要上前线，我们在后方不知道你们会面临什么样的困难，我们只能做最坏的打算，科里的防护我们会协调好的，但不给你们带上这些，我们不放心。"那一刻我们双手紧握，眼含热泪彼此凝望着，再没有说一句话。我知道，全院各个部门已经掰下了他们仅有的那片最硬的龙鳞戴在了我们身上。

当任萍院长在战前动员最后时刻动情地说出"我要你们一个不少平安回家！"的时候，我明白这就是"二院人"骨子里的那份务实、团结和深爱！

去机场的大巴车上没有人说话，嘀嗒的微信提示音在车厢内此起彼伏，大家都忙不停地回复着家人、同事、朋友们的牵挂和问候，也许是因为在这个本应与家人团聚的特殊时刻出发，看着被"大连医护人员元宵夜紧急出发驰援武汉"的消息刷屏的朋友圈，好多人都是在强忍着即将夺眶而出的热泪，将头扭向窗外，不敢再接听手机和回复微信。与3年前援藏出发时的那种兴奋和期待相比，现在的我感受更多的则是蓄势待发的迫切和即将抵达战场前的那种战意高昂。

简短的出征仪式后，我们通过安检进入候机区，所有人再次泪目了。因为疫情防控需要，本已经关闭的机场便利店今夜全部开放，售卖人员自发回到工作岗位，将店内的所有食品免费赠予我们这些即将出征的医护人员。她们站在走廊两侧，不停地将吃的、喝的塞到我们手中，一遍遍为我们加油，一遍遍说着感谢，一遍遍叮嘱着我们要安全回家……

"南方五两五三（CZ5253），我谨代表大连空管，向机上所有的机组成员和医护人员致以最崇高的敬意！祝所有医护人员早日凯旋！平安归来！"

正月十五，星夜驰援。出发的那一刻我相信所有人都是热血沸腾的，我们有多少人是瞒着家人，又有多少人甚至是抱着牺牲的态度就这样义无反顾奔赴到了最前线。我们是医护人员，但是在这样重大的疫情面前我们就是战士，国家有难，义不容辞，铁血担当也是我们医者应有的风采。我们不是逆行者，因为疫情本就是我们应该前行的方向，我们更不是英雄，因为被需要我们才汇聚成了这束划破黑夜的光！

晚上10点19分，4架客机依次缓缓驶入跑道，加速助跑，冲上云霄，向着武汉方向渐渐融入沉沉的夜色之中……

挺进雷神山！

（大连医科大学附属第二医院　杨初蔚）

一件特殊的防护服

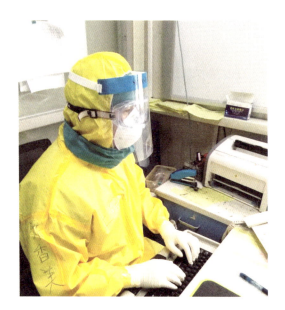

在中国人民解放军总医院的发热门诊，王涌医生穿着
"护身符"在工作。

在中国人民解放军总医院的发热门诊，医护人员穿梭其间，正在紧锣密鼓地开展抗击新冠肺炎疫情的工作。如果你仔细观察，会发现其中有一件特殊的防护服，它的前后左右都写着不同的名字，这是怎么回事呢？

爱，是我最好的护身符

这件特殊防护服的主人是肾内科病区王涌主任。

到了一线后，王涌发现情况比想象的要困难，层层防护服的包裹，使里面的手术衣迅速湿透了，高强度的 8 小时工作，体能消耗极大，护目镜的雾气又遮挡了视线，给工作带来了诸多不便，也让他更加意识到防疫工作的艰巨。

"紧张，甚至有点害怕。"这是王涌最初的感受。

为了克服这些情绪，王涌在防护服的左边写上了自己母亲的名字，右边写上了老师陈香美院士的名字，两位长辈关怀扶持着他一路成长与进步。在背上并列的，是王涌跟爱人的名字，前胸是他8岁女儿的名字。王涌说："这四位女性都是我生命里的至亲，把她们的名字写在防护服上，就好像她们都在我身边共同战斗，让我内心充满勇气。她们的爱，就是我最好的护身符。"

"不仅如此，科里其他同事每天都会在工作群里给我问候、加油鼓劲，让我觉得现在的工作不仅是我个人的事，也代表着整个团队。"王涌自信地说，"有爱护身，所向披靡。"

我上一线最合适

当科室需要有人去发热门诊一线增援时，王涌自告奋勇地报名了，他说，"科里女同事家里都有孩子需要照顾，其他男同事都有任务，只有我最合适。"

其实哪里有谁最合适，王涌给别人都找好了不去的理由，这些理由又何尝不适合于他？

身兼军人与医生的双重身份，面对疫情时选择上战场是非常自然的反应，上了一线，有了战斗的感觉，这是军人的责任感。王涌参加过"非典"的诊治工作，参加过汶川地震的危重型患者救援工作，作为医院野战医疗所的组长，还参加了庆祝中国人民解放军建军90周年阅兵。多样的工作经历让他积累了丰富的在复杂环境下进行医疗救治的经验，他相信自己到战斗一线可以发挥作用。

当马上要上战场了，王涌的心里也开始打鼓，如果去了回不来呢？是不是要先写一份遗嘱？虽略有忐忑，但他仍然义无反顾地踏上了抗疫的征程。

院士在线，心中有底

全副武装的防护，给工作带来了诸多不便。有一位重型患者需要进行床旁血液净化治疗，在平时这种操作很轻松就可以完成，但是戴上护目镜和三层手套，平时简单的操作也变得异常困难，全靠日常积累的熟练技术和手感经验来完成。操作成功的那一刻，王涌的汗滴上了护目镜。

还有一位脑出血患者，颅内高压，随时有发生脑疝的风险。王涌给神经外科的余新光主任当助手进行床旁脑室穿刺置管引流。引流管置入后，护目镜上的雾气已经完全遮挡了余新光主任的视线，无法顺利完成切开部位的缝合，最后由王涌这位肾内科大夫努力完成了剩余的缝合工作。"在疫情之下，无论遇到任何困难，我们都要尽自己最大努力去完成，一切都是为了患者。"这是王涌作为军医的信念。

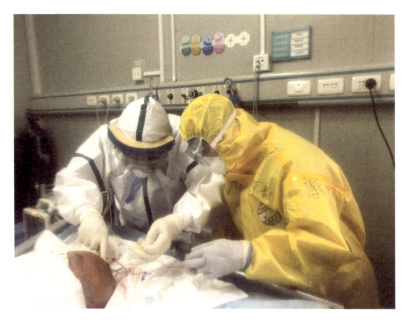

王涌配合余新光教授给患者做治疗。

"2003 年的'非典'、2008 年的汶川地震，都是陈香美院士带着我主动前往一线进行救治工作。这次虽然没有和院士一同工作，但她却一直在线。"王涌在一线遇到了疑难问题，都会通过网络视频直接连线陈香美院士，陈院士 24 小时在线，是他最坚强的后盾。陈香美院士是王涌的恩师，是他专业上的引路人，有了陈院士的支持，王涌在前线工作就更有了底气，恩师是他的精神支柱，是他的定海神针。

（《医师报》社　黄晶）

疫情里那些让人泪目的瞬间

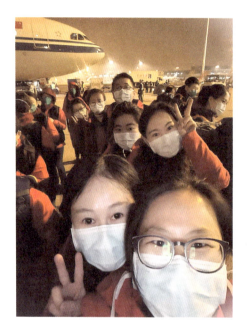

清华大学附属北京清华长庚
医院医疗队驰援武汉。

往年年关时，医院里会相对清静一些，但今年不同，清华大学附属北京清华长庚医院（以下简称"清华长庚"）已经投入紧张的疫情阻击战中。患难见真情，患难也是对一家医院的一次大考，时间虽未过月，已有很多让人泪目的瞬间。

"90后"党员主动请缨

2020年春节的排班，因为新冠肺炎疫情而变得特殊。除了假日门诊和急诊外，发热肠道门诊是更需要镇守的地方。这里随时可能接诊疑似病例，每一个病例都意味着要走特殊动线检查、隔离、全程消毒、专家会诊、向上报告，每一位患者从接诊到明确诊断需要 24 到 40 个小时不等。

就在排班表呈报前，医管部接到了一封手写信。全科医学科邹晓昭医师主动请缨加入"前线班"。这名"90 后"的党员在信中写道，"我是全科医学科的住院医师邹晓昭，得知医院过年期间将建立隔离病区，我想主动申请参加值班……"最终，邹晓昭成为了第一批第 33 位支援医师。此后，内科第三党支部、专科第一党支部、医技部第一党支部等支部的党员都纷纷发来请战书。这个新年，清华长庚很多人没有回家团聚，邹晓昭只是其中的一位"90 后"代表，她用自己的勇敢、担当书写着属于她的"三十而立"。

除了"前线班"外，医院内部抗击疫情的工作及时有序地开展了起来：成立疫情防控小组；组织医务人员防护培训；紧急储备、征调抗击疫情的物资；明确不同患者的就诊动线，确认疑似病例的接诊流程；搭建、扩充隔离区；布置院内预检分检工作……执行院长董家鸿、党委书记周月红直接带队，医疗人员和行政人员合力谋划，又分头行动，众志成城，拧成一股绳，抗击新冠肺炎。

24 小时的驰援准备

1 月 26 日，医院接到北京市组织驰援武汉医疗队的通知，1 月 27 日下午，11 名"清华长庚人"出征了！

24 个小时里，开会决策、科室动员、明确名单、准备物资、安抚家人，环环紧凑衔接，没有任何耽误……最终，来自呼吸与危重症医学科、感染性疾病科、重症医学科、急诊科、普通内科等科室的 3 名医师、8 名护理人员加入北京医疗支援队，为武汉抗击疫情贡献清华长庚的力量。

感染性疾病科的王小辉医师，是医院院内抗击疫情一线的主力，结合在京接诊的情况，以及国家每天发布的信息，他似乎早已预料到了赴鄂支援的任务，除夕前和爱人的聊天中，他就曾提到此事：

"要是光棍，我肯定去。现在得请示家庭领导。"

"你是不是想去？"

"作为医生，去！"

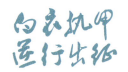

"……不能拖你后腿。"

得到了爱人的反馈，除夕领导们慰问时，王小辉对科主任林明贵说："主任，如果有支援武汉的任务，派我去吧。"过了一天，通知就真的来了。临行前的督导会上，王小辉还在不时地接打电话，和同事交接接诊的患者。

呼吸与危重症医学科副主任、内科第三党支部书记郭军说："我是科室里最合适的人选。副高职称，有抗击'非典'等各种传染病的经验，还是呼吸、感染、血液、肿瘤四科室党支部的支书。"安顿好家里的一双儿女后，郭军立即赶回医院，还是岳父帮忙收拾的行李。一同前往的还有重症医学科副主任周华，具有丰富的重症医学经验，"我将牢记医生的职责，努力工作，完成任务。"周华说。

驰援武汉的8名护理人员都是女生，都来自与疫情防控相关的科室。她们中有的已为人母，把孩子送回老家，没敢告诉家人真实的理由；有的"非典"来临时，还在上小学，如今走上了抗疫前线。"心里会害怕吗？""会有一些，但更多的是希望大家都能平安，武汉需要我们。"急重症部第一党支部党员程丽娜说。孙姝妍是此次出征中年龄最小的护士，才25岁，她年初二刚值完班，为了支援武汉，默默地退掉了初四回老家的火车票。

医院就是驰援同仁最坚强的后盾，前往支援的队员成立了临时党支部，医院党办直接对接，针对诉求给予最大支持；供应处、药剂科、总务处全力准备医疗物资、生活物资。送别时，留守的同事一声声地喊着"加油！""凯旋！"直到那抹支援的红色队伍已经消失在安检的通道里，他们还一直摇手作别……

这场没有硝烟的疫情战，我们一定会胜利，平安、归来、团聚！

（清华大学附属北京清华长庚医院　韩冬野）

逆行

坚守在危重症救治的生命隘口

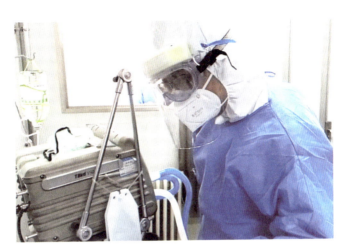

2020 年 2 月 9 日，兰州大学第一医院张磊医生在兰州市肺科医院新冠肺炎重症负压病房救治患者。

　　新冠肺炎疫情发生以来，兰州大学第一医院作为甘肃省首批两所新冠肺炎病例定点救治医院之一，全院动员、全力以赴，第一时间吹响号角，全面展开疫情防控阻击战。在疫情防控工作最吃紧的关键阶段，医院抽调危重症与 ECMO 精英团队驻守兰州市肺科医院，全力开展危重型新冠肺炎患者救治。

　　疫情发生后，就在医院筹备组建抗疫医护人员特殊队伍时，重症医学科张磊副主任第一时间写下请战书，积极响应号召并主动向医院医务处请缨，表达奔赴一线救治患者的决心，认真参加医院对此次疫情的感染防控培训，为上火线、打硬仗早早做好了准备。

　　2020 年 2 月 8 日，兰州大学第一医院接到甘肃省卫生健康委员会文件，抽调重症医学专家支援兰州市肺科医院。下午 1 点，张磊受命驰援，接到通知后开始各项细化准备工作，在和家人简短地道别后，3 点整准时到兰州市肺科医院报到，马不停蹄投入患者的救治中。

当晚，张磊与四家省级医院医护专家一起，合力救治甘肃省重型新冠肺炎患者，救治过程中，他顾不上防护服不透气、护目镜模糊双眼，始终如一地认真细致查房、全程观察病情、规范治疗操作。他事无巨细，耐心地对患者进行心理安抚，疏导其不良情绪，保障患者积极配合治疗。与此同时，作为团队负责人，他严防死守，指导团队做好个人防护，他说："保障医护人员安全就是保障患者的安全，希望在救治危重型患者的同时，医护人员零感染。"身处一线的张磊，随叫随到，每天睡觉时间不到 4 小时，日夜守在危重型患者身边救治成为工作常态。虽然很累，但他无怨无悔。"看着这么多重型患者，我心里暗暗下定决心，一定要尽己所能，保障患者好转出院。"

2 月 13 日上午，甘肃省新冠肺炎省级重症医疗专家组第一次工作会议在兰州市肺科医院召开，医疗专家组对收住在兰州市肺科医院的一名新冠肺炎重型患者和一名危重型患者进行病例会诊。专家组经过充分讨论，对下一步救治方案提出建议。当日下午，兰州大学第一医院增派 4 名医护人员进驻兰州市肺科医院，与张磊会师 ICU，成立援助兰州市肺科医院医疗队。张磊与同事们一起，合力救治危重型患者，在仔细掌握患者各项指标、结合辅助检查及用药情况的基础上，不顾高感染风险，24 小时驻守患者身边。

疾风知劲草，危难见坚贞。张磊时刻牢记医者誓言，冲锋在前，勇挑重担，为这场战"疫"奉献着自己的力量，以实际行动落实上级领导和全省人民交予的疫情防控艰巨任务。健康所系，性命相托。张磊将与省级重症医疗专家组其他成员通力合作，充分发挥危重症救治诊疗优势，共享医疗技术经验，确保最终打赢这场疫情防控阻击战！

（兰州大学第一医院　岳映花）

跨越生死线

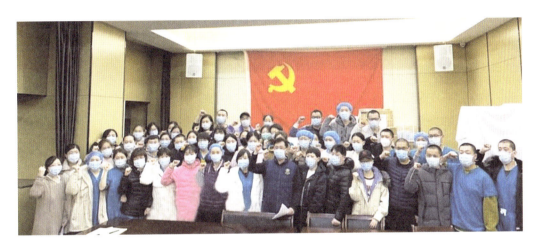

2020 年 2 月 13 日，青岛大学附属医院援鄂医疗队举行第一次临时党总支部扩大会议，80 多位队员在老党员的带领下宣读入党誓词。

　　2020 年 1 月 25 日（除夕），在阖家团圆的日子里我郑重写下援鄂请战书，此时的我，是家庭的一员。

　　2020 年 2 月 8 日（元宵节）当晚援鄂命令到达，青岛大学附属医院（以下简称"青大附院"）仅用 1 个小时就完成了医疗队的组建，此时的我，是 132 人援鄂队伍中的一员。

　　2020 年 2 月 9 日上午，我从青岛市长手中接过援鄂医疗队大旗誓师出征。此时的我，正是全国医疗援鄂铁流大军中的一员……

　　所谓逆行，就是带着妻儿家人的牵挂、领导同事的祝福、家乡人民的重托，奔赴最危险却是祖国最需要的地方，跨越生死线，义无返顾。

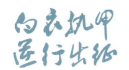

信念！高于生死

举国战"疫"不惜代价，我们身为医务工作者责无旁贷。更何况，职责之上还有青大附院"生命相托"的百年传承，传承之上再有党员的初心使命和"国有召，召必回"的报国信念。

"向北望星提剑立，一生长为国家忧。"

党和国家的信念，高于生死！正因为如此，1 000多名"青大附院人"写下请战书昂首待战，132位"精兵强将"组建的医疗队驰援武汉；第一时间建立起临时党总支部、明确组织分工，第一时间进入到抗击疫情的战斗状态。

在华中科技大学同济医学院附属同济医院光谷院区，我们整建制地接管了E1区10楼重症病区。进驻后的短短2天内，首批50名重型患者收住病区，我们的战斗自一开始就进入攻坚。在此后的日日夜夜，我们与病毒搏杀、我们与死神赛跑、我们与患者同在……党组织的力量把我们凝聚成团结高效的战斗集体，一个党员就是一面旗帜，我们的党员首先站出来、顶上去，冲锋在前！一个支部就是一座堡垒，让党旗在抗疫战斗第一线高高飘扬……

榜样的力量催人奋进，血与火的洗礼最让人成长，青大附院援鄂医疗队有80余名队员在抗疫一线向党组织递交入党申请书，这就是信念的力量！

标准！决战生死

"零感染、打胜仗"，这是国务院副总理孙春兰对全国援鄂大军给出的祝福和要求。面对这无影无形、传染力超强的新冠肺炎病毒，我们必须要用严谨科学的方法、严格精细的管理和严肃认真的态度来战斗，而标准流程、标准管理就是我们最有力的武器。

《生活驻地卫生管理标准流程》是我们进驻武汉后制定的第一个标准流程。上班、下班、住所房间分区消毒隔离，3个子流程细化成19个标准步骤和29个风险控制点。它重点解决了队员们从生活驻地到工作病区的无缝

逆行

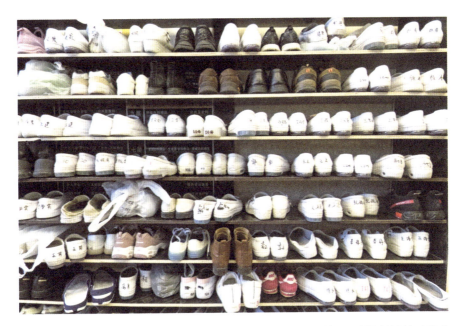

青岛大学附属医院援鄂医疗队从工作、生活细致入微处做好标准防护，最大限度地避免交叉感染和医源性感染。图为标注名字且整齐摆放的换鞋架。

衔接，尤其强调在非工作状态下最容易疏漏的安全问题，最大限度地避免交叉感染。

《标准防护培训流程》是我们针对重症病区复杂情况下"标准防护"操作所制定的。为此，我们专门组织了感染防控培训组，设督导官、培训官、验收官，在模拟病区情景下对每个人进行高强度的演练、指导、纠错、考核，要求全体队员在临床实战中达到零失误操作，最大限度地避免医源性感染。

在新冠肺炎重型患者抢救医治环节，我们针对气管插管病毒喷射而造成的重大风险，制订《麻醉医师气管插管标准流程》。我们医疗队有5位麻醉医师入选院区战时医务处整合的12人气管插管小队，按照此标准流程共完成紧急气管插管50余例，均一次插管成功。华中科技大学同济医学院附属同济医院光谷院区"青岛标准"赢得高度赞誉并在全院区推广。

抗击新冠肺炎疫情是庞大而艰巨的系统性工程，以科学、高效、严谨、

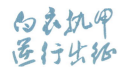

规范的"防、控、治"标准流程，对决潜藏深、传播广、感染强、危害大的新冠肺炎病毒，正是生死成败的关键所在，我们援鄂医疗队乃至青大附院，将和全国同行一起不懈努力，为抗击疫情的最后胜利贡献力量。

陪伴！爱逾生死

岂曰无衣，与子同袍。一方有难，八方支援！

自新冠肺炎疫情暴发以来，武汉成为全国人民心中的牵挂！从中央坚定决策到地方全力响应，从物资捐赠倾力相助到医疗援鄂慷慨以赴，交汇出新时代的民族大义与大爱无疆。

当我们受党和国家的召唤而来，带着国民的祝福和期盼而来，患者就像是亲情相系的家人，治疗已成为生命相托的陪伴。

我们医疗队的专家组组长，是我院呼吸与危重症医学科主任于文成教授。他带领团队依据国家卫生健康委员会的诊疗方案，制订了中西医结合的救治方案。比如我们特意录制了"八段锦"视频，推送到患者手机上，利用治疗空余时间向他们推广"八段锦"中医健身功法。即使穿着笨拙的防护服，戴着厚厚的口罩，也没有音乐伴奏，依然带着大家愉快互动，为他们加油打气，极大地缓解隔离患者的紧张情绪，提升患者的自身抵抗力。在为患者提供高水平治疗、高质量护理的同时，还特别注意患者的心理干预。用我们的爱心、耐心帮他们树立战胜病毒的信心，让他们对明天、对未来充满期待！

冬去春来，全国抗击疫情的胜利已成大势。在过去的 30 多天里，我们青大附院医疗队已成功治愈 43 名重型患者，这段经历将镌刻进我们每个人的生命征程。

（青岛大学附属医院　牛海涛）

不悔的誓言：17 年后，
携手并肩再赴一线

当病毒肆虐，喧嚣的城市归于平静；当恐惧来临，公众的视野聚焦在各种各样疫情信息上的时候，总有一群人，用他们普通的身躯为人们阻隔着危险，哪里有危险，哪里就有他们可爱的身影。

17 年前，内蒙古自治区人民医院的孟江涛、宫梅夫妇从抗击"非典"的一线上走来；17 年后，他们又在抗击新冠肺炎疫情的前沿阵地并肩战斗。

既然选择，便当风雨兼程

人们常说，重症医学科和感染科的医务人员是医生中的"特种兵"。自从 2008 年的春天，孟江涛、宫梅夫妇二人以人才引进的方式来到内蒙古自治区人民医院工作之初，就毅然选择留在这两个最为特殊的科室。这一干，就是 12 年。12 年间，他们像钉子一样钉在各自的岗位上，默默坚守，毫不动摇。

新冠肺炎疫情暴发后，内蒙古自治区人民医院全院上下高度重视，严阵以待。感染科接到命令后，立刻投入战斗。全员上岗，齐心协力，抗击疫情。

随着越来越多的有发热咳嗽症状和从武汉放寒假归来的学生陆续来发热门诊就诊，门诊工作量成倍增多，但孟江涛和科里的同事们没有一个退缩。他们穿着防护服，经常互相做一个"V"字形的胜利手势，为彼此加油，然后就各自继续埋头工作了。

在隔离病房里，医生护士都轮流上岗，根据情况采取不固定时长倒班，只有上班点，没有下班点。穿着防护服，闷热难耐，医务人员身上很快就被汗水浸透，长时间戴着乳胶手套，手被泡得发白脱皮。很多人身上甚至长了湿疹和痱子，但每个人都不曾抱怨过一句。孟江涛说："虽然医院很支持我们的工作和装备，但是大家都尽量节省防护服，为了不上厕所，基本都是数

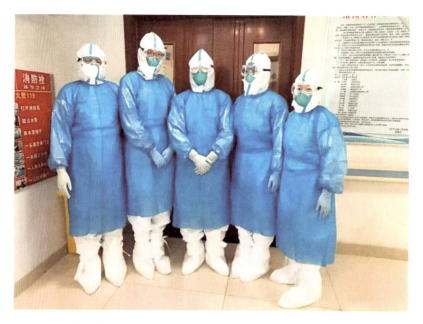

内蒙古自治区人民医院孟江涛（左一）和发热门诊的同事们。

小时不吃不喝，每个人进去后都尽量延长工作时间。"

疫情就是命令，哪里需要哪里去

说到宫梅，这个在医院 ICU 工作的"老人"，只能用一个字形容，那就是"忙"！在同事的眼中，她默默无闻，就是一头"老黄牛"，只知道埋头苦干。除了轮排的夜班白班，一旦有难处理的患者，她几乎任何时候都是随叫随到。

随着新冠肺炎疫情的不断告急，1 月 27 日下午 5 点，按照内蒙古自治区新冠肺炎防控指挥部的指令，内蒙古自治区人民医院在第一时间就完成了自治区赴湖北医疗队首批医疗队员的征调工作。宫梅作为医院 ICU 的一名中年业务骨干，毅然决然地接受了组织赋予的任务。54 岁的她，是这批医疗队员中年龄最大的。

前段时间，她因糖尿病在内分泌科住院治疗，不久之后又因肺部感染输液治疗了 1 周，可是面对与日俱增的危重型病例，作为老资历的 ICU 人，尽管身体状况并不允许，风险比别人更高，但她还是义不容辞地报名参加了医疗队。临行前收拾行李的时候，她特意随身带了血糖仪和降糖药……

得知宫梅要赴湖北抗疫，年迈的婆婆哭得像个泪人，旁边的儿子也因担心妈妈的安危，失声大哭起来……

你的抉择，我永远支持

1 月 28 日，呼和浩特天色灰蒙，寒风刺骨。下午 1 点，医院赴湖北医疗队在门诊楼下列队集结，整装待发。部分队员的亲属、同事前来送行，场面令人泪目……

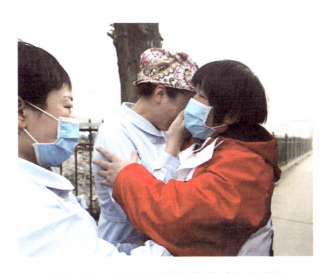

内蒙古自治区人民医院同事们送别宫梅（右一）援鄂。

出发的时候，孟江涛仅仅把她送到了医院。他说，最见不得分离……他没有到机场送行，更没有趴在耳边再叮嘱两句，抑或再来一个深情的拥抱。对于宫梅的出发，孟江涛很不舍。妻子远行，千里之外，临危受命，很牵挂，更担心。但他却说："我的妻子响应号召，第一时间加入到抗疫行动中，作为家属、作为同学、更作为同道，牵挂和担心是肯定的，但同为医务工作者，面对党和人民的需要，我们责无旁贷！我坚决支持妻子的选择，为她感到自豪，更为我们的医疗队自豪！我相信，有党的坚强领导，全国人民同舟共济，众志成城，齐心协力，我们一定能够战胜疫情！那些为了人民生命健康舍己忘我，奋战在火线上的孩子、妻子、丈夫和爸爸妈妈们，一个都不能少！你们一定会不负众望、平安凯旋！"

孟江涛和宫梅的故事，正是千千万万医疗工作者平凡而又伟大的故事……只要生命不息，这感人的故事又怎么会戛然而止？

（内蒙古自治区人民医院　郑晓丽　王博阳）

抢着干，想着干，才能干得好

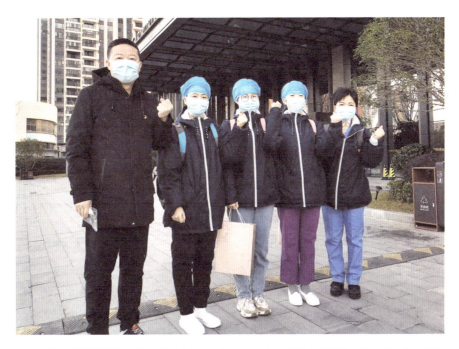

北京大学深圳医院医疗部部长易黎（左一）团队出发去监利县人民医院，准备开始第一天的工作。

2020年2月14日，深圳市第二批援鄂医疗队16名队员整装待发，队长是北京大学深圳医院医疗部部长易黎，他们将前往荆州支援。

没有犹豫，我们必须去

前一日还在气温24℃的深圳，艳阳高照春意浓浓，第二天就已在气温0℃的异乡，荆州以新年的第一场雪迎接医疗队的到来。

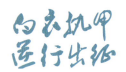

　　起初接到通知，北京大学深圳医院医疗队是去石首市，到达后任务变更为前往监利县——荆州疫情比较严重的地区。易黎告诉自己，"没有任何犹豫，我们必须去！"

　　抵达监利县的次日，晴空万里，医疗队有条不紊地了解了抗疫流程、方案和各项措施。当时，在监利县的几支广东队伍（珠海、阳江、清远医疗队）里医生虽专长不同，但各自为战，独立作业，重型患者没有得到集中救治，造成了资源的浪费。

　　发现问题后，广东四支队伍的队长一起分析调研结果，划分任务，并将队伍里的重症科和呼吸科医护人员挑选出来，组成分队，专门管理重型患者。

劲往一处使，困难就会越来越少

　　几支队伍的医生突然被融合重新排班，有人心中不是特别理解。但随着工作的开展，大家越来越认识到，这是一个团体，而非收编，这是 66 人的大集体，而非几支队伍的简单拼凑。尊重团队中每一个人，大家互相帮助，最后一定能战胜困难，赢得这场战"疫"的胜利。

　　离家在外，面对"凶恶"的新冠病毒，医护人员的心理和情感建设十分重要，方舱医院提出要增加舞蹈、心理辅导等，医护人员首先得自己阳光向上，带着愉快的心情上班，自然能影响到患者，让他们坚定信心战胜病魔。

　　有两位队友疫情期间恰逢生日，队里组织了一场简陋的生日会，虽没有绚烂灯光，但充满着温馨与感动。队员们利用酒店废弃的包装盒制成了简易的贺卡，每个人都在上面写下了自己的真挚祝福。简陋，但并不简单，两位队友非常感动，这是温暖而团结的大家庭。

　　磨合后，团结成了这支队伍的最大特色。每个队员也都有了各自的角色和任务，如卫生监督员、仓库保管员、院感监督员等。卫生监督员每日检查卫生一丝不苟，仓库保管员发放物资铁面无私，院感监督员为防同事患者交叉感染兢兢业业。在队伍中得到属于自己的角色和任务可以充分体现和发挥个人价值，大家都感受到了被认可和被尊重的感觉，也逐渐融入到整个团队中。医疗队各岗位都形成了自己的标杆。标杆慢慢影响到周边其他人的情绪和心态，形成了积极向上的氛围。大家更加团结了，都抢着干，想着干，干得好。

作为队长的易黎对抗疫方案有了更多理解。他对总书记提出的方针这样解释道："坚定信心，同舟共济，就是这几支队伍要团结一心，最重要的力量放在最需要的患者身上；科学救治，就是救治方案既要有统一性，也需个体化治疗；精准施治，要求对每天的实时数据准确分析。综合而言，要与当地医护形成良性沟通，结成最广大同盟。"

（《医师报》社　宋箐）

积极乐观的"实干派"

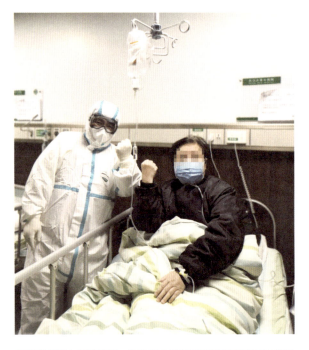

在武汉市第七医院病房，邢台市人民医院呼吸科副主任医师阮昕正在为患者加油打气。

作为河北省邢台市首批援鄂医生，邢台市人民医院呼吸科副主任医师阮昕在接到医院的倡议后，带头表态："让我去吧，我有专业优势，是科里的老大哥，经验相对丰富，而且身体健壮！"

"作为医生，没有什么好害怕的，关键时刻往前冲就对了！"阮昕话不多，是一个地地道道的"实干派"医生。他2003年曾参与"非典"战斗。2009年甲型流感肆虐的时候，他提前结束在北京的进修，回到邢台市人民医院，接管了两位危重型患者，而且成功从死神手中抢回患者，帮助他们康复出院。所以这一次，他没有犹豫，义无反顾地选择再度出征。

没有时间进行过多的准备，匆匆回家向爱人、孩子交代了两句，下午1点，阮昕就带着简单的行囊出发了。"先别告诉咱妈，我怕她担心。"生性乐观的阮昕并不害怕前方的疫情，却有些牵挂自己的老母亲。阮昕的父亲两年前不在了，他不想母亲太过于紧张不安。"唯一的担心是怕家里人担心我。"阮昕坦言。

2020年1月29日，阮昕第一次在武汉重症病房值夜班，从下午5点一直到第二天早晨7点，整整14个小时，这对精神与体力都是一种考验。进入隔离区之前，阮昕心里虽然也有一丝忐忑，但更多的是能为武汉患者出一份力的期待与自豪。

作为拥有20多年一线经验的专业医生，阮昕能够根据病患情况，在规范诊疗的基础上，更加科学、细致地为患者进行治疗，也为医疗队提供了不少可借鉴的经验，比如根据患者呼吸急促的频率，进行呼吸机的参数调整等。

虽然病毒是无情的，疫情是残酷的，但抗疫前线却是充满温暖的。

"更多时候，我们需要用安慰、用鼓励带给患者信心。"阮昕所在病区内有一位"特殊"的患者，他是一名B超医生，在为患者检查时被传染，一度病情严重。"我也是医生，你说实话，我会不会治不好了？"面对同行的脆弱，阮昕不断地鼓励他："兄弟，放平心态，没问题的，我们一起努力，肯定能战胜病毒。""最最坚持不住的时候，就是转折的时候，千万不能放弃。"阮昕不停地为患者打气，最终陪着这位患者迎来了好转。

阮昕所在的病区共有48位患者，其中有一间病房住着一家三口——父母和一个女儿。经过一段时间的治疗，母女俩的病情有所好转，父亲老张的病情却一直未稳定下来。长时间的治疗，让老张有一些焦躁，脾气也越来越大。

"我是不是会死啊？"老张很沮丧，"她们母女俩该怎么办啊？"老张忍不住流出了眼泪。

"您恢复得也很不错呢，您感觉一下，今天是不是比昨天有力气了？会好起来的，会好的！"阮昕轻声安慰着老张，紧紧握住老张的手，向他传达着信心与力量。

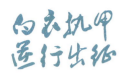

　　感受到阮昕的真诚，老张的情绪渐渐稳定，病情也逐渐好转。同样身为父亲，阮昕明白父亲对一个家庭的重要性。阮昕也有一个女儿，一时他有些数不清自己有多少天没有见到妻子和女儿了。

　　"我们是患者的希望之光，所以面对患者的无助和脆弱，我都会用自己最大的力量去激励他们，给患者以信心，而这也是他们战胜疾病的力量。"阮昕说道。

　　阮昕就是这样处处用自己的积极乐观影响着患者，温暖着身边的每一个人。

　　平时，阮昕总是习惯于冲锋在前，并随时关照同事，可有一天在隔离病房的一个细节却让他十分感动。当时阮昕刚检查完一位患者，邻床的患者摘下口罩急需吐痰，与他正面相对，同病房的一位医生见状快速把阮昕拉到了安全区域。虽然这只是一支临时组建的医疗队伍，层层防护下都看不清彼此的容貌，可就是这么一个暖心的动作，让阮昕倍感温暖。

　　"一直以来我经常都是保护者的角色，在这里，我体会到了被保护的感觉。"阮昕说。

　　"HB阮昕"是阮昕防护服上的标志，这让很多患者知道，这是一位来自河北的医生。于是，他们便总会用武汉普通话和阮昕多说一句谢谢。点滴之中，也让阮昕感受到了武汉人的真诚！

　　奋战在一线的阮昕永远看起来精神饱满、精力旺盛，仿佛永远不知疲倦；走出隔离区的他，在卸下层层装备后，一张带着深深勒痕的疲倦的脸，还是让我们感受到他在长时间精神高度集中后的身心疲惫。为了不让家人担心，即使再累，阮昕结束一天的工作后也坚持每天给家人报平安："今日工作顺利完成，等着我平安归来！"

　　这就是阮昕，一位积极乐观的"实干派"医生。

（邢台市人民医院　郭少一）

逆行

是战"疫"强军，更是温情铁军

宁波市援鄂医疗队给武汉患者的一封信

亲爱的您：

这场突如其来的新冠肺炎疫情无情地打破了您宁静祥和的生活，它让您承受了前所未有的紧张、焦虑、害怕、悲伤，甚至绝望。虽然隔着900多公里，但您与武汉的一切早就深深牵动了我们的心。

我们始终认为，没有您的平安，就没有武汉的平安。没有您小家的幸福，就不会有我们国家的幸福。于是，当武汉疫情告急，我们便毫不犹豫地向您飞奔而来。

这里是未来一段时间您和我们并肩战"疫"的地方。您可能会不适应、不习惯，或者也有诸多不方便。别担心，请您随时呼叫我们，我们24小时在您身边。

您可能还会有一些复杂的情绪无法表达，它们也可能会让您吃不下、睡不着。别纠结，请您随时呼叫我们，我们团队里有专业的心理医生，我们的心理热线 ×××××-×××× (8:00-21:00)也一直等着您。

多年与病魔斗争的经验告诉我们，最强大的战斗力是人体免疫力，最可持续的战斗力是您的良好情绪。在此，我们迫切希望跟您共同许下这个约定：请把您的困难、需求以及那些让您不舒服的感受告诉我们，剩下的一切请交给我们。

我们等着樱花盛开的那一天，我们一起摘下口罩，深情拥抱！

盼您早日康复！康复以后请一定带着您的家人来一趟"书藏古今、港通天下"的浙江宁波，看看阿拉江南的山水，尝尝阿拉东海的海鲜……

宁波市援鄂医疗队
2020年2月20日

宁波市援鄂医疗队给武汉新冠肺炎患者的一封信。

"亲爱的您：

这场突如其来的新冠肺炎疫情无情地打破了您宁静祥和的生活，它让您承受了前所未有的紧张、焦虑、害怕、悲伤，甚至绝望。虽然隔着900多公里，但您与武汉的一切早就深深牵动了我们的心……"

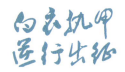

这是一封给武汉新冠肺炎患者的信，来自宁波市援鄂医疗队。

由 20 多家医院、260 多名队员组成的宁波市援鄂医疗队，自 2020 年 2 月 8 日深夜接到任务，4 小时内火速集结完毕。2 月 9 日傍晚包机奔赴武汉，2 月 10 日整建制承接华中科技大学同济医学院附属同济医院光谷院区两个重症隔离病区 98 张床位，迅速完成病区建制、明确组织架构、制定规章制度、安装调试仪器设备、熟悉病区环境、培训院感防护，当晚 11 点收治一位重型患者。

在到达武汉的 48 小时内，承接的病区已收满了病患。

为此，宁波市援鄂医疗队的队员们整整熬了几个通宵。

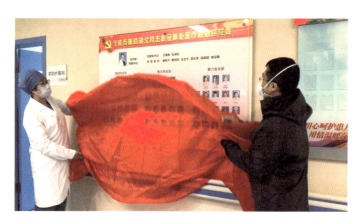

宁波市援鄂医疗队临时党委成立。

两套"阳光处方"组成最好的"药"

一段舞蹈视频正在病房里传看着，一位患者大哥表示"不服"，认为这并不能代表武汉市民的舞蹈水平。于是，重症病房里的兼职"舞蹈教练"及新一届"舞王"诞生了。病房斗舞，令人忍俊不禁，在医疗队和病区中引起一片欢腾。

这是宁波市援鄂医疗队接管华中科技大学同济医学院附属同济医院光谷院区的第 11 天。

很难想象，这里之前还是另一番景象。

"大夫，我什么时候会死掉？"

"大夫，你别和我说话了！我不想吃饭、喝水、戴口罩……一切都没用！"

"大夫，为什么让我遇到了这样的病毒啊……"

…………

满病区的重型、危重型患者，高强度、高压力的救治工作，一度为医护心理带来阴霾。此时，调动队员自身"小宇宙"，是宁波市第一医院党委书记阮列敏的首要考虑，她先后采取了多项针对队员们的"阳光处方"，实施干预。

"大爷，您就吃一口吧！"一位80多岁的老人，已经1天多没吃饭了。来自宁波大学医学院附属医院的男护士王浩杰像哄小孩一样，把饭打开、筷子放好，扶着他坐起，耐心地等着他，并和老人拉着家常，"大爷，我把我的生活用品拿过来了！您先用上。还有我的水果，都放在您这儿，什么都别怕，有我们呢！"终于，在王浩杰的帮助与陪伴下，老人慢慢地吃下了饭。

这样耐心的抚慰，几乎每天都在宁波市援鄂医疗队负责的病区中发生着。

"比起医务人员给予的'被动治疗'，患者内心强大的治愈信念是最好的'药'。"阮列敏说。

盼您早日康复

"祝你们平平安安，一生平安，再见！"2月21号下午4点30分，在华中科技大学同济医学院附属同济医院光谷院区，新冠肺炎重型患者胡女士和武女士，在医护人员的祝福声中，先后拉着行李箱走出医院。这是宁波市援鄂医疗队接管两个重症病区以后，首批出院的患者。

而阮列敏和她带领的所有医疗队员的期盼，都写在了给武汉患者的信中："我们等着樱花盛开的那一天，一起摘下口罩，深情拥抱！盼您早日康复！康复以后，请一定带着您的家人来一趟'书藏古今、港通天下'的浙江宁波，看看阿拉江南的山水，尝尝阿拉东海的海鲜……"

（《医师报》社　宗俊琳）

28

不忘誓言　坚定前行

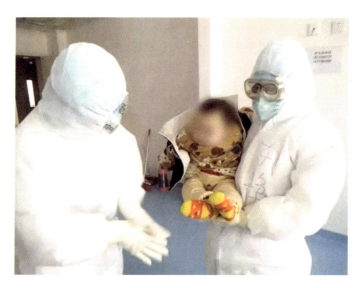

2020 年 2 月 19 日，山东省日照市莒县人民医院呼吸与危重症二科许振伟医生（左）在大别山区域医疗中心查看患儿。

　　2020 年 1 月 28 日清晨，天刚蒙蒙亮，山东省日照市莒县人民医院呼吸与危重症二科副主任许振伟就作为援鄂医疗队员出发了。疫情当前，面对越来越紧张的形势，他义无反顾地选择了去湖北疫情一线，离开了温暖的家，离开了自己的爱人、小学二年级的儿子和不满 1 周岁的小女儿。原本担心家人会顾虑他的安危而反对，因此一直到出发前一天的晚上，他才告诉自己的爱人和父母，但没想到，他们表示了极大的理解和支持。面对家人的支持，许振伟更加义无反顾。家是他的后方，也是他永远的保障。

　　"我为什么要选择当医生？救死扶伤，不辞艰辛，执着追求，为祖国医药卫生事业的发展和人类身心健康奋斗终生是我当初的誓言，现在正是国家需要我的时候，我必须要去。"临行时，许振伟对前来送行的全科人员说。

这本应该是阖家团圆的日子，本应该是享受家庭温暖、儿女欢乐、陪伴父母的日子，而他却毅然选择了支援湖北。

到达湖北，经过各种培训、考核后，许振伟投入了紧张的战斗中。无论是在普通病房还是在 ICU，休息之余，他都不忘嘱咐留守后方的同事们注意防护，总结工作经验，指导大家的临床工作。

穿防护服工作 6 个小时，为了避免中途穿脱防护服而穿上了纸尿裤；连续高负荷工作 10 多个小时，后背、头发都被汗水湿透……即使这样辛苦，他也依旧不忘给同事们一个坚定的目光，时刻保持着必胜的信心。面对隔离的孩子，许振伟用温柔的臂膀、温暖的爱心给予孩子安全及呵护。很多患者想念家人，许振伟总会跟他们说："没关系，我们都在你身边，我们会尽最大努力让你好起来，你也要继续加油，这样才能早日康复出院，就能见到你朝思暮想的家人了。"为了救治危重型患者，他常常工作到凌晨，用温暖的语言鼓励患者，用积极乐观的心态影响着身边的同事，体现出了一名优秀医生的素质。

"看着越来越多的患者出院，我们都很开心，发自内心的高兴，他们出院了，我们离胜利就又近了。"他说。

在湖北的每时每刻，他都会感觉到作为医务工作者肩膀上责任的重大。每当看到患者在他们的救治下逐渐好转，他内心都有种莫名的安慰，觉得通过自己的努力工作为疫情的控制贡献出了一份力量。

疫情当前，哪有什么岁月静好，不过是有人在负重前行，有人在用自己的臂膀撑起一片蓝天，有人在为了战胜疫情默默奉献，有人在不忘初心、勇敢前进。他们是新时代的英雄！春暖花开时，盼凯旋！

（莒县人民医院　徐德晓）

29

保卫生命健康

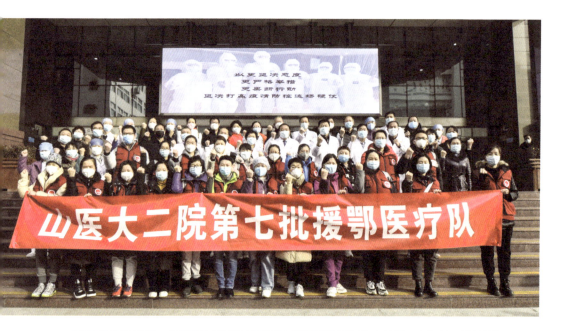

2020 年 2 月 18 日，山西医科大学第二医院第七批援鄂医疗队 22 名队员，奔赴武汉市肺科医院开展医疗救治工作，临行前合影。

公元 2020 年的冬春交替时节，

一场突如其来的新冠肺炎疫情降临。

一时间神州大地，

阴霾笼罩，西风残烈。

美丽的江城，黑云压城；

黄鹤在哀鸣，汉水在呜咽，

东湖在低泣，人民在蒙灾。

病毒肆虐，疫魔猖獗，

这些叫新冠病毒的敌人，

疯狂地残害着人们的生命与健康。

武汉告急，湖北告急，中国告急，

中华民族正经历着一次新的劫难。

一场没有硝烟的疫情阻击战全面打响。

病毒扩散，疫病蔓延，

武汉封城，前线吃紧。

一方有难，八方支援。

你看，人民军医听党指挥，

第一时间出现在援鄂战场上。

你看，一队队白衣战士火速集结，

紧急驰援湖北主战场。

你看，机场、车站、路口上，

丈夫送妻上前线，

母亲送儿战疫魔，

一幅幅感人的画面催人泪下。

你听，机声轰鸣、车轮滚滚，

援鄂的物资连绵不绝。

你听，战旗猎猎、誓言铮铮，

战士决胜病魔的壮志直冲云霄。

你听，黄河在咆哮，长江在怒吼，

英雄的儿女誓与毒魔决一死战。

这里的黎明静悄悄。

同胞在呻吟，监护仪在蜂鸣。

你身披战袍，头戴盔甲，

与隐形的敌人短兵相接。

你不屈不挠，坚毅前行。

那厚重的防护服啊，

挡不住你前进的步履。

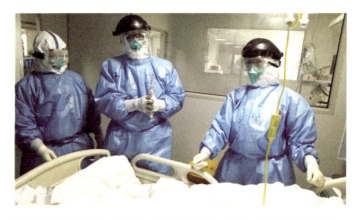

2020 年 2 月 17 日，山西援湖北天门市医疗队领队、山西医科大学第二医院董红霖教授（中）在天门市第一人民医院 ICU 查房。

那笨重的护目镜和面罩啊，

隔不住你对患者的满腔关爱。

你拖着疲惫的身躯，

忙碌地穿梭在病区，

仔细地询问、查体、一个又一个，

权衡指标、制订方案、因人施策；

气管插管、吸痰拍背、心肺复苏。

你抽血、打针、输液、喂药，

监测生命体征、应对紧急情况。

面对一张张焦虑烦躁的面孔，

你冒着被感染的危险，

与患者零距离接触，

交流沟通、促膝谈心、排忧解难。

你打水送饭，协助如厕，

护送患者，清理垃圾。

汗水湿透了你的衣背，

雾水遮掩了你的美目，

憋闷、气促、恶心、不适，

你却在坚守，甚至十几个小时。

你不吃不喝，穿着纸尿裤，

只为节省那紧缺的防护服。

你眩晕、恍惚、时有虚脱的感觉，

却仍然在坚持；

你暗示自己，

我能行，我一定能行!

因为心中有那坚如磐石的初心。

你在防护包裹的迟钝中执行任务，

机械笨拙，事倍功半。

你斜睨的目光从镜边战胜了模糊，

精准地完成穿刺，一针见血。

如此操作，消耗了你多少心智和体能。

你身心交瘁，精疲力竭，

用奉献和大爱践行了医者誓言。

了不起!

这就是白衣战士的风采。

你剪去了靓丽的秀发，

告别了年迈多病的父母，

丢下了稚嫩懵懂的儿女，

推迟了约定的婚期，

鏖战在降疫的疆场。

你说你也害怕，因为心中有亲情的牵挂。

你说你也不怕，因为有战友和后援的强大。

你说怕或者不怕，都要勇往直前，

因为肩扛着责任、使命与担当。

一次次搏击，一场场战斗，

你昔日的美颜已伤痕累累，

双手褶皱、苍白、刺痛，

你却默然忍受，无怨无悔，

你用坚强和忍耐，托起了生命的彩虹。

我看不见你俊俏的面庞，

也看不到你往日的倩影，

更辨不出你的性别与年龄。

我不知道你是谁，

但却知道你为了谁。

你用生命挽救着生命，

用健康守护着健康，

在人民需要的地方冲锋陷阵。

白衣天使，这就是你的名字。

你是人民的英雄，共和国的功臣。

你是新时代最可爱的人！

（山西医科大学第二医院　任晓辉）

逆行

身影

雾里看你，格外美丽

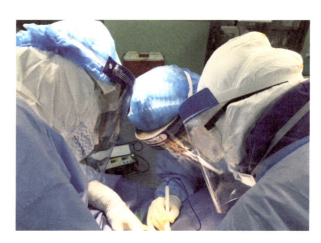

2020 年 2 月 21 日，华中科技大学同济医学院附属协和医院西院
刘勇教授在做手术。

新年伊始，没有了往年浓浓的年味，今年的武汉市格外安静。新冠肺炎疫情打散了往日的热闹，几多恐惧，些许未知，充斥着整个医疗系统。华中科技大学同济医学院附属协和医院西院作为新冠肺炎定点收治医院，接到指令，全员应战。作为骨科主任的刘勇教授，身先士卒带领团队投入病区改造培训准备工作。

在我的印象里，刘勇主任总是那么睿智、儒雅，走到哪都是"粉丝"一片。直到那天，我看到头发飞舞、神情疲惫的主任，走在熟悉的走廊，短短的几十米，感觉走了很久，走得很沉重。是啊，作为医务工作者，逆风前行是他的义务，作为党支部书记，勇往直前是他的使命，作为科室管理人员，整合团队是他的职责，这些种种压在他肩上，又怎么能轻松得起来呢。

因新冠肺炎疫情严峻，当大多数手术几乎处于停滞的时候，2020 年 2

月 21 日，刘勇主任带领骨科团队，穿着层层防护服，做了一个特殊的骨科手术。

70 岁的肖老爷子，年轻的时候是名足球教练，身体健壮，今年 1 月 25 日染上了新冠病毒，在家附近医院住院治疗。入院 2 天后，下肢出现疼痛，诊断为下肢动脉栓塞。由于新冠病毒传染性强，当时无法转院，同时该院又无血管外科专科，无法予以相关治疗。因此，老爷子下肢病情不断加重，疼痛剧烈，肢体青紫肿胀。

2 月 20 日，患者转入我院继续治疗。骨科刘勇主任和血管外科王主任连夜到隔离病房床边查看了肖老爷子的情况，发现除了肺炎导致的呼吸喘憋，老爷子右下肢几乎已经全部坏死，左足末梢缺血发绀。遂立即申请双下肢血管 B 超检查，发现：右下肢动脉栓塞，右下肢全程静脉血栓形成，左下肢动脉主干尚通畅，左下肢部分静脉血栓形成。

经过评估，目前左腿还能保，但右腿保不住了，需要尽快截肢，否则有生命危险。随后，医院紧急组织了超声科、骨科、麻醉科及手术室做术前讨论，为患者定下治疗方案：第一步，为了避免静脉血栓脱落导致致死性肺栓塞，先在隔离病房内床旁为患者安装下腔静脉滤器；第二步，滤器置入后，才能行右下肢截断术。

大家立即行动，待一切准备就绪，在超声科的协助下，血管外科王主任娴熟地穿刺股静脉，成功置入滤器。随后刘勇主任团队接手，立即将患者转入手术室，行右下肢截肢手术。

平时大家都戏称骨科大夫为工匠，因为骨科手术需要各种器械，各种钉子、锤子。正常情况下，一台骨科手术下来，骨科医生的体力消耗都不小，何况是现在这种情况——穿着密不透风的防护服，穿着几层隔离衣，戴着随时起雾的护目镜，戴上屏障一样的面屏。面对全身麻醉插管的新冠肺炎患者，除了大大地增加了刘勇主任团队的职业暴露概率外，如何精准地切断骨头、修复血管、缝合皮肤成了他们着急的关键。

眼睛看不清，长时间低头全神贯注，眼花缭乱、头晕目眩成了刘勇主任的特殊体验。以前两个小时可以完成的手术，这次足足做了五个多小时。凭着多年来丰富的手术经验和团队有条不紊的合作，虽然疲惫不堪，但总归是手术顺利，完美完成。无影灯下，刘勇主任团队留下了最美的身影。

术后，刘勇主任去床边查房，肖老爷子拉着刘主任的手说：新冠肺炎没夺走我的命，但腿差点夺走我的命，遇到你们是我的幸运。失去了这条踢球的腿，我不怪任何人，怪只怪我撞上了这场疫情，感谢医院救了我一命。虽然我不知道你们长什么样子，可是你们都是最可爱的人，你们的身影永远伟岸。

是啊，刘勇主任平时常说，我们和患者是有缘分的，缘分让我们成为一个战壕的战友，我们倾己所能去帮助他们，他们才能放心大胆地将自己交给我们，我们不能让他们输，一定不能。

医生是一个特别的职业，从宣誓的那一刻开始，使命就陪伴终身。愿乌云散去，阳光照耀大地，盼欢声笑语日踏浪而来！

（华中科技大学同济医学院附属协和医院西院　罗佩）

"不要怕，信心比药物更重要！"

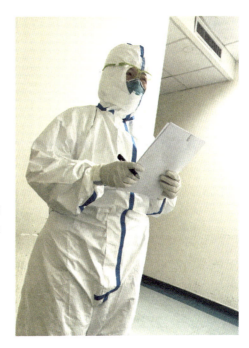

武汉市中心医院呼吸与
危重症医学科朱珊医生
在隔离病房查看患者。

　　"妈妈，您真的真的很忙，大年初二就在医院一线与病毒抗争，真辛苦啊……您不用担心我们，我们会待在家里……祝您身体健康，一切顺利！"1月28日中午，武汉市中心医院呼吸与危重症医学科38岁的朱珊医生收到了一份意外的感动和惊喜：母亲在微信上给她传来9岁的大儿子"糖葫芦"（小名）写的一封"给妈妈的信"。朱珊一个字一个字反复读，一边读一边擦眼泪。"儿子一天一天在成长，我们都要加油！"朱珊在休息间隙在朋友圈发了一条感慨，和身边的同事一起鼓劲。

　　近一个月来朱珊一直在隔离病房，每天和同事负责40多位患者的救治，由于封城后交通出行不便，也担心下班后把病毒带回家，大年初一开始，她就住在医院协调联系的酒店，方便近距离步行上班。

"几天没见儿子了，没想到会给我写信，这小子平时挺酷的，也不爱表达这些。"朱珊坦言，那一瞬间感觉儿子像个小大人，这段时间他确实也懂事了很多，听说在家里还主动帮忙做家务。

平时，朱珊在家的时候也会跟儿子说自己的工作，儿子知道医生都很忙，忙着救人，觉得很伟大，每次老师布置作文写梦想，他总是写：我长大后要做一个外科医生。

朱珊说："在这场抗击病毒的战斗中，如果我们做医生的都退缩了，那谁来保护患者，所以必须义无反顾冲上去，这是我们的使命！"平时累了倦了，朱珊和同事会相互鼓励打气，休息间隙有时说笑一下缓解一下压力，只要大家齐心协力，没有什么好怕的！

乐观开朗的朱珊在查房时，除了做好日常的救治，还特别喜欢在病房"喊话"，给患者加油。"不少患者内心很恐惧，问我最多一句就是'医生，我能不能活？'"朱珊说，面对这类情绪不好的患者，她查房总会多"啰嗦"几句，跟他们说一定要有信心，打起精神，吃好睡好，才有力气斗病毒，这比单纯的药物更重要！

有些患者半夜紧张焦虑失眠，朱珊和同事也会进病房细心劝慰，努力让每一位患者有一个稳定的精神状态积极配合治疗。

见到医务人员不辞日夜地奔忙，不少患者十分感恩。"等我好了我一定要回来看你们的，一定要好好感谢你们！""医生，你们也要吃好点，我让家里人给你多做一份！"朱珊说："疲惫忙碌之外，病房里更多的是感动，每回查房收到诸多患者的关心与叮嘱，让他们也倍增前进的动力。"她希望所有患者都早日康复，待到春暖花开，一起笑对阳光！

（武汉市中心医院　李蓓）

40 年老检验人进社区重操旧业

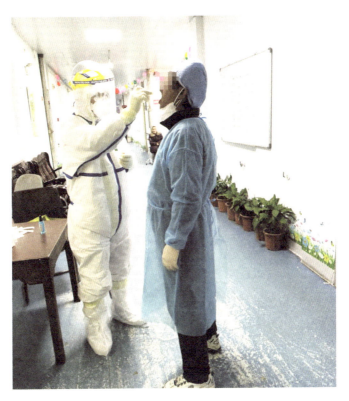

2020 年 2 月 25 日,武汉市硚口区汉中社区卫生服务中心主任王平在社区养老院进行咽拭子标本采样。

"大爷您坐不起来没关系,就躺着把嘴巴张开就好。" 2 月 25 日晚上 7 点半,武汉市硚口区汉中社区卫生服务中心主任王平穿着防护服来到社区养老院,弯着腰,凑近躺在床上的老人,进行咽拭子标本采样。

这是 58 岁、有 28 年党龄的老党员王平,在社区完成的第 980 例采样。从 2 月 7 日社区接到采样任务开始,他便独自挑起了社区所有采样的重担。

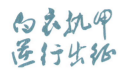

我是三甲医院的老检验人，
这活我上

咽拭子标本采样几乎是和患者面对面接触，采样时患者鼻咽部不适、大口的咳嗽，体液直接喷到采集者脸上。从 1981 年在武汉市第四医院工作以来，王平在检验科工作了近 30 年，作为一位检验科医生，他深知咽拭子标本采样的危险性，"可这个时候我不能含糊，我是三甲医院的老检验人，这活我上！"

2月7日接到任务当天下午，王平就来到社区隔离点，给十多位社区疑似患者进行采样。

咽拭子标本采样时，采集者应做好最高等级，也就是三级防护。"可当时条件有限，第一次采集时连防护面罩都没有。"王平回忆，当时戴好手套、口罩、护目镜，穿好防护服后，自己找来宽透明胶带将护目镜、防护服帽子四周全部贴紧，另外他将手套、脚套与防护服相连的接口都缠上透明胶，以防病毒趁虚而入。"这个时候即使条件有限，也要自己创造条件上。"

在王平的指导下，男子小心摘下口罩，尽量把嘴张大。随后王平将一根长长的棉签与上颚平行插入咽喉部，直到与鼻咽后壁接触，轻轻旋转，停留 5 秒吸附分泌物，再慢慢移出拭子，将它放进写有姓名及编号的红色采样管中，并将棉签尾部折断，迅速盖好……

整个过程看似简单容易，谁都能操作，可患者张开嘴巴，直接产生大量可能携带病毒的气溶胶。

"怕也要坚持"，20 天完成社区
一千余人次咽拭子标本采样

"做这个工作如同虎口拔牙，说实话我也怕！但是每天采集量大，忙着忙着就忘了。"王平是位冬泳爱好者，喜爱运动的他睡眠一向不错，可自从采样工作开始每天到了凌晨一两点才能入睡，早上四五点就醒了，任何一声咳嗽和身体上的疼痛都让他非常紧张，"这是我的工作，即使怕我也要坚持！"

好在没过几天，区里发放的防护物资慢慢到位，有了防护面罩，做咽拭子标本采样相对安全。

每天上午区里派发辖区核酸检测者的名单，做好归类和准备，到了下午，王平便奔走于小区、社区隔离点、社区养老院之间采样。

接到任务，要对汉中养老院内 50 多位老人进行采样。下午 2 点不到王平和中心副主任便来到养老院。知道下午要长时间穿防护服，早上 11 点开始王平就有意识地不喝水也不吃午饭。汉中养老院有三层楼，其中的老人大多行动不便，有的长期瘫痪在床。

一楼十多位老人采集工作做完后，他的眼镜、护目镜上全是雾水，看不清路，再加上穿着防护服走路没法特别快，只能一步一挪。平时上二十多级台阶不到一分钟，那天 58 岁的王平却抓着楼梯扶手，整整花了近一刻钟，才挪上二楼。

楼上的老人很多行动不方便、下不了床，王平便在床边弯着腰俯下身给老人采样。

"有位老人坐在厕所的马桶上，我们等了快半个小时他就是不出来。"这是位阿尔茨海默症患者，基本没法有效交流，但采样的工作不能耽误。为了节约时间王平便来到厕所，和坐在马桶上、不愿出卫生间的老人交流，哄着他张开嘴，完成了咽拭子标本取样。

下午 4 点多完成了汉中养老院的取样后，王平又来到社区另一家康缘养老院进行取样。当天完成了 100 多人次的咽拭子标本采样。脱掉防护服后王平不仅特别渴，还头晕，这时才想起今天的降压药和降糖药忘了吃。

看着我冲锋在前，
年轻人更有干劲了

作为社区卫生服务中心的主任，王平除了要负责咽拭子标本采样的工作，还要负责各种日常工作的安排。

起初，个别年轻职工有些害怕，王平便手把手地教他们如何穿好防护服，逐个检查是否穿戴到位，陪着他们一起将患者送去方舱医院，慢慢地大家都不再害怕，现在这群年轻人也能独当一面了。

除了组织完成医务工作，王平还是中心后勤保障的"大管家"。"前线在打仗，营养要跟上"，他联系志愿者，为工作人员争取盒饭，并开车帮忙送盒饭及其他物资。王平欣慰地看到，中心的每位职工都特别有干劲，一定能把基层工作做好。

（武汉市第四医院　荆彤）

出征！出征！出征！

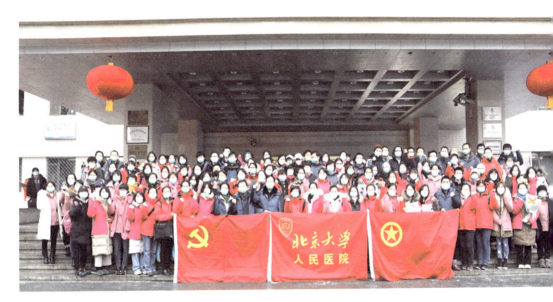

2020 年 2 月 7 日清晨，北京大学人民医院院长姜保国率第三批医疗队共 110 名医护人员出征驰援武汉。

未着白衣时，
他们是家中的支柱，是父母眼中的孩子。
换上白衣后，
他们就是国家召唤，使命必达的先锋战士。

出发：向着使命召唤的方向

2020 年 1 月 26 日，大年初二，为应对新冠肺炎疫情，响应国家号召，北京大学人民医院紧急组建一支由重症医学、呼吸、急诊、感染控制等医护管理专家组成的 20 人医疗队，出征驰援武汉。

招募令一出，短短时间，从临床医师到护理人员，从医技科室到行政科室，一张张报名表雪片般飞来。

重症医学科的张柳医生是本次援助医疗队的队长，得知医院组建医疗队，他第一时间报名。虽然孩子只有 7 个月，但他没有一丝迟疑——"我是湖北人，大学是在武汉同济医学院（华中科技大学同济医学院）念的，对武汉有着特别的感情。我爱人跟我是同一个科室的同事，在这件事情上，我们几乎不用商量就达成了一致。"

呼吸内科主治医师李冉 2017 年刚刚赴西藏完成了为期 1 年的医疗援助任务，母亲也是一位感染科医生，知道孩子要去"前线"，她支持地点点头，什么话都没多说，但是"妈妈一晚上没怎么睡，凌晨 3 点就开始蒸馒头做饭为我送行。"

重症医学科的主管护师柳红英出发前还在忙着打电话安排买奶粉的事，"小女儿还没断奶，接到通知赶紧购买奶粉顶替母乳。大儿子像个男子汉似的说：'妈，你去吧！我支持你！'"

呼吸内科主管护师吴文芳是医疗队年龄最小的队员。大年初一刚下夜班在去往高铁站的路上，看到"征集令"，她第一时间报名并退了回家的票，转身奔赴疫情最严重的疫区，"怕家中老人担心，我告诉他们坐高铁不安全，今年不回家过年了。"

重症人再出发：匹夫尽责灭疫狼

2020 年 2 月 1 日，继大年初二北京大学人民医院 20 位医护人员出征武汉之后，北京大学人民医院党委书记赵越挂帅，重症医学科精锐专家团一行出征武汉。

从接到通知到专家团组建完成只有短短的 1 个小时。来不及收拾行囊，来不及和家人告别，专家团一行逆向而行、奔赴一线。重症医学科护士长丁璐接到电话，直接拎起早就准备好的行李箱赶到医院集合。她表示："第一批医疗队我没去成，但收拾好行李，做好了随时出发的准备。"学科发展部郑建带着护腰出现在出征队伍里，他说："作为北大医学的一员，作为卫生

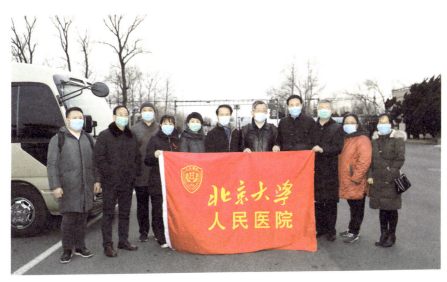

2020 年 2 月 1 日，北京大学人民医院党委书记赵越与重症医学专家团出征武汉。

事业管理专业人员，能够加入发挥自己专业特长，为疫情防控、为武汉人民做点事情，感到非常光荣！"

"我们将加强分级诊断，充分发挥重症医学专业的特长，全力以赴挽救每一个重型患者。"作为国家重症医学专家团成员，重症医学科安友仲主任表示，重症医学专业，从诞生的第一天，就注定了与灾难、瘟疫、战争以及临床医疗生命支持与救治密不可分，就注定了从事这个专业的医护工作者在面对这些紧急状况时责无旁贷。曾经血气方刚的"重症敢死队员"，而今双鬓华发，但出征时的英雄气概丝毫不减当年。登机前，安友仲主任赋诗一首："老夫聊发少年狂，赴汉口，跨长江，医亦凡人，匹夫尽责灭疫狼！"

百人团出征：不灭疫情誓不还

应国务院、国家卫生健康委员会委派，2020 年 2 月 7 日清晨，北京大学人民医院紧急组建第三批医疗队共 110 名医护人员紧急驰援武汉，支援武汉重型患者医疗救治工作。医疗队由院长姜保国挂帅，包括重症医学科、创伤救治中心、呼吸内科等科室主任专家 23 名、高素质骨干护士 86 名，管理干部 1 名。至此，北京大学人民医院共派出 134 名医护人员，战斗在武汉疫情防控的第一线。

出发前，姜保国院长发出动员令："各位队员、各位战士！我们今天代表北京大学人民医院，奔赴武汉、决战武汉！我们要打好这场疫情阻击战，为人民做出贡献！大家有没有信心?！""有信心！"队员们铿锵有力的声音响彻云霄。

医疗队组派时间非常紧急，从接到通知到医疗队整装集结完毕仅数小时时间。众多医务人员踊跃报名，医院党院办、医务处等多个部门以最快的速度准备好防护保障物资。北京大学常务副校长、北京大学医学部主任詹启敏，北京大学党委副书记、北京大学医学部党委书记刘玉村为医疗队送行。

越是面对挑战，越需要团结的力量；越是攻坚克难，越需要凝聚的力量。北京大学人民医院是一支能打硬仗、敢打硬仗的英雄团队，肩负着使命与期待，只争朝夕、逆行而上，众志成城，同心抗疫！

（北京大学人民医院　邵晓凤）

一心为患者，真情暖人心

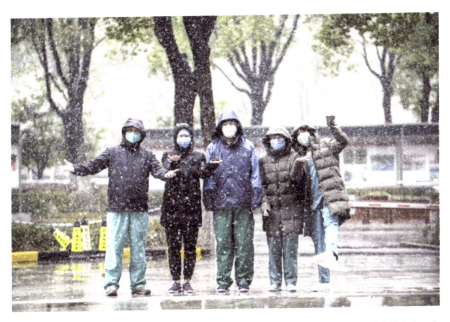

一天工作结束，患者病情好转，回程的路上遇漫天大雪，医疗队队员们内心充满喜悦（左一为首都医科大学附属北京朝阳医院唐子人）。

无畏生死赴疆场

2020 年 2 月 15 日，被狂风暴雨洗礼了一晚的武汉，早晨飘起了雪花。这是北京市支援武汉医疗队到达后的第一场雪。随着雪越下越大，唐子人担心路上耽误时间，早早地等待班车的到来。密集的雪花难以掩盖唐子人焦急奔赴医院的心情。

有位危重型患者营养状态不佳，首都医科大学附属北京朝阳医院（以下简称"北京朝阳医院"）唐子人决定给予患者肠外营养支持治疗。而肠外营

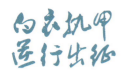

养是把"双刃剑",为患者补充营养的同时,也会对其静脉带来一定程度的损伤。为了患者安全,唐子人前一晚一直在联系协调深静脉置管的相关用品,辗转反侧直到后半夜才入睡。一早醒来他就赶往医院,想尽快给患者留置深静脉导管,尽早应用上肠外营养药物。

穿好隔离服,唐子人立刻投入到深静脉穿刺操作的准备工作中。队员们都知道为气管插管患者留置锁骨下深静脉导管几乎是和患者零距离接触,这种情况下的暴露风险极高,都关切地问他能否采用其他方法替代,他只是坚定地说"为了患者安全,再危险、再难也要上!"

做好准备后,队员们帮助唐子人戴好面屏做好进一步的防护工作,就被唐子人"拒之门外","我一个人就可以,你们先出去吧,没必要增加所有人的暴露风险!"

队员们拗不过,只得隔着病房门的玻璃看唐子人操作。队员们都清楚,穿着厚厚的防护服、戴着护目镜,行动会变得笨拙、视野不佳,这无疑是对动作精细度和操作娴熟度的双重考验。

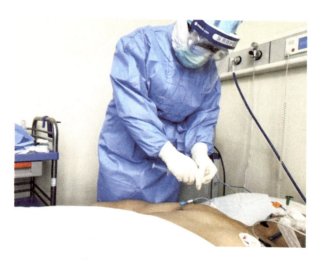

唐子人为患者做锁骨下深静脉穿刺。

拍摄这张照片的手机是跟病区其他患者借的。她问医疗队队员:"这是谁啊?"队员说:"你搜索一下唐子人。"患者看完后说:"这是大专家啊!"

戴着四层手套的唐子人，操作起来仍然驾轻就熟，消毒、铺巾、穿刺、一针见血送入导管、贴膜固定，整个过程行云流水。短短20分钟，患者锁骨下深静脉穿刺操作顺利完成，而他的衣衫早已被汗水浸湿。在为患者应用上肠外营养液的那一刻，透过护目镜，我看到了他眼中的欣慰。

这样的故事在他身上还有很多。他常说"方法总比困难多"。为了达到更好的治疗效果，困难面前，他想方设法。他说："要站在患者的角度去思考问题，想患者之所想，急患者之所急，用'心'治疗"。无论是患者、队友，只要是与他接触过的人都说，唐子人是个心里时刻装着患者的医生。患者看到他就如同吃了定心丸，心里踏实，看到了希望。

道是无晴却有"情"

作为北京朝阳医院此批支援武汉医疗队的队长，出征前，医院领导叮嘱他："一定要把大家安全地带回来。"圆满完成过很多次重大医疗任务的他，第一次感到肩上的责任很重。

为了做好医护人员感染防控，到达武汉后，唐子人第一时间进入华中科技大学同济医学院附属协和医院西院的病房内，提出隔离病房改造建议，协调病房改造事宜。

收治患者后，他身先士卒，坚持在隔离病房内对每位患者进行细致查房，询问病史、制订诊疗方案，还经常和患者谈心谈话，安抚患者焦虑情绪，每次查房下来至少3个小时。病区内，老年患者居多，大多听力下降，穿着防护服、戴着双层口罩的他和患者沟通要费很大的力气。3个多小时不停地走动、说话，常常导致他处于缺氧状态，而他仍日复一日地坚持。

虽然自己经常加班，有时甚至连续几天都到医院查房，俨然是个"拼命三郎"，却在看到两个队友"跑着干活儿"的时候，在医疗队会议上，唐子人严肃地批评了他们。医疗队的队员们心态积极、阳光。休整日里，年轻队友唱歌跳舞，欢乐无限。可是到了晚上十点，他准时招呼大家，"明天还要上班，马上各回各窝，上床睡觉！"每次都是他在当"恶人"，严格得有点不近人情。他解释说："工作节奏太快，容易出现防护漏洞。'非典'时我是队员，做好自己的工作就可以了。这一次不一样，我要安安全全地、一个也

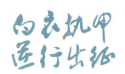

不能少地带队员们回家。因此必须严格要求。"言语中，流露出对战友最深切的关心与关爱。

风雨同舟迎彩虹

2月7日，收治患者后的第7天，唐子人所管辖的病区迎来了第一位新冠肺炎患者康复出院。虽然在病区内治疗时，医护人员都穿着厚厚的防护服，佩戴着口罩和护目镜，但是患者一眼就认出了换装后的唐子人，激动地握着他的双手说："谢谢唐主任，是您给了我继续活下去的希望！"唐子人笑着说："这是我们应该做的！"

有一位"特殊的"康复患者让唐子人印象深刻。她也是一名医护人员。看到同为医务人员的她躺在隔离病房内，唐子人心里有说不出的酸楚。他暗下决心，一定要让她康复出院！

每一次踏进喻女士的病房前，唐子人都要努力平复自己的心情。"感觉怎么样？昨天休息得好吗？"一句看似普通的问候中透着对于"战友"的关切。喻女士积极配合治疗，随着病情一天天的好转，她还经常帮助其他患者做心理疏导，教他们做一些有助于恢复的简单活动。这让唐子人和所有医疗队员都很感动。

功夫不负有心人。喻女士在唐子人及队友们的精心照护下康复并达到出院标准。唐子人将北京朝阳医院医疗队员们的一份心意送给了她，"咱们是战友，我们来武汉以后就感觉你们太不容易了，我们写了'无畏生死赴疆场，风雨同舟迎彩虹'这句话送给你，希望能鼓励你，鼓励我们，我们一起努力！"喻女士的眼中闪烁着泪光。

当问起他为何年近50还要奔赴一线时，唐子人说："看到武汉当地医护人员的艰辛，总想帮帮他们，为他们多做些什么。"提到武汉医护人员的辛苦他几次眼眶湿润。在他的目光中，有信心与希望。

（首都医科大学附属北京朝阳医院　杨舒玲）

疫情"侦察兵"用行动
践行党旗下的誓言

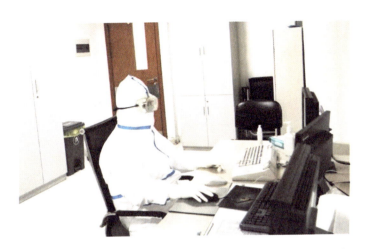

2020年2月8日，武汉市第四医院古田院区放射科医生正在查看患者CT报告，给出诊断结果。

当狡猾的新冠病毒在肺部攻城略地，引发身体的风暴时，有一群人用沉默的坚守，用一张张黑白的影像，捕捉病毒狡猾的身影，定格肺炎狰狞的面容，为临床医生提供诊断依据，为患者带来好转的佳音。

他们是武汉市第四医院古田院区影像党支部。

党支部书记："党员先上，
我是书记，我第一个上！"

新冠病毒兵临城下时，站在肺炎诊断最前线的武汉市第四医院放射科，已经嗅到危险的气息。当每天胸部CT的检查量从占总CT检查量的不到三分之一，变为二分之一，再到三分之二。武汉市第四医院古田院区影像党支部书记、放射科主任吕国义知道，一场"战役"即将来临。

"这就是打仗，以前的规矩都得改成战时的规矩。要讲奉献，要讲纪律。"吕国义是这样对大家说，更是带着大家做。

为了应对疫情，吕国义采用"战时排班"制度，科室所有成员放弃春节休假，全员待命，轮流上岗，24 小时不分昼夜，每天完成近 500 个胸部 CT。诊断组成员三班倒看诊断报告。

党支部书记吕国义既是"战士"、又是科室"司令员"，还要做好"后勤部长"。甚至登记室缺少一个人，吕国义都马上顶上。

吕国义最担心的问题就是医务人员感染，"同志病倒我心痛，而且技术组发生'战斗减员'，我们没有足够的后备力量"。吕国义说："一旦技术组'减员'人手不足，诊断组的医生们就必须上，党员先上，我是书记，我第一个上！"

"90 后"党员：用行动向党旗庄严宣誓

"差人随时喊我，我是最方便的""有需要我随时可以来"……在放射科工作群里，主动要求、主动请战的声音比比皆是。他们放弃的不仅是与家人团聚的机会，有人为此忍受终止哺乳的痛苦，有人延后定亲时间，有人更是克服重重困难，一路逆行重返岗位。

诊断组医生郝洁雅和技术组技师张文娟都正在哺乳期，两人的孩子生日相差一天，都不满一岁。疫情当前，两人不约而同选择了忍受为孩子断奶的不舍和涨奶的痛苦，坚持在一线战斗。

"90 后"党员周旖重返岗位之路分外曲折。因为亲人去世，26 岁的周旖提前返回家乡宜昌市。刚参加完葬礼，就听闻武汉市封城，进出不得。在家隔离的 14 天，还不能出门的她四处打电话咨询返汉的办法，医院、志愿者、硚口区抗疫指挥部、老家的抗疫指挥部……甚至求助于民警和电视台。在多方帮助下，2 月 3 日上午，刚刚解除隔离的周旖辞别父母，由警车一路送到宜昌东站，独自一人坐上了返回武汉的动车。

"在家里我真的一刻钟都待不下去！"周旖说，"我就是想出自己小小的一份力量，想和大家一起并肩战斗。"周旖去年 12 月份才入党转正，连宣誓都还没有来得及完成，但是这一次，她用自己的行动，向党旗庄严宣誓！

我们都很怕，但看到患者渴望的眼神，
内心就坚定了

在疫情来临，没有一个人不恐惧、不焦虑。

身为放射科技术组的技师长，当 57 岁的阮学广穿过污染区重重肺炎待查患者，走进操作间的时候，就知道危险已如同出膛的子弹，随时可能击中他们。

阮学广不得不克服恐惧，强装淡定。他是整个技术组的主心骨，在团队慌张的情况下，他不能慌。隔着小小的手机屏幕，他对同为医务人员的女儿说"自求多福，爸管不了你了。"看到女儿回复的"我想爸爸"，这位一直很稳很淡定的老哥，才第一次流露出情绪，对助理说："心里不是滋味。"

他的助理、副技师长周蕾，同样有个女儿。为了孩子的安全，为了全心投入战"疫"。她和丈夫将 14 岁的女儿送到哥嫂家，夫妻同时奔赴一线。

"没有一个人不害怕，因为我们也是血肉凡躯。"当时，周蕾已经连续失眠 3 天。但是焦虑和恐惧没有让她退缩。穿上防护服，戴上 N95 口罩，她依然是坚强的"战士"，是冲锋在前的党员。

"很多同事进来之前会害怕，但是进来之后内心反倒坚定了"，周蕾说，"看到患者渴望被医治的眼神，我们唯一能做的就快点、再快点，别让他们等太久。"

在放射科的工作群里，周蕾曾经问大家："我在想，我们为什么会留下？"

有同事说："我不能丢下你们啊，大家都怕，少一个人，留下的人风险就多一分。"有的同事说："这时候医务人员都退了，最后我们的家人没有了保护。"周蕾说："既然选择了这份工作，穿上了这身衣服，那就还有一份责任。"

没有人喊动听的口号，没有人讲远大的理想。这群疫情的侦察兵，在与病毒交锋的最前线，只是用无声的奉献、执着的坚守，践行了在那面伟大党旗下庄重神圣的誓言！

（武汉市第四医院　陈梦圆）

老将出马守初心，疫情防控勇担当

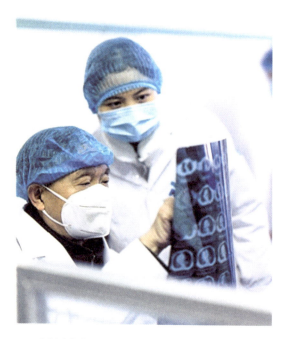

四川大学华西医院冯玉麟教授和同事讨论病情。

　　面对突如其来的新冠肺炎疫情，四川大学华西医院上千名医护人员主动报名"参战"，其中160余位先后奔赴武汉抗疫一线，为坚决打赢四川省疫情防控阻击战而默默奉献。在众多报名者中，不仅有奋斗在临床一线的医护人员，还有已经退居二线的"大咖"们。原内科主任兼呼吸与危重症医学科主任、74岁的冯玉麟教授报名参加了电话远程咨询，已免费为几十位患者提供了就医指导。

　　战"疫"刚打响时，冯玉麟教授就积极参与了四川省眉山市洪雅县新冠肺炎的防控工作。普及科学知识，讲解防控要点，提出隔离病房的科学设置，全面落实"外防输入内防输出、集中专家集中救治"的原则，为当地党委、政府疫情防控出谋划策。洪雅县的大小医院只要发现疑似患者，冯玉麟教授都会立即赶赴一线帮助鉴别和确诊，积极协助制订肺炎救治方案，为洪雅县把预防新冠肺炎的"关口前移"以及科学有效预防疫情做出了重要贡献。洪雅县也成为眉山市新冠病毒"零感染"县。

2月中旬，四川省甘孜藏族自治州道孚县疫情暴发。冯玉麟教授被省卫生健康委员会紧急召回、临危受命担任四川省新冠肺炎重大疫情医疗救治组组长、四川省新冠肺炎医疗救治组首席专家。冯玉麟教授积极协调会诊专家力量的配备与补充，在原有5名呼吸、传染、重症治疗医生的基础上，新增了四川大学华西医院心脏内科、放射科专家。由6位留校年资高、临床功底扎实的医生组成新冠肺炎会诊讨论群，更好地协助完成对甘孜藏族自治州特别是道孚县近百位疑似、确诊新冠患者的救治指导任务。

救治指导过程中，冯玉麟教授遇到了一位特殊的患者。一名77岁的老年藏族女性，因"咳嗽伴心累、气促10天"住院，患者当时呼吸困难加重、血氧饱和度较低，胸部CT提示双肺弥漫性多发磨玻璃影，住院前2天于道孚县疾病预防控制中心筛查"新冠病毒咽拭子PCR阳性"。冯玉麟教授接收患者后，多次组织专家讨论，屡次与当地医护人员进行远程视频会诊，反复查看患者影像学资料和临床相关资料，最后确定该患者病情加重原因是重度心力衰竭，而不是重型新冠肺炎，进而提出了具体的治疗方案。当地医护人员按照会诊后提出的方案给予治疗，患者在1周后康复出院。

当前，在冯玉麟教授带领的专家组和道孚县一线医护人员的共同努力下，全县疫情的严峻形势得到有效控制和根本好转，已从最初确诊累计80余位新冠肺炎患者下降到连续6天零新增病例，并确保了"医护人员零感染，重危患者零死亡，疑诊患者零漏诊，输入患者零增加"。预计3月中旬，已确诊的新冠肺炎患者将全部康复出院。

其实，这样的战"疫"对冯玉麟教授来说并不陌生。2003年"非典"期间，他就因突出的表现得到群众高度评价和组织部门的认可，担任四川省"非典"防治专家组组长，先后赴凉山、甘孜、阿坝等地区开展会诊。

到海拔高的地区舟车劳顿、路途颠簸，难免会有高原反应，他仅休息片刻就立即投入抗击"非典"第一线。但令冯玉麟教授印象最深的并不是这些，而是赴攀枝花会诊时险些遇上飞机失事。当时，快到达目的地时飞机在高空盘旋了近 50 分钟，最后飞机平安落地时才知道地面上早就准备好了消防车、救护车、运输车前来救援。

他领导防治专家组昼夜奋战，在医疗物资和后勤保障极为困难的情况下，创下了四川省"医护人员零感染、无二代病例"的历史纪录，也因此被评为"全国抗击'非典'先进个人"。此外，冯玉麟教授于 2009 年受聘为四川省人民政府参事，连续 10 余年为省委省政府医疗决策部署提供重要医学支撑。

老将出马，麒麟之才，冯玉麟教授不忘初心，有战士的勇敢，更有医者的担当！在突如其来的重大灾难面前，正是因为有冯玉麟教授和越来越多像他一样奋战在一线的医护人员，我们才感到踏实和安心。

（四川大学华西医院　王成弟）

身影

隔离病毒，不隔离爱

临时取消休假，儿子悄悄地给她求了个平安符

感染病科副主任欧阳奕和丈夫、儿子在国外度假的第一天，就在科室群看到了疫情消息，以及随之而来的防控和救治工作的部署命令。"从看到消息的那一刻，就已经身在曹营心在汉了，丈夫和儿子在前面走，我在后面一边走路一边刷手机了解进展，恨不得立刻飞回去，常常走着走着就跟丢了。"欧阳奕副主任说。

她立刻让先生帮忙收拾行李，自己则联系改签回程机票。与丈夫和16岁的儿子匆匆告别后，她在大年三十的深夜赶回了长沙。刚下飞机她就收到了儿子发来的微信，上面写着"妈妈，我和爸爸给你求了一个平安符，放在你的包里了，你一定要天天带在身上，我们不能没有你，你一定要保护好自己。"

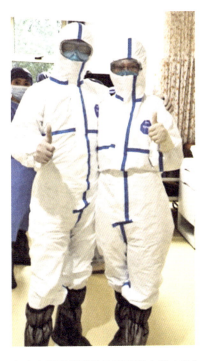

大年初一一早，她就进入留观隔离病房，投入紧张的工作中。因为留观病房是紧急开设的，具体的诊疗措施和流程仍在密集讨论和不断更新中，加上人员极度缺乏，不少人身兼数职，各岗位人员显得疲惫而杂乱。欧阳奕协助医疗副主任傅蕾制订出规范的病房工作流程，确定了各岗位职责，并根据隔离病房特点，设计出简洁明了的表格日志，方便各班医生查房记录

中南大学湘雅医院欧阳奕副主任（右）进入留观病房前与同事互相加油。

病情和交接班，病房工作开始紧张但有条不紊地进行。

欧阳奕主要负责留观隔离病房的值班和查房班，每天都会接触患者。查房时穿着密不透风的隔离服，一轮查下来至少2个小时。最初很多事情都未知，患者都很焦虑和恐慌，常常不断问问题。"特别是大年初一那天，我一个人问诊、答疑，患者状态还好，我自己已经气喘吁吁了。为了安抚患者，查房时，我会给每一个患者拜年，并祝愿他们早日康复！患者情绪慢慢平复下来的那一刻，我觉得很有成就感。"欧阳奕副主任说。脱下防护服进入清洁区时，欧阳奕的衣裤均已湿透。但她想到患者都在等着用药，便随手披上一件棉外套就开始指导住院医师开医嘱，等医嘱开完，身上的衣服也干了。

儿子送的平安符，因为考虑到污染的问题，欧阳奕一直放在包里。她说："一想到这个平安符，就知道亲人们一直担心和牵挂着我，为了他们，我一定要保护好自己。这次重大公共卫生事件的应对让我看到，我们科全体医务人员都很团结，就像一个大家庭，相信我们一定会很快赢得这场战'疫'！"

送走刚满周岁的女儿和妻子，全心投入抗疫战斗

如果没有疫情，今年春节，感染病科李亮医生本该与妻子和刚满周岁的女儿在长沙的新房过年。然而，随着疫情形势不断严峻，他不得不在腊月二十六，女儿周岁那天，托人把妻女送回老家，自己留在医院全身心投入战斗。因工作繁忙，只能偶尔抽空跟她们简短视频，以解思念之苦。

战"疫"刚打响时，科室人手极其紧缺。作为年轻医生，他对于上级委派的任务无条件执行，冲在最前线。前脚刚在病房值完一个通宵夜班，后

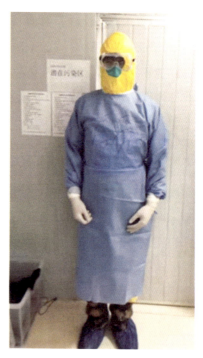

中南大学湘雅医院李亮医生"全副武装"进入隔离区。

身影

脚立刻去支援发热门诊，而且还不定期兼任总住院工作，身兼数职。

他说："我既是党员又是年轻人，哪里需要我就应该去哪里。"抱着这个想法，李亮穿着厚厚的防护服，从第一天下午 5 点半工作到第二天早上 8 点，护目镜上结满了水滴，不知道是汗水还是雾水，挡住了他的视线，他只能凑到电脑屏幕前才能勉强看清上面的字，有时甚至需要患者帮忙指出屏幕上鼠标的位置。等到脱掉防护服时，面部已被勒出红红的印子，耳朵也被勒得生疼。

"其实很多患者都是因为恐慌前来就医，会问很多问题，我们非常理解，尽可能地去解释和安慰他们，帮其解除忧虑。一个班上下来，常常会说到口干舌燥，但因为穿着防护服，怕上厕所，连水都不敢喝。"李亮说。

刚开始，由于病毒和疫情存在很多未知，李亮内心也是担心的，看到医院发布招募支援志愿者的通知后，很多其他科室的同事踊跃报名，让他非常感动。"大家明知疫情严峻还积极要求奔赴前线，让我们知道，我们并不孤单。随着人员和防护物资的到位以及流程逐步规范，我们士气大涨，信心与日俱增。"李亮说，"现在，在院领导和科主任的领导下，我们有条不紊地进行着各项工作，相信不久就能打赢这场战'疫'！"

（中南大学湘雅医院　王洁）

坚守一线，做好疫情防控的 "守门人"

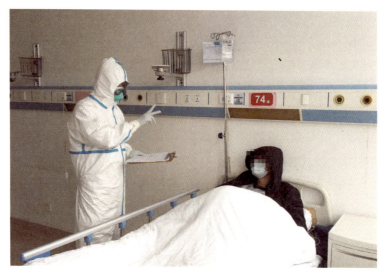

2020 年 2 月 26 日，复旦大学附属金山医院急危重病中心副主任张峰在疑似隔离病房查房。

随着新冠肺炎疫情蔓延，局势骤紧，有这么一个人，无论白天还是黑夜，总是忙碌在医院里。他就是复旦大学附属金山医院急危重病中心副主任张峰。

疫情发生后，全院进入"一级战备状态"，广大党员踊跃报名要求到疫情防控第一线。为团结带领疫情防控一线党员坚定不移把党中央决策部署落到实处，院党委研究决定成立新冠肺炎防控临时党支部，张峰因为突出的工作能力被委以临时党支部书记的重任。

之后，他就更忙了。张峰平时管理急诊抢救室、留观室和急诊病房的日常工作及重大抢救。如今，医院把临时党支部及发热疑似隔离病房交给他管理，他身上的担子更重了。

　　疑似隔离病房刚建立初期，病房分区改建、消毒隔离、人员协调、工作流程设置、部门间的协调，所有的工作琐碎而繁重，他总是默默地忙碌其中。待疑似隔离病房步入正轨了，他也整整瘦了一圈儿。同事们心疼他，他自己却打趣说"正好可以减肥了"。

　　除了管理方面做到严防死守，他在业务上更是兢兢业业。每天早上，我们总会看到他戴着护目镜、穿着厚重的防护服冲在第一线，身先士卒，不顾个人风险，从不退缩，抢救重型患者，总把患者的健康放在第一位。

　　查房时，他总是耐心地安抚患者，增加患者战胜病情的信心，让患者心理上获得放松，鼓励他们有信心早日康复。最后，经他诊治的 20 多名疑似新冠肺炎患者全部康复出院。

　　同时，他还是一名敬业的"探索者"。疑似患者排除新冠肺炎后的下一步治疗应该怎么办？这也是他操心的事，他又紧急联系各相关部门，第一时间制订出符合医院患者的各种流程和随访制度。他说，我们一定要做到科学防治，精准施策，还要不断摸索新经验。

　　从春节前到现在，他基本没有休息，每天睡眠时间仅 4 到 5 个小时，早上 6 点半到医院，晚上最早也得 7 点才回去，夜间有突发情况时更是随叫随到。不知不觉，同事们还是注意到了他新添的那两鬓白发。虽然他没有去武汉，但是他坚守在我们医院抗疫一线，他就是我们疫情防控一线和急诊医护的守护者，是疫情防控的"守门人"！

　　冲锋在前，迎难而上，他说，真男儿当身先士卒！

（复旦大学附属金山医院　顾晔）

抗疫中的最美睡姿

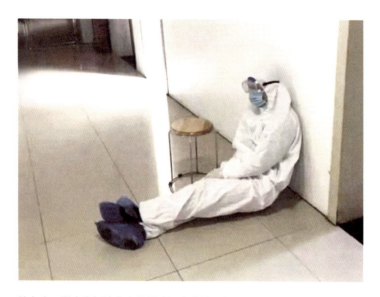

除夕夜，湖南省长沙市中医医院谭念连续工作 8 小时后，疲乏地靠墙小憩（摄影 / 放射科　李文栋）。

　　2020 年 1 月 25 日，在湖南省长沙市中医医院（长沙市第八医院）工作群里，一张图片让大家泪目。一位医生身穿防护服，端坐在走廊上靠着墙壁小憩。他是放射科主管技师谭念。

　　1 月 24 日是除夕，36 岁的谭念早早吃过饭，到医院值晚夜班。他穿着厚厚的防护服，戴上护目镜、防护口罩开始了工作。医院本部和东院已开放发热门诊，放射科也安排了一间 X 线片室和一间 CT 室，专门接诊发热患者，完善相关检查。为了照顾科室的女同事，他和另外 6 位男技师包揽了这个任务。由于防护服穿脱很不方便，为了少上厕所，他只在刚接班时喝几口水。患者陆续增多，不发热、没有可疑症状的患者在其他同事处做检查；发热、有可疑症状的患者则都需要谭念接待。根据患者病情需要和医生开具的

身
影

检查单提示，他一会儿到 X 线片室做检查，一会到 CT 室做检查，来来回回走动，一直忙到中午 12 点多。此时，谭念觉得身心疲惫，防护服内已汗流浃背，衣服湿乎乎地黏在身上，感觉非常不舒服。

因长时间穿戴厚重防护服和口罩、护目镜，谭念深感气闷。趁稍有空隙，他打开诊室门准备去走廊的小凳上坐坐，稍事休息透口气，然而只走了几步就觉得双腿乏力，靠着墙壁慢慢坐了下来，没想到一下就睡着了。直到十来分钟后，有同事经过，看到他坐在冰凉的地上小憩，心痛极了，拍下他席地而坐的照片，叫醒他。

他的同事周浩介绍，为了迎战疫情，放射科在原有人马的基础上开辟了发热门诊，安排了 7 位医师轮流坐诊。除夕日白班和晚夜班共为 40 多名发热患者做影像检查。经休息并补充能量，谭念精神好转，换好防护服继续投入工作中。

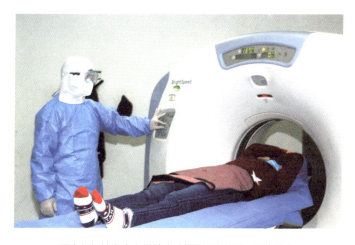

谭念仔细地为患者做检查（摄影 / 宣传科　栗青梅）。

这张席地而坐的图片被同事发在长沙市中医医院（长沙市第八医院）医务人员微信群里，引来众人点赞，并在朋友圈热传。经媒体报道后，短短几天之内，这张照片迅速被《长沙晚报》《湖南日报》、红网、新华社客户端、学习强国、《湖南新闻联播》等平台转载，其中，学习强国连续采用

4次。随后这张照片还出现在湖南卫视致敬抗击疫情的白衣战士《你有多美》MV、中央广播电视总台《2020年元宵特别节目》等多个场景中，成为抗击新冠肺炎疫情中的一个经典瞬间。

面对突然的"走红"，谭念显得很坦然。他说："从业10多年，节假日坚守岗位已是常态。何况近期新冠肺炎疫情突发，作为一名医务工作者，我们本就义不容辞。"

1月31日（大年初七）是谭念的生日，那天他照旧在单位吃了工作餐，和家人打了视频电话，然后又马上回到工作岗位上。让谭念特别开心的是，妻子告诉他，当电视上播放《你有多美》MV里面闪过他的照片时，儿子看着电视机开心地大叫"是爸爸！是爸爸！"谭念说："因为工作原因，对家人亏欠很多，但我想成为一个让儿子引以为豪的父亲！"

（长沙市中医医院　粟青梅）

拯救新冠肺炎危重型患者的"特种部队"

这么多的小朋友"逆行"到抗疫
第一线,"大叔"我有一万个理由陪着
你们。我们在一起努力完成任务,安全
回家! 加油队员! 加油荆门! 加油中国!

2020. 2. 12.

浙江大学医学院附属邵逸夫医院刘利民出征前写下:"这么多的小朋友
'逆行'到抗疫第一线,'大叔'我有一万个理由陪着你们。我们一起努
力完成任务,安全回家! 加油队员! 加油荆门! 加油中国! "

2019 年 12 月,疫情初现,浙江大学医学院附属邵逸夫医院(以下简称
"邵逸夫医院")党委书记刘利民的第一反应就是立刻成立应急领导小组,制
订应急方案,并取消大型会议。2020 年 1 月末,邵逸夫医院几天内就收治
了 4 例新冠肺炎确诊患者,发热门诊患者激增。对此,医院加强了发热门诊
检测和医护防护工作。

目的地是荆门

自除夕夜开始,驰援湖北的队伍源源不断,邵逸夫医院的 5 名医护也
将出征。在新年的第一天送他们前往疫情不明的武汉,刘利民心里五味
杂陈。

2月7日，国家卫生健康委员会宣布以"一省包一市"的方式，全力支持湖北省，加强对患者的救治工作。浙江省将对口援助湖北荆门市。

2月12日，一支37人的队伍从浙江出发，目的地是荆门！

这支由邵逸夫医院单独组建的呼吸危重症治疗团队，包括重症医学科、传染病科、呼吸科、呼吸治疗科、护理部等专业医护人员。

在到达当日举办的简短欢迎仪式上，刘利民提出了浙江队的支援目标：在大家的默契配合下，降低发病率的同时，降低死亡率；在全力抗疫的同时培养当地医疗力量，留下一支永远不走的"浙江队"；将队员全部平安地带回家。

随后队员们迅速进入"战斗"状态，完成院感防控、ICU搭建等筹备工作，并对住院患者逐一进行评估。

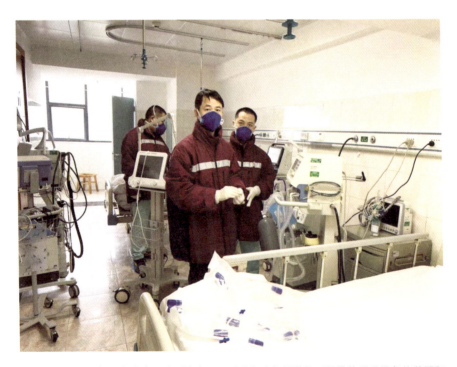

邵逸夫医院呼吸危重症治疗团队到达当天，呼吸治疗师便进行不同品牌呼吸设备的装配和检测。

患者从死亡线上被拉回来，
是对医者最好的回报

在浙江专家团队指导下，两地医务工作者同心协力，政府部门默契配合，24 小时内在"零基础"上改造出了一个基本符合院感要求的 ICU，配备了 23 张床位。一个 ICU，要保持 24 小时不间断安全运行，需要 130 多名医护人员。邵逸夫医院医疗队专家和荆门市第一人民医院医护人员并肩作战，在最短时间内将分布在荆门两市一县一区的重型、危重型患者全部转移到了荆门市第一人民医院北院区集中收治。

荆门是难啃的硬骨头。临时党支部书记吕芳芳主任说："最严峻的时候，ICU 里同时有 21 位危重型患者。印象最深的、病情最重的是一名 33 岁、体重达 200 斤的患者。听说他是一位战"疫"志愿者，不幸感染，1 月 23 号发病，病情越来越重，1 月 29 号转入荆门市第一人民医院时严重呼吸衰竭，进行了气管插管，这是荆门市首例 ECMO 患者。我们用 3 天时间让他病情稳定下来，撤掉了 ECMO。经过临床综合治疗 1 个月后，终于赢来了拔管的时机。"

邵逸夫医院自 1994 年就建立了技术范围最全的呼吸治疗科。在短短的 2 小时内，全科室员工主动向医院请缨出战，不为别的，他们说："因为这是我们的专长，我们应该去那里！"

一位 65 岁的大妈，从 1 月 22 日开始发病，症状逐渐加重，辗转到沙洋县人民医院进行了无创呼吸机治疗，但大妈还是呼吸困难。徐培峰根据情况马上给她选择了可以提供更加精准氧气浓度的大型 ICU 专用无创呼吸机支持。"上无创呼吸机，我已经重复做了 11 年，但这是我第一次全副武装面对危重型新冠肺炎患者。当我要给大妈扣上无创呼吸面罩的时候，大妈很抗拒，不停摇头，很不配合，发生了幽闭恐惧症。荆门当地的一名护士用家乡话帮我翻译，我们一起安慰大妈，并慢慢把面罩给大妈戴上去。通过调整呼吸机的参数，大妈的血氧饱和度开始上升，呼吸也逐渐平稳。每当看到患者呼吸急促有所改善，看到他们竖起大拇指，那一刻，我们真的很开心，因为我们的专业技能真的帮到了他们。"

拔管是一次完全近距离的暴露，拔管过程中随着气管导管的拔出，会有大量的飞沫从肺内喷射出来，但荆门市没有正压头罩，葛慧青主任就戴着简易的头罩，亲自为患者成功拔除了气管插管。看着患者从死亡线上被拉回来，就是对医者最好的回报。

授人以鱼不如授人以渔。浙江对口支援荆门的医疗队员大都在各自的岗位上发挥着"传帮带"的作用。利用互联网医疗的优势，还快速搭建了联通两地的远程会诊系统和联通荆门当地各个医疗机构之间的线上会诊系统。整合前后方专家力量，以临床带教、远程指导等方式，让当地数百名医务人员获益。荆门市第一人民医院北院区，以前没有 ICU，为此当地安排了 30 位医生和 70 位护士加入重症医疗队。通过相互学习、不断进步，邵逸夫医院为荆门市第一人民医院培养了一支带不走的重症监护医疗队。

（浙江大学医学院附属邵逸夫医院　潘宏铭）

"失联"的抗疫一线医生

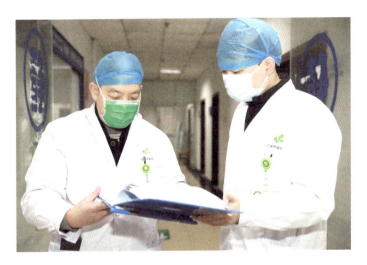

江西省肿瘤医院黄建（左）指导下级医生排查新冠肺炎疑似病例。

"请问一下哪位看到黄建？打电话一直没有人接听，看到黄建麻烦叫他回我电话，还有请问一下需要隔离多少天？"2020年2月4日晚上8点多，在江西省肿瘤医院医生微信群里，医保办负责人李仙娥发了一则"寻人启事"，引起了群里医生们的注意。

李仙娥是黄建的爱人，黄建是该院胸部肿瘤外科副主任，同时也是发热门诊和隔离留观病房的主任，从1月26日大年初二起，一直坚守在抗击新冠肺炎疫情的第一线。

黄建去了哪里，为什么不接电话？李仙娥又为何如此着急找他呢？带着这些疑惑，笔者2月5日联系了两位当事人。

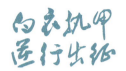

妻子微信"寻人"　丈夫疫情一线会诊

"他前天晚上给一位高度疑似新冠肺炎患者取咽拭子标本后，昨天一天没联系上他，到了晚上打电话还是没接，我就很着急。"爱人李仙娥说。2月3日深夜12点多，她打电话给黄建，得知乳腺肿瘤外科有位发热患者高度疑似新冠肺炎。为了进一步确诊，黄建为该患者取咽拭子标本。由于当时已是深夜，李仙娥心里虽然有担忧，但还是聊了几句后就让黄建抓紧时间休息。

第二天，两人又一直在各自的岗位上忙碌，直到晚上8点左右，李仙娥再次打电话给黄建，然而电话却一直无人接听。想到黄建密切接触了高度疑似患者，李仙娥非常担心，于是在微信群发了"寻人启事"。直到医务科科长告诉她，黄建还在对淋巴血液肿瘤科和消化肿瘤内科新增的两名发热患者会诊，所以没有接听她的电话，她才稍稍安心。

这个春节，这样打电话传递彼此关心，成为了黄建和李仙娥夫妻的常态，而且常常一通电话刚说了几句，就因为发热门诊来了患者，或是要对发热患者进行会诊而匆匆中断。

"他非常忙，过年也没回家，有时候忙得看到是我电话就不接或者没空回。"李仙娥说，同为医务工作者，在疫情严峻形势下，她非常理解丈夫，只希望丈夫能保护好自己。

临危受命压力大　与疫情抢时间

提起妻子微信群"寻人"的事，黄建有点儿不好意思，表示自己有时候一忙起来就会忘记给家人回电话，让家人担心。

新冠肺炎疫情出现，医院需抽调病区相关专家支援发热门诊。黄建作为胸部肿瘤外科副主任，第一时间主动请缨到发热门诊坐诊。大年三十，黄建也没有回家吃一顿团圆饭。

随着疫情的发展，医院果断决定设立独立的发热门诊、留观隔离病房。1月26日大年初二，黄建临危受命，成为发热门诊和留观隔离病房主任，不仅负责门诊发热患者的诊治，还要组织专家对病区发热患者会诊。

"我是疫情防控专家组成员，不敢有丝毫懈怠，我必须冲在疫情阻击最前线。"因为没休息好，黄建的眼睛有些水肿。疫情防控工作启动以来，他整个春节一直在医院加班加点。留观隔离病房、发热门诊、病区会诊，哪一个都随叫随到，随时会诊。承担最繁重一线治疗任务的黄建和同事们就这样没日没夜地紧张忙碌着，与疫情抢时间。

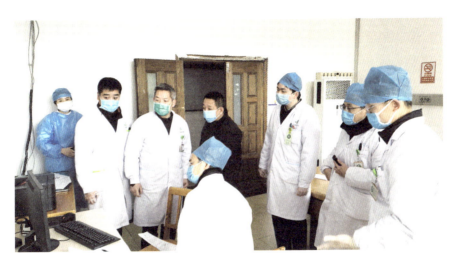

黄建（左三）组织多学科专家讨论会。

晚上常被电话叫醒　责任在肩无怨言

"黄建主任不是在病区为发热患者会诊，就是在门诊给发热患者看诊。"科室同事说道。1月28日大年初四，晚上11点多，黄建接到放疗技术科的电话需要会诊发热患者，忙碌完打算休息下，凌晨3点又接到门诊来了发热患者的电话，紧接着凌晨5点，又有发热患者来就诊。

"面对不期而遇的疫情，每天和患者近距离接触，其实我心里也紧张。"黄建说，为了以防万一，他常常吃住在医院，即使偶尔回家也是单独睡一个房间，不敢抱两岁的孩子。

"黄主任在会诊的时候也都主动间隔其他医生1米以上距离，就怕自己万一成为传染源。"同在留观隔离病房的董赟医生补充说。在疫情防控第一线，黄建很苦、很累、压力很大，但他没有一句怨言。

李仙娥"寻人启事"在医生群发出后，全院医生们纷纷跟帖评论，"黄主任，舍小家为大家令人感动！""他太累了，让他睡会儿，辛苦你！""黄建主任太辛苦了，全院奔波，好好休息会儿。"

院长钭方芳在微信中写道："黄建主任主动请缨，临危受命，担当起抗击新冠肺炎疫情的重任，为阻击疫情冲锋在前，付出了很多。他的职责就是用一双火眼金睛筛查出疑似病例，尽可能不让一个可疑病例误入普通病房，传染给病房里免疫功能低下的肿瘤患者。肿瘤患者是易感人群，如果被传染了是雪上加霜，所以他责任重大。"

（江西省肿瘤医院　谭娟）

方舱治病　医者医心

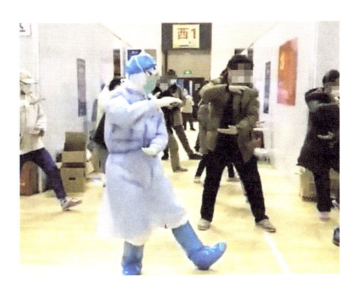

青山方舱医院中，医务人员带领患者打太极拳。

　　"生命重于泰山，疫情就是命令！服从大局，驰援武汉，坚定信心，同舟共济……"2020 年 2 月 9 日，河南省第五批支援湖北医疗队（以下简称"河南省医疗队"）的 300 名队员在河南省卫生健康委员会楼前庄严宣誓，还来不及认清彼此，就踏上奔赴武汉的征程。

用铁的纪律打赢疫情防控阻击战

　　到达武汉后，河南省医疗队队长陈传亮才拿到了医疗队全体人员名单。他注意到，除河南省人民医院和郑州各市级医院外，来自洛阳、新乡两地的医疗队，都是由来自基层医院的医务人员组成的。看着医疗队员们一张张写满坚毅却稍显稚嫩的脸庞，陈传亮的心情凝重了起来。

新冠肺炎疫情比想象的要严重得多，不仅传染性很强，传播速度也很快。如何把来自49家医疗机构的医务人员尽快组织起来，让大家得到充分的培训，是顺利完成援鄂任务的关键。医疗队把加强党的建设作为重中之重，申请成立了临时党委，并设立省直、郑州、洛阳、新乡4个党支部，由各地医疗队的领队担任支部书记，强化党组织的堡垒，发挥医疗队120多名党员的模范带头作用。同时针对援助任务，成立了医疗组、护理组、感控组、物资保障组和宣传组，制定各项规章制度和工作纪律。要想打赢疫情防控阻击战，必须要有铁的纪律，一切行动听指挥。

陈传亮暗下决心：我带来了300名队员，也要一个不少地把他们带回去。

方舱医护助力早回家

在河南省医疗队进行"入舱"前的紧张筹备工作时，由武钢体育中心改建的青山方舱医院也如期完工。2月13日上午10点，医疗队正式入驻青山方舱医院，并迅速完成了各项准备工作，于当日下午收治了首名患者。

青山方舱医院分为A、B两舱，共开放9个病区，400张床位。医疗组共分为8个小组，按照6小时一班，昼夜轮换。医务人员不仅要做到对每一位患者的病史、血常规、核酸检测结果、胸部CT特点、既往基础病、目前所用治疗药物等情况心中有数，还要密切监测每一位患者的呼吸、血氧、血压、心率等生命体征，对每位患者每天的变化都要了如指掌。同时，方舱医院还成立了专家组，一旦患者病情突然加重或出现突发情况，医院会立即召集专家组会诊，保证治疗质量和抢救的成功率。

疫情防控，要治病，更要医心

除了日常医疗工作，青山方舱医院的医务人员也时刻关注着患者的精神状态，缓解患者焦虑与恐惧情绪，帮助他们树立战胜病魔的信心。

青山方舱医院"开舱"后不久，河南省人民医院呼吸重症科医生刘豹在巡视病区时，一位患者拦住他说："大夫，我真想活动活动啊！"

"可以啊，你到门口走廊上来回走走吧。"刘豹说。

患者叹了口气，似乎很失望。细心的刘豹发现了患者的低落，赶忙说："你会什么运动？可以在这儿锻炼锻炼嘛！"

患者又燃起希望一般："我什么也不会，但是我可以学！"

看到患者的锻炼需求如此强烈，刘豹就带他打起了太极拳。没想到的是，周围的患者见状，也纷纷加入"太极拳大军"，方舱医院顿时一派热闹景象。一套太极拳打完，刘豹发现，患者对他的态度热情了许多，个别情绪烦躁的患者，也明显地舒缓下来了。

（《医师报》社　尹晗）

43

一位重型新冠肺炎患者的
生死拉锯战

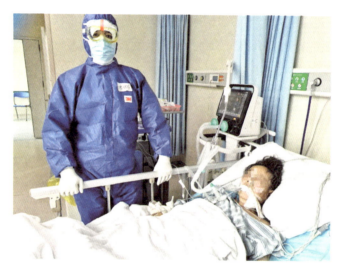

2020 年 2 月 13 日，兰州大学第二医院张蓓正在守护高龄重型患者。

　　"每一个被我们从'鬼门关'拉回来的危重症新冠肺炎患者都有一段惊心动魄的故事。"张蓓一字一顿地说着，虽然隔着厚厚的防护服，但依然可以感受到心存的余悸。张蓓，兰州大学第二医院第一批援鄂医疗队队长，在武汉参与新冠肺炎医疗救治工作 39 天。

　　初到武汉时，张蓓和第一批队员一起在武汉市中心医院后湖院区开展医疗救治工作，他主动承担起最累最危险的岗位，并不断鼓励和号召队员们发扬"迎难而上、不怕困难、连续战斗、敢于胜利"的精神，坚守奋战在防控新冠肺炎疫情的第一线。

　　2 月 8 日，当得知国家卫生健康委员会安排甘肃援鄂医疗队抽调重症专业的队员前往本次防控疫情最前线的医院——华中科技大学同济医学院附属协和医院（武汉协和医院）时，张蓓又一次主动请缨："我责无旁贷！"来到西院区，他立即在九楼病区投入到紧张的疫情救治工作中。九楼病区的带头人是该院副院长、中华医学会呼吸病学分会委员金阳，与他并肩战斗的是"齐鲁""中山""湘雅"的精兵强将，该病区承担着危重型患者的救治任务，也是西院区本次抗击疫情的"党员先锋岗"。在这里，每天都上演着生死拉锯战。

73岁高龄的沈奶奶因发热10天加重伴气短收住在张蓓所在的病区，作为主管医生的张蓓迅速评估患者病情，并给予了对症支持治疗。2月13日，沈奶奶的病情突然急转直下，意识不清，出现急性呼吸窘迫综合征，严重低氧血症。"患者需要气管插管。"张蓓准确评估患者病情，立即给予经口气管插管接呼吸机辅助呼吸，然后给予保护性肺通气、俯卧位通气等治疗。

当看到患者血氧饱和度重新升起来，并一步步恢复安全值，张蓓悬着的心渐渐平静，但他深知患者的病情随时都有可能变化。于是，他每天都要进行数次查房，不断了解患者病情变化并给予准确的治疗。"奶奶，要有信心，相信我们，你一定会好的，我们一起加油！"这是他每天查房时对沈奶奶说的最多的话。

经过一段时间的有创通气，沈奶奶的呼吸功能逐渐好转，意识逐渐清醒。能否为她拔管脱离呼吸机？什么时候拔管？又一个难题摆在张蓓面前。2月24日，张蓓反复研究沈奶奶的病程记录，评估她的各项指标后决定为她拔管，并由他自己执行拔管操作。为新冠肺炎患者气管插管或拔管，都意味着医生需要冒着巨大的被感染风险，同时沈奶奶又是一位73岁高龄的患者，张蓓知道自己的每一项操作和治疗都需要更谨慎、更准确。"为她拔除气管插管的那一刻，我真的很高兴，沈奶奶又恢复了自主呼吸。"张蓓欣慰地说，"看着沈奶奶竖起右手大拇指，我们能强烈感受到其中所饱含的信任与感激。"

"我们已经到达武汉1个月了，大家都积极地奋战在抗疫第一线，虽然很辛苦、很累，但是没有一个人抱怨，每个人都充满了战胜疫情的信心和决心。在这场与疫情顽强斗争的阻击战中，很多党员同志不计个人得失，不畏艰难险阻，义不容辞挺身在前。他们的精神深深地感染了我们，更坚定了我们要加入中国共产党的决心和信念。"张蓓已在防疫一线火线入党，面对鲜红党旗，他一字一句许下铮铮誓言。

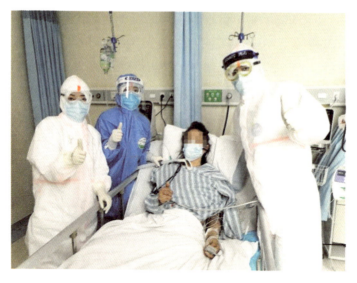

2020 年 2 月 24 日，张蓓为患者拔管，患者成功撤离呼吸机，各项生命体征平稳，激动地为张蓓竖起大拇指。

　　张蓓，这场"战役"千万白衣战士中的一员猛将，每天都在与死神赛跑，抢救一名又一名重型患者。特殊时期，特殊使命，为国为民，他无惧生死，直面危难，展现了新时代医务工作者的担当与大爱，更诠释了"为人民服务"的真正含义。

（兰州大学第二医院　朱帆）

点燃生命之光

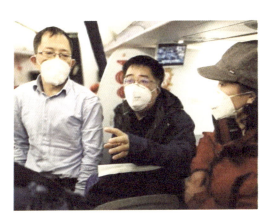

南京市第一医院戚建伟（中）在飞机上和医疗、护理
组长开会，为队员们加油鼓劲。

　　2020 年 2 月 29 日，一则《"南京二队"救回 65 岁危重患者》的新闻在
各大媒体的显著位置刊登，这一天，也正是江苏援鄂医疗队南京二队（以下
简称"南京医疗二队"）整建制接管华中科技大学同济医学院附属同济医院
光谷院区 E5 病区重症病房的第 20 天。大家众志成城，病区运转顺利，实
现了新冠肺炎患者零死亡、医护人员零感染的漂亮战绩，生死边缘徘徊的重
型患者走出病区，回到家人身边。

星夜集结　疫情不等人

　　2 月 11 日，也就是抵达武汉的第三天下午，南京市第一医院副院长戚
建伟队长才有时间回到驻地酒店，第一次打开行李箱。之前的两天，他每天
的睡眠时间不超过 3 小时。

　　2 月 8 日（元宵节）晚上 9 点半，戚建伟接到了率领南京医疗二队援助

武汉的任务。9日下午5点，他带领着132名来自4个医院的战友们登上了去武汉的飞机，这也是所有队员的第一次大集合。

落地武汉第二天，医疗队迎来了第一场战斗——晚上12点之前，病房必须具备接收患者的条件。全员顾不上休息，马上开始安装设备、培训人员、清理打扫……当晚11点，他们宣告：我们准备好了！短短的1个多小时，47位重型患者全部收入病房，首批接诊的医护人员，同心协力，几乎彻夜未眠，忙碌至凌晨6点方到酒店休整。

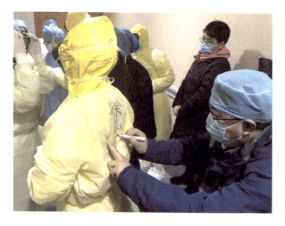

医疗队队长戚建伟（右）为每一个进入病区的"战士"写下姓名和鼓励的话。

四个第一　团队发力救回65岁危重型患者

2月22日凌晨，医疗队收治了一位65岁的危重型新冠肺炎确诊患者，经过7个昼夜的精心治疗后，患者于2月29日顺利拔除气管插管、撤离呼吸机。这名患者是南京医疗二队第一例气管插管的患者、第一例实施俯卧位通气的患者、第一例实施鼻肠管并成功进行肠内营养的患者、第一例实施有创血流动力学监测的患者。这个病例的成功救治得到了光谷院区联席会议的表扬。

患者入院时就表现为严重呼吸窘迫和缺氧，医疗队第一时间为患者建立人工气道，并行有创机械通气。然而由于病情严重，患者氧合状态未见改善，护理团队利用"糖果法翻身"为患者进行翻身及俯卧位通气，仅仅数秒就成功完成了对患者的俯卧位翻身。

为了克服设备不完备的问题，重症超声小组组长章文豪利用超声探头，凭借丰富的经验，对患者的心脏、肺、胃肠、肾脏等各种器官的形体学和功能逐一进行了评估，一条条结合超声结果给出的治疗意见在患者身上见到了效果。

医学营养小组组长袁受涛用床旁盲法鼻空肠管置入这一技术解决了俯卧位患者不能利用胃管行营养支持的难题。施乾坤医生和张国新护师克服了缺乏有创压力监测设备的困难，采用了传统水柱法测压进行中心静脉压的持续监测，这还是 30 年前的老办法，在抗击新冠肺炎的战场上被再次启用。

在重症医学科主导的精细化管理下，患者病情迅速改善，在机械通气 7 天后顺利拔除气管插管，拔管后为使患者进一步恢复，又进行了序贯的心肺康复治疗。

而他们发明的"糖果法翻身"，得到了光谷院区 17 家医院的赞赏，并把经验传授给了同行。

我们不是英雄

为了确保大家的安全和身体健康，戚建伟告诉医疗队员，任何人只要身体不舒服，都不要进入感染区工作。医生每天实行双班制，护士实行 4 小时工作制，保证感染区内的医生及时与患者交流，观测病情，患者的资料直接通过对讲和视频传到外面，由清洁区的医生下医嘱，做好后续的治疗方案，尽量减少医护人员在感染区停留的时间。每天测量医护人员的体温，确保医护人员的身体健康。

因佩戴护目镜和防护口罩，抗疫一线医疗队员们都有不同程度的压伤，皮肤出现水疱、破溃。医院第一时间联系皮肤科专家，为武汉医疗队员们进行网上视频问诊及科普宣教并 24 小时在线答疑，对治疗需要的药品，会诊后快递寄出，同时寄出皮肤的保护性预防压疮敷料，全方位做好医疗后勤保障。

"请江苏人民放心，请全国人民放心，我们各方面的状态都很好，我们不是英雄，而是做了一个医务工作者应该做的事情。疫情防控既是一次大战，也是一次大考，我们一定能交出合格的答卷。"这是南京医疗二队全体队员共同的承诺。

（《医师报》社　荆冰）

雷神山战"疫"

2020年2月8日（正月十五），深冬的大连，和当时中国的很多城市一样，正渐渐陷入新冠肺炎的阴霾之中。那天中午，大连医科大学附属第二医院（以下简称"大医二院"）副院长刘志宇正整理着下午即将召开的医院抗击疫情工作会议的思路，随着一声手机铃响，他接到了一个更为紧急且重要的任务——迅速集结一支队伍驰援武汉。

这一天，虽然是阖家团圆的传统佳节，但疫情就是命令，冲锋号已经吹响，别无选择，必须快速集结。院方号令一出，4个小时不到，医院相关科室人员纷纷主动请战、迅速集结，在医院统一调配下，一支由急诊科、呼吸内科、重症医学科和内科医护骨干力量组成的174人的团队迅速形成，带着简单的生活及防护物资，于晚上10点和大连其他医疗队一起乘坐包机飞往武汉。

进驻雷神山医院后，大医二院和大连市其他市级医院的医护人员，每天披星戴月工作，经常半夜才能回到驻地，累了就席地而坐，饿了就在工地扒一口饭。仅仅两天时间，从无到有，经过病区完善、病房验收、医疗流程梳理、院内感染预防与控制流程人员培训，大医二院分管的病区之一——A10病区开始收治患者。

从还是部分工地的板房，到形成病区基本规模，所有医护队员都变身成超人，既是战士，也是力工，既是天使，也是验收工程师，用心血、汗水与智慧铸就了一个个整齐划一的病区。

随着工作量和重型患者数量的增加，刘志宇和来自大连及大医二院的骨干团队一直在思考，如何让工作更加有序，医疗工作更加安全，院内感染管控更加有效，护理服务质量更加精准。"高效的管理得益于精细化的管理模式。"他们决定选择性复制大医二院既往的"7S"管理工作经验。

一切容不得半点含糊，实践证明，规范化、标准化、同质化的"7S"管理已成为大医二院医疗队战胜新冠肺炎的又一柄"利剑"。如今，大医二院

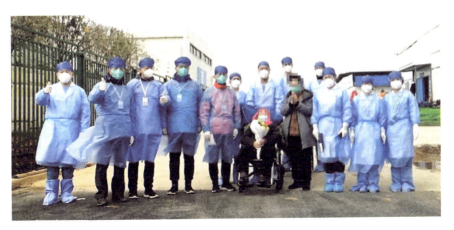

98 岁的新冠肺炎患者胡奶奶出院时，与病区的医护人员合影。

分管的病房已成为雷神山医院其他病区参观学习的样板。

　　大医二院的医护人员永远不会忘记收治胡奶奶的那个夜晚。当时，98岁高龄的胡奶奶是雷神山医院，乃至全国年龄最高的危重型新冠肺炎患者。长期卧床的胡奶奶不仅感染了新冠肺炎，而且还伴有低蛋白血症、心力衰竭、胸腔积液、肾功能不全、高血压等多种慢性疾病，加上身上还有烫伤。到病区时，血氧饱和度不到 90%，呼吸困难，不能平卧。一切迹象都在告诉大家，情况不容乐观。

　　胡奶奶住院期间，护士们给老人梳过头、冲过奶粉、喂过饭、唱过歌。叩背、防治静脉血栓栓塞症、防治压疮、护理烧伤，每个人都拉过她的手，每个人都给了她一点"偏心"。经过整整 16 天，384 个小时的治疗，2020年 3 月 1 日，也是大医二院雷神山医疗队抵达武汉的第 22 天，98 岁的胡奶奶，从大医二院负责的 A10 病区治愈出院了。这位见证了世纪变迁的老人，给了所有人战胜病毒的希望。

　　在雷神山医院，患者所在的隔离区和外面的清洁区都有一条幽长的走廊。就在大医二院负责的这 4 个病区，不知从哪一天开始，原本略显冰冷的墙壁上，出现了可爱、暖心的漫画。慢慢的，除了手绘漫画，又多了大连的风景明信片、游览地图、海鲜美食图片……色彩缤纷，画如风景，让路过的人们紧绷的神经得到了片刻的放松，更给路过的每个人以希望。逐渐，患者们也纷纷加入其中，将自己的心愿、祝福写到雪白的墙壁上，与医生、护士们共绘美好，共同抵御这个深冬出现的暴虐病毒。如此乐观的浪漫主义革命精神迅速感染了整座雷神山医院，各大病区纷纷效仿起来。

"这是一片'文化墙'，更是为患者带来巨大能量的'心理治疗'阵地！"担任大连医疗二队领队的刘志宇感慨。我们画出的每一笔，都是对这场战争的纪念，也是在告诉千千万万人民，我们有信心、有能力去赢得这场战役，如同焦土上发出的嫩芽，有艰辛，更有希望。

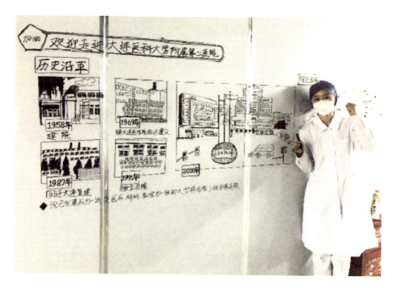

创作手绘画的护士与"文化墙"的合影。

经过近 1 个月的奋战，大医二院医疗队共管理 4 个病区，收治新冠肺炎患者 260 余人，其中危重型患者约占 20%，年龄最大的 98 岁，最小的 15 岁，累计出院患者 80 余人。

（《医师报》社　宗俊琳）

17 年后，我就成了他

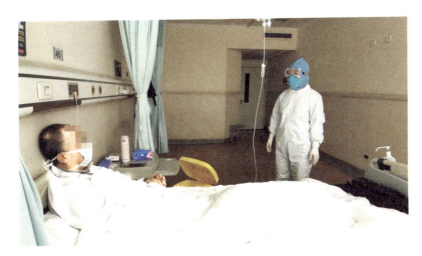

2020 年 2 月 13 日，河北省保定市第一中心医院烧伤整形科李芳在医学观察病房与患者交谈。

李芳是河北省保定市第一中心医院烧伤整形科的一名医生，当新冠肺炎疫情到来时，她和许多满腔热血的同事们一样，在第一时间上交了请战书，随时等待召唤。当她接到命令要到隔离病房工作时，父亲却因病住进了医院。看着女儿的身影，父亲想起自己 17 年前在"非典"一线抗击疫情的危险情形。

"别害怕，有事给我打电话！"在病房门口，同为医生的父亲紧紧拥抱着即将奔赴抗疫前线的女儿，一向刚强的他眼睛湿润了。"我们家是很传统的中国家庭，长大以后父亲从来没有抱过我，但是这一次，我知道他哭了……"李芳不由得有些哽咽了。

"父亲原是保定市传染病医院的一名医生，17 年前的那场'非典'他义无反顾地冲到一线，1 个多月没有回家。妈妈每次打电话不是接不通就是匆匆挂掉，我俩整天提心吊胆，直到疫情结束。他回来时人瘦了许多，都有些不敢认。"那一年，在"非典"战场抗击疫情的父亲，成了全市人民的英雄，也成为了女儿李芳毕生的偶像。

抗击新冠肺炎的"战役"，对李芳而言是一次传承，也是一次接力。

每天要完成6小时的高强度工作，离开隔离病房后还需要进行病例讨论，李芳忙得不可开交。她和家人约法三章：不能主动给她打电话，不能主动和她视频，只能等她空闲了才跟家人联系。

"打电话也不接，给你发那么多信息也都不回，怎么回事啊？"父亲担心地一遍又一遍拨打着李芳的电话，"我很好，这回让您也知道那时候您不接电话，我们多着急了吧。"李芳对爸爸打趣地说。

"说不害怕是假的，可想起当年的父辈们舍生忘死为我们筑起一道道安全屏障，现在轮到我们冲锋陷阵保护他们了。我成了他17年前的模样，感到很骄傲。"穿上厚厚的防护服，戴上护目镜，套上鞋套，李芳说自己终于有了战士该有的样子。

（保定市第一中心医院　樊璠）

你就是那个"老中医"

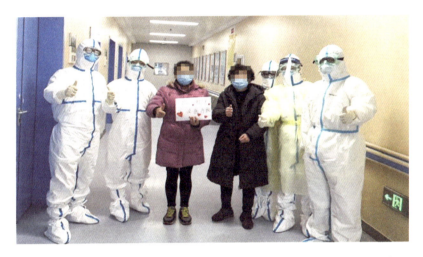

2020年2月23日，华中科技大学同济医学院附属同济医院光谷院区，两位重型新冠肺炎患者经中西医结合治疗康复后顺利出院时，对宁波医疗队员发自肺腑的感谢。

在驰援武汉的宁波市医疗队员的日常朋友圈里，少了家人陪伴的记录，多了与武汉患者分享的点滴："重型新冠肺炎阿姨痊愈出院，对我们宁波市医疗队发自肺腑地感谢！武汉加油！战'疫'必胜！"。

病区里的年轻"老中医"

在华中科技大学同济医学院附属同济医院光谷院区，有这样一位年轻的"老中医"应光辉，来自宁波市北仑区人民医院集团总院中西医结合肾病科。已在武汉近1个月的他，在这个特殊时期以"望闻问切"的方式，走进病房患者的日常生活。也是这样的点滴，让病房的"家人们"对他充满信任，并收获一致的好评。

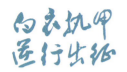

根据疫情期间的防护要求，每一位进入病房的医护人员们都需要穿着防护服，也因为"全副武装"而且轮流上班，所以患者很难一下子认得出来谁是谁。他们一般都是听到应光辉的声音、看到防护服上若隐若现的名字时，才想起来，而且会开心地说："哦哦，哈哈，你就是那位老中医！"而实际上，作为"85后"的主治医生，身为病区里年轻的"老中医"，这样的信任，也是一件异常荣幸的事情。

开创 95% 的患者个性化中西医结合治疗

宁波医疗一队在武汉病区内采用中西医结合治疗后，顺利治愈了一批又一批患者。在应光辉的倡导下，队里的中医医生来到患者床边，了解他们的需求，并逐一进行"望闻问切"。因此，病区从运行一开始就推行个性化中医治疗全覆盖，据目前宁波医疗一队所在病区统计，有95%的患者服用了中药，积极开展中西医结合治疗。

有一位患者是名10个月大宝宝的母亲，好在隔离及时，宝宝没有感染。刚入院时，她仍处于哺乳期。于是应光辉医生先用单味药"炒麦芽"帮助她回奶。吃了3天，即达成效果，进而用中药治疗新冠肺炎及其伴随的焦虑症状。对于这位年轻妈妈提出来的头皮发麻症状，应光辉在病房教授她按摩风池、迎香、下关、颊车、百会这几个穴位，实现了症状缓解，收到了良好的反馈。

"耳穴埋豆"在病区推广应用

人体某部位出现病理改变时，往往会在耳郭上的一定部位出现某种阳性反应，如压痛、丘疹、脱屑、血管充盈等。于是，应光辉医生带领护士陈剑利用"耳穴埋豆"的传统医学治疗技术，为新冠肺炎重型患者伴随出现的失眠、头胀、心悸、肠胃不适等进行对症治疗。

"我们在探穴的时候发现，每个患者对应肺的位置压痛都很明显，我们建议患者每次按压3~5分钟，每天两次。对改善睡眠、改善胃口、改善咳嗽等症状都有一定的效果。"应光辉补充道，"其实平时工作也已经排满了，

身影

没有时间去做这些额外的治疗，但这些患者我都给他们开过方子把过脉，看到他们有需要还是想尽可能去帮助他们。"回驻地后，他还不忘给队友们治疗失眠、胃部不适、腹痛等，得到了一致好评。

"希望我们俩都能同时出院，听孙女一起唱歌"

在武汉，也有特别让应光辉觉得心疼的住院患者。一位大爷和老伴一起陪孙女到武汉音乐学院考声乐，却和老伴同时感染新冠病毒，庆幸的是孩子没有感染。老两口已经 1 个多月没见面了。老伴因为肺栓塞和心肌损伤严重，住进了武汉科技大学附属天佑医院，现经中西医结合治疗已出现了好转。而大爷最近的一次核酸检测结果显示阴性，他期盼着能和老伴同时出院，然后和应光辉一起听孙女唱歌。

"我是那个被迫在武汉留下来的杭州人"

年前，杭州人邹先生特意去看望在武汉就读的外甥女，然而，就是这样一次再平常不过的出行，他就被留在了武汉，也感染了新冠肺炎。在治疗过程中，邹先生多次赞扬应光辉医生"视患者为亲人"。对此，应光辉这样说道，"因为邹先生是杭州人，所以见到我们宁波人特别亲切，也格外信任。"应光辉表示，远在武汉最想念的还是家人，并与同在宁波市第二医院也在抗疫一线的妻子约定："等到疫情结束，春暖花开，我们去外面看看。"

（宁波市北仑区人民医院　陈史敏）

向阳而生，危难之际赴一线，抗疫尖兵勇担当

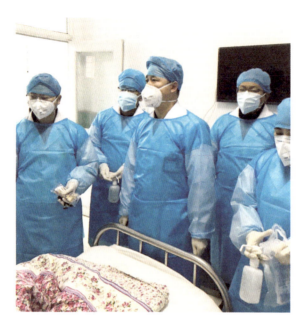

湖南省常德市澧县人民医院副院长向际兵带领大家查房。

新春佳节本是举国欢庆、阖家团圆的美好时光，2020 年春节全国千万医护人员却为了抗击新冠肺炎疫情，为了人民的健康，舍弃了与家人团聚。湖南省常德市澧县人民医院副院长向际兵带领团队用赤诚和汗水书写了一个别样的春节故事。

大年三十逆行向前

2020 年 1 月 24 日（大年三十），新冠肺炎防疫形势严峻，湖北返澧人员迅速增加，澧县疫情防控指挥部未雨绸缪，紧急增设了第二救治点。澧

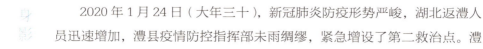

县人民医院党委考虑到副院长向际兵有应对突发公共卫生事件的工作经验，决定由他牵头成立医疗队，赶赴第二救治点开展新冠肺炎疑似患者的救治工作。

疫情就是命令，防控就是责任。向际兵接到任务，匆匆安置好女儿，立刻赶回单位，抽调质控科主任刘先炎、放射科医生范小波、感染科医生钱政、护士长曾梅组成医疗队，第一时间进驻第二救治点。他一面紧急调度疫情防控工作，指导制订患者收治等工作流程，协调补充急救药品和防护用品，安排检查调试医疗设备；一面根据国家防治方案要求，组织全体人员进行防护培训。1月24日下午2点，顺利开始收治患者，全体人员迅速投入到了战斗一线。

不惧风险坚守一线

作为一名老党员，作为新冠肺炎救治点负责人，向际兵充分发挥了在疫情防控阻击战中的中流砥柱作用，始终坚持在战"疫"最前线。在他的部署下，刘先炎主任和钱政医生负责患者诊疗；范小波医生负责提供影像学诊断意见；曾梅护士长负责护理培训和防护物资、设备管理；在他的带领下，疫情防控工作紧张有序地开展起来，团队全体人员始终坚守在抗疫一线，辛苦不言苦，有难不畏难。

"进隔离病房，要戴双层手套、N95口罩、护目镜、帽子。护目镜容易起雾，影响视线，说难是真难。除开感染的风险不说，为了节约防护服，我们值班期间6~8个小时，不能吃饭、喝水、上卫生间，全身湿透、满脸压痕，说苦也是真苦。不过为了危在旦夕的患者，我们这点苦是值得的！"向际兵说道。

2月2日，一位患者病情出现反复，孤独和恐惧让她一度陷入绝望，情绪暴躁，坚决不配合治疗，医生护士谁都劝不听。向际兵独自走进隔离病房，耐心为她平复情绪，又联系她的家属，一起给予鼓励。很快，这位患者的精神状态好了起来，最终康复出院。她对医护人员说："家人不在身边，你们就是我的亲人！"

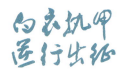

驱散疫霾再见阳光

2月14日，第二救治点最后一名留观患者办完了出院手续，向际兵团队的工作也暂告一个段落。在县领导、医院党委和专家组的全力支持和指导下，他们用22个日夜的坚守换来了所有留观患者的安全出院，从最初进驻时的紧张陌生，到诊查疾病时的从容自信，再到工作结束时的淡定坦然，无处不彰显着"澧医人"勇于担当、严谨踏实的工作作风，有力诠释了"仁爱为本、卓越至上"的院训精神，他们更是得到了相关部门的极力赞赏。

心如花木，向阳而生！发白的双手、满身的汗水、耳后的压痕……一个个口罩后面，一套套防护服里面，是工作在预检分诊、发热门诊、隔离病房等一线岗位的共产党员和白衣天使，是以向际兵为代表的坚守在抗疫一线的"澧医人"，他们践行医者初心、勇担健康使命，为澧县人民驱散疫霾，为古城筑起了一道坚不可摧的疫情"防火墙"。

（澧县人民医院　张晶）

但使妙手初心在　不教魍魉乱乾坤

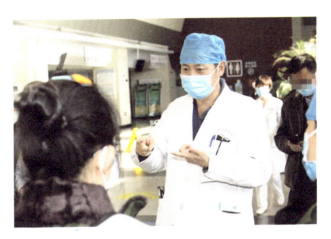

2020年2月3日，黑龙江省大庆油田总医院重症医学科主任王舟
送重症医学科医护人员支援大庆市第二医院。

黑龙江省大庆油田总医院重症医学科主任王舟业务水平高，在危重型患者抢救、治疗方面有着丰富的临床经验；2009年甲型H1N1流行性感冒肆虐期间，他是抢救组重要成员之一。

2020年1月30日，针对新冠肺炎疫情大庆市紧急组建重症医疗小组支援大庆市第二医院。王舟临危受命，担任救治中心重症救治组组长，负责危重型及住院患者诊疗方案的研究制订、救治实施等工作。从接到任务到抵达大庆市第二医院，王舟和队友们只用了1个小时。

之前大庆市第二医院没有重症医学科，重症病房的建立，包括感染病房改建、仪器设备配备、人员组成等，王舟付出了很多心血。他每天吃住在医院，依据患者的病情制订有针对性的治疗方案，深夜12点才回到临时住处是常事儿。他的手机从不关机，夜间患者病情有变化，值班医生可以随时给他打电话。王舟每天很忙，常常忙到忘记吃饭。

　　从大年三十起，他就和大庆市第二医院"绑定"了。"疫情发生后，市里决定在大庆市第二医院筹建ICU，我先过来支援。"王舟开始奔波于大庆油田总医院、大庆市第二医院的"两点一线"间，直到2月9日正式入驻大庆市第二医院。

　　疫情阻击战打响以来，紧张的工作让王舟养成了一个习惯——深夜醒来，第一件事就是摸到手机，点开软件，看一下ICU里患者的情况。一切安好，他才会放心睡去。"有时候睡着觉突然就会惊醒，然后开始找手机，这都成为我生活的一部分了。"王舟说。

　　在全市战"疫"中，大庆市第二医院是主战场，而ICU则是核心战区。作为一个常年在重症中心从死神手里抢人的"老将"，他总是在直面最紧张最危险的战斗。

　　不管什么时候，只要王舟在场，他总是把最危险、最紧急的工作留给自己。患者随时可能出现各种突发情况，他总是能第一时间出现在患者身边，迅速展开抢救。ICU里的一名老年重型患者，由于痰液多且黏稠，几次面临窒息危险。为了救治这名重型患者，王舟和同事们想方设法，采用多种先进治疗技术，呼吸机、血液净化、ECMO……一次次把老人从死亡线上拉了回来。"总这样下去不行，老人应该是深部痰栓阻塞，必须清理干净。"他和同事商量后，决定用支气管镜深部吸痰清理呼吸道。然而，支气管镜属于职业暴露高风险的操作之一，因为深度开放患者气道，病毒极易飘浮在空中形成气溶胶，用王舟的话说，"相当于气溶胶满天飞"。加强防护后，他和同事两人全神贯注、极其小心地进行着这一危险操作。随着患者气道打开，左主支气管内可见血凝块及大量黏稠痰液。痰液喷溅到王舟的护目镜上，挡住了视线，他拿起纱布简单擦一下，继续将痰栓一点一点吸出，历时半个多小时，直到患者血氧饱和度明显改善。等脱下防护服，两人浑身早已被汗水浸透。这样危险的操作，王舟和同事先后为老人做了两次，老人终于转危为安。

　　作为一名经验丰富的58岁"老兵"，有人说王舟是"战场英雄"。可王舟却说："我可不是什么英雄，这是我的职责所在！对于重症抢救，每一秒都弥足珍贵，来不得半点拖延。我和队友们一起与死神搏斗，我们拼尽全力与时间赛跑、与病毒竞速，只为从死神手中抢回更多患者！"

（大庆油田总医院　曹雪峰）

救死扶伤　赴险无悔

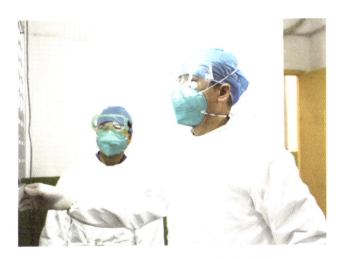

福建省龙岩人民医院感染科主任陈朝林在发热门诊读片。

"感染科在医院算是比较小的科室，非疫情期间存在感比较弱，到了非常时期，才显示出我们的重要。"谈起这次疫情，福建省龙岩人民医院感染科主任陈朝林深有感触，"此次新冠肺炎疫情，形势很严峻，但是作为感染科主任，同时作为一名党员，坚守岗位，我责无旁贷。"陈朝林主任是这么说的，也是这么做的，抗击肺炎疫情，他冲在了第一线。

科室管理者，运筹帷幄

2020 年 1 月 17 日，新罗区卫健局紧急要求全区各医疗机构参加全国新冠肺炎防控工作视频会议，陈朝林第一时间参加了会议。会议结束后，陈朝林主任根据医院的统一部署，第一时间启动、调整疫情时期发热门诊工作，根据疫情需求向设备科和总务科领取或申购隔离服、隔离面罩等急需物质，

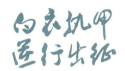

协调各种设备（如电脑、消毒器械）的设置和调试，根据防控疫情需要重新设置发热门诊和留观室，调整科室的合理布局。通过紧张有序的工作，仅两天时间，科室原有人员就完成了发热门诊和留观室的优化设置，为发热门诊有序开展工作打下坚实的物质基础。

物质基础夯实后，加强人员培训又成为摆在陈朝林面前的一个大问题。因感染科人手有限，春节期间临时增援的医生来自全院各科室，业务不熟、院感意识不能达到感染科工作要求，大大增加了院内感染的风险。为了在短时间内使大家的业务达标，陈朝林亲自带领每位外援医生熟悉发热门诊的诊疗流程，灌输和加强个人防护理念，并组织对新冠肺炎诊疗方案进行学习和考核，确保不放过任何一位疑似患者，不发生一位医务人员被感染的情况。自医院接诊第一位湖北返龙岩发热患者以来，陈朝林坚持亲自接诊或亲自指导值班医生接诊患者、示范如何规范处置发热患者。这样身体力行，既缓解了一线医务工作者的心理负担，又最大限度地防止了他们被感染。

贴心当家人，情暖职工

为缓解长期直接接触患者给发热门诊医生造成的心理压力，陈朝林坚持每天对个别年轻医生进行有针对性的心理疏导，了解年轻医生在工作中存在的困难和疑惑，聊聊家常，帮助职工解决后顾之忧。为了给长时间不能回家的同事带去新春的温暖和祝福，陈朝林还贴心地自费购买水果、零食等放在办公室，提供给值班医护人员。

发热门诊紧邻大街，加上今年春节天气湿冷，科室的供暖也被陈朝林放在了心上。春节期间加上疫情时期的特殊性，医院采购各种物资不畅，为了解决供暖和频繁消毒的需要，陈朝林又自掏腰包，为感染科购买了4个小型喷雾器和3个取暖器，为原本湿冷的科室增添了阵阵暖意。

作为当家人，不仅要贴心，更要细心。出于职业的敏锐性，陈朝林很早就意识到防护用品资源将越发紧俏。防控工作一开始，陈朝林便要求当班护士管好口罩、一次性隔离衣等用品，做好登记，要求每件防护用品进、出都要有记录，做到出入平衡，有迹可循；与此同时，他还身体力行，在未接诊发热患者的时候，科学延长防护用品的使用时长，延缓感染科防护用品的消耗。

抗疫带头人，身体力行

"回想这 20 多天的时间，给人感觉就像是度过了好几个月！"陈朝林说，因为忙，自己已经不能完整回忆这些天来发生的事情，记不清看了多少发热患者，具体几个判定为疑似患者，只是记得每天都有不同情况的发热患者来到门诊，症状、流行病学史、检查数据……一个都不能落下。从疫情防控工作正式升级以来，整整 27 天，陈朝林没有一日休息，除坚持一线的诊疗工作外，作为诊疗组专家，陈朝林还要参加针对可疑病例的专家会诊工作，而这样的会诊随时可能发生，他参加的大小会诊就达 20 余次。24 小时不松懈成了疫情以来陈朝林的工作状态。

在陈朝林主任夙兴夜寐的工作和科室人员的配合下，龙岩人民医院发热门诊从 1 月 21 日以来，接诊发热患者 200 余人，收治疑似患者及留观人员 27 人，其中 16 人已经康复出院，抗击疫情工作平稳、有序。在这样良好工作局面的背后，除了全院上千医务工作人员夜以继日的努力外，也包含着陈朝林主任 27 个工作日的不懈坚守！

（龙岩人民医院　林鹭）

医者无畏，全力以赴"战城南"

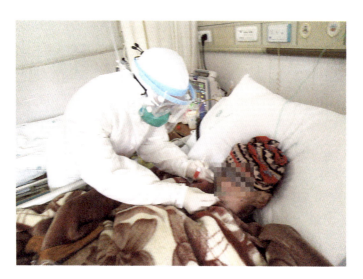

2020年1月30日，四川省乐山市人民医院李佳萌在隔离病房为患者采集咽拭子标本。

"刚刚完成了患者的咽拭子标本采集送检，还要把今天患者的情况整理好发送给专家组长……"2020年1月30日晚上10点，奋战在四川省乐山市人民医院城南病区的李佳萌医生给笔者发来一段微信语音，讲述着自己的工作。1月21日下午5点多，该院收治第一例新冠肺炎疑似患者。自李佳萌进入城南病区隔离区算起，她在里面已经工作、生活了221个小时。

乐山市人民医院城南病区是乐山市防控新冠肺炎疫情的主战场。1月21日中午，医院受领任务以来，院党委科学谋划、迅速行动，院党委书记易群，党委副书记、院长庞波靠前指挥，党政班子成员带领职能部门分工协作，短短几个小时的时间就按要求完成城南病区的设置，并于当日下午5点多开始收治第一例新冠肺炎疑似患者。

医院感染性疾病科党支部副书记、主治医师李佳萌是第一个进入一线的医生。初到病区，她一边对第一例疑似患者进行治疗，一边和几位护理人员通宵达旦地优化患者入院的各种流程，对新组建的病区进行分区，制订穿脱隔离衣的流程，梳理出病区的行走路线，让病区的整个医疗工作迅速步入正轨。1月22日、23日，根据防控工作需要，消化内科易礼智、呼吸内科罗伟、风湿免疫科匡文聪、内分泌科张知文、老年病科曹位平等5位医生及城南病区护士长朱清文带领的16名护理人员成为了她最亲密的"战友"。

"我们每天就是隔离区、生活区两点一线。隔离区进出都有严格要求，防护服、手套、防护面屏等装备一个都不能少，医生分3个小组轮换值班坚守，希望我们一起努力战胜病毒……"李佳萌说，每天早上8点，他们全面防护后再进入隔离区进行日常查房，了解患者的检测检验结果，并根据专家组的意见对患者进行治疗，完善病历资料，上报相关数据等。在隔离区工作，虽然辛苦，但付出都是值得的。在这场没有硝烟的战斗中，他们有着共同的目标：乐山患者零漏诊，力争零死亡，医护人员零感染。

"你怕不怕？""奋战在第一线压力大不大？"这是李佳萌这些天来手机里收到的最多的信息。她的回答是"怕"，怕自己的能量太渺小，怕自己努力不够，没能帮助患者战胜病毒。她说："做为一名感染科医生，十年的磨砺早已让我内心坚强，看着我的前辈、我的领导、我的老师们为了防控疫情、为了人民群众生命安全而付出的一切，我只愿如他们一般竭尽所能……"

"大家放心，我们只是换了一个上班的地方，唯一不同的就是防护工作更严格。我是一名党员、一名医者、一名感染科的医生，疫情面前，冲锋第一线是使命！"李佳萌坚定地说，她现在最大的愿望是患者早日康复，希望一线的"战友"们平安归来，希望这场没有硝烟的战争能尽快打赢。

疫情就是命令，防控就是责任！"我院作为定点救治医院，按照集中患者、集中专家、集中资源、集中救治的要求，城南病区集合了全市呼吸、感染、影像等专业的医疗专家，可以从各自的专业领域，对病例进行综合分析和诊治。"李佳萌介绍，一线专家组与省级以上专家建立密切联系，开通与四川大学华西医院的5G远程会诊，团队24小时随时待命。

2月13日，在李佳萌及同事们的精心治疗守护下，乐山市首例确诊患者治愈出院。谈起这名患者，李佳萌高兴地分享了患者发来的微信信息："你们的长相，我尽全力都没能也没法记住任何一位，但我记住了你们每一位坚定鼓励的眼神、辛勤忙碌的身影和你们内心必胜的信念！也许，疫情结束以后，路上与你们擦肩而过，我不认得你们，但恳请你们跟我打个招呼，让我与你们合个影，永远记住曾经极力挽救我生命的你们的美丽模样！让我能有机会向你们当面表达我的感恩之心！你们是我的恩人，你们是全世界最美丽的人！"

截至 2 月 24 日，乐山市 3 名新冠肺炎确诊病例全部治愈出院。李佳萌和她的战友们终于露出了一丝欣慰的笑容。这时，她早已做好了随时赴鄂抗疫的准备，她在请战书里写道："若有战，召必回，战必胜！"

（乐山市人民医院　税碧娟）

战友

与新冠病毒近身"搏斗"的核酸检测"特战队"

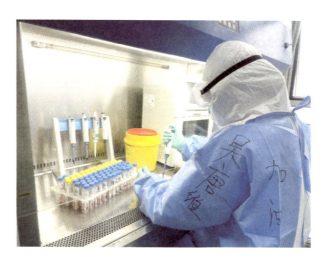

武汉市中心医院后湖院区检验科检测组组长吴唐维在进行新冠病毒核酸检测。

　　每天全副武装，面对面与新冠病毒"交手"，在微观世界里搜寻、侦察、确认、擒获病原……在武汉市中心医院后湖院区检验科分子生物实验室，有一支 14 名医师组成的"特战队"，在离危险最近的地方，同时间赛跑，与病毒较量，不分昼夜鏖战近 50 天，以训练有素的技术能力，完成 1.7 万余份新冠病毒核酸样本检测，为患者确诊医治和社会隔离防护提供了重要依据。

12 名党员当先锋，实验室就是"主战场"

　　3 月 5 日晚上 8 点，实验室内 4 人一组忙不停歇，样本分拣、灭活、提取、扩增等一系列工作紧张有序，核酸提取仪、核酸扩增仪等各类设备高速运转。

根据排班，31 岁的主管技师吴唐维博士当天 6 点就可以下班了，她照旧又留下来加班。"两个小时前来了 500 多个标本，正忙的时候，不忍心丢下大伙，我是检测组组长，多承担一些是应该的。"吴唐维坦言。

吴唐维提到的检测组全称"新冠病毒核酸检测组"，是医院为加快患者救治专门组建的一支检验"特战队"。1 月 25 日，经紧急改造后的分子实验室正式运行，吴唐维临危受命担任检测组组长，组员最初由科室 6 名干将组成，一天两班倒，24 小时连轴转。随着病例检测量剧增，小组陆续增员至 14 人，清一色的"80 后""90 后"，年龄最大的 40 岁，最小的 28 岁，其中党员就有 12 名。大家 2~3 人一组，每天三个班次轮番"作战"，争分夺秒为前方提供准确的数据。

检验科主任卢忠心介绍，实验室主要承担来自发热门诊、住院患者和隔离点的标本检测，高峰时期一天要检测 900 多份核酸样本。"及时而准确的检验报告，可以为患者的救治提供重要的诊断支撑，早一分钟发报告、就早一分钟诊断，早一分钟治疗，这关系到更多人的生命安全。"

作为检测组组长，也是一名党员，吴唐维习惯性把加班的活揽给自己，实验室刚运转时，经常一连工作十几个小时，并随时待命。"穿上这身白大褂，能在这个关键时刻尽自己一份力，这是医者的本分，也是荣耀。"

38 岁的党员张驰，是组里公认能吃苦的"劳模"，穿上厚重的防护服进到实验室里能待上七八个小时不去上厕所。"同事们都佩服我的憋尿能力。"张驰笑着说，其实刚开始很不适应，待一会就觉得憋闷、头晕，时间久了，大家一起相互鼓励、相互帮助，现在全副武装下工作起来也能得心应手。

36 岁的党员熊阿莉博士是组里的多面手，不仅工作中一丝不苟，还兼职当起了科室的理发师，利用休息时间帮忙义务理发，方便同事们轻装上阵。

闯六关识"真凶"，
与新冠病毒近身博弈 40 天

穿着防护服、隔离衣，并戴上口罩、护目镜、面罩、三层手套，套上脚套等，每天进入实验室之前，这是吴唐维和队员们必须完成的一套"标准动作"。

　　三级防护穿好一般需要半小时左右，独立完成比较难，大家会互相帮助。进去之后，为了加快检测速度，通常他们七八个小时不会吃饭、喝水，在密闭的实验室里防护服捂得全身是汗，时间久了确实很难受。

　　吴唐维介绍，新冠病毒样本送到实验室后，一般需要经过多个步骤完成检测。首先是在生物安全柜里对病例样本进行分拣，对装有标本的密封袋进行喷洒消毒；随后将样本拿到水浴箱，进行 56℃新冠病毒灭活 45 分钟，冷却 10 分钟，再对样本进行编号，紧接着将样本放置全自动核酸提取仪内进行核酸抽提，抽提结束后，加入成品试剂，放入扩增仪中进行基因扩增；基因扩增全部完毕后，查看结果，综合指标判断阴阳性，并最终出报告，整个过程要持续 6 个小时。

　　虽然接触的不是感染患者，但却是直接接触有传染性的标本，从样本的接收、分拣、编号、加样、检测……每一个实验环节都有产生气溶胶的风险，需处处严谨认真，既要保证检验质量完成检验任务，又要做好生物安全防护。吴唐维说："当天的标本，不管多晚，我们都尽全力全部完成，不让标本放置时间过长，以免影响检测结果，对患者的每一份标本负责，慎重审核每一份报告，这是我们的职责。"

　　战疫期间，这支特殊的战队里，同志们守望相助、团结协作，"不辱使命！"是他们简单而郑重的承诺。

　　从大年初一启动新冠病毒实验室检测开始，团队就一直 24 小时连轴转。截至 3 月 13 日，已连续奋战近 50 天，顺利完成 1.7 万余份新冠病毒核酸检测。

（武汉市中心医院　马遥遥　李蓓）

战友

全力以赴挽救我们的战友

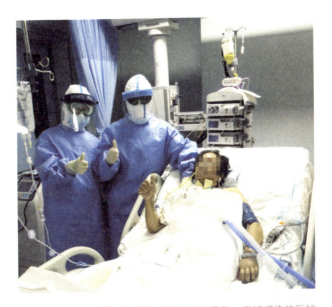

李兰娟院士带领树兰（杭州）医院工作人员为一名被感染的医护
人员进行人工肝治疗，2020 年 3 月 1 日终将这位战友从死神手
中抢了回来。

由李兰娟院士团队负责的武汉大学人民医院东院 ICU 住着一位特殊的
危重型患者—— 一名感染了新冠病毒的医护人员。

2020 年 1 月，这名女医生在接诊发热患者后的 10 天左右，开始出现咽
痛、发热，伴间断咳嗽。之后，肺部 CT 提示为典型的新冠肺炎表现，紧接
着确诊新冠病毒核酸阳性，她从岗位上撤下来，住进了普通重症病房接受治疗。

2 月 5 日，由于病情迅速恶化，她转到了李兰娟院士团队负责的 ICU，
朱梦飞主任成了她的主管医生。

"将她推入 ICU 时，她的眼神不仅焦虑，而且好像已经用她自己的医学
知识给自己下了病危通知，不夸张地说有一种濒死感。"朱梦飞回忆。

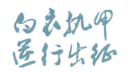

　　虽然起病时间较长，错过了最佳的人工肝治疗时机，但李兰娟院士始终不放弃任何抢救患者的机会，下了一道死命令："朱梦飞，她是我们的战友，你们要全力以赴救她，绝不能放弃。"

　　朱梦飞主任与刘元春护士先后为她进行了三次人工肝治疗，但病情依然不断进展。呼吸机由无创改为了气管插管，她出现了高热、感染性休克，使用大量的升压药，血压才能勉强维持，但仍然波动较大，心率也持续达130次/分。由于缺氧明显，血氧饱和度低于了80%，瞳孔一度散大到0.5厘米，对光反应不明显。显然，她已处于昏迷状态。

　　看着她的病情变化，所有医护人员的心情都很沉重。李兰娟院士每天查房，都会关注她的情况，指导抢救。大家都没有放弃，通过浙江院士团队、武汉及新疆团队的紧密合作，制订方案，加强气道管理、加强抗感染、抗休克、调整紊乱的内环境，精细化护理。

　　3月1日，是她气管插管后的第5天，昏迷后的第8天。那天上午，护理队员张园园与刘元春走进病房时，发现她已恢复意识，而且可以用眼神与两名医护人员进行交流，也可以按照指令配合做动作。

　　"醒了，她醒了！"张园园和刘元春用最大的声音通知外面的人，喜极而泣。

　　"太好了！"正在武汉大学人民医院东院国家医疗队指挥中心布置工作的李兰娟院士听到消息，立即似孩童般地拍手鼓掌，脸上洋溢着久违的笑容，感染了在场的每个人。

　　朱梦飞说，这是在武汉1个月以来，他所见到的最开心、最放松的李兰娟院士。

　　这笑容，诠释了一位医者对所有患者永不放弃的信念；这笑容，兑现了一位医者来武汉前对降低重型、危重型患者病死率的庄重承诺；这笑容，是将人工肝技术创新性地应用在救治重型、危重型新冠肺炎患者身上得到的肯定。

　　战友，春天来了！我们期待着跟你一起看樱花，我们不会放弃你、不会放弃任何一位患者。

［ 树兰（杭州）医院　邹芸　朱梦飞　宋茜 ］

战
友

践行"国家队"的使命和担当，
坚决打赢疫情防控阻击战

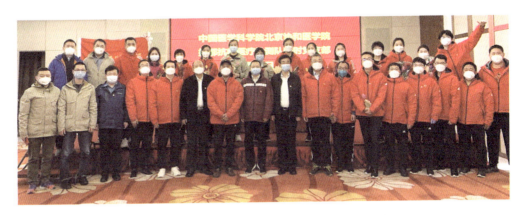

中国医学科学院北京协和医学院援鄂抗疫医疗检测队临时党支部成立。

　　为贯彻落实党中央有关新冠病毒感染肺炎防控的决策部署，全力支援湖北省疫情防控工作，进一步提升武汉病例临床检测及确诊能力，打赢抗疫防控阻击战，中国医学科学院北京协和医学院（以下简称"院校"）组建了一支由党员、青年科研骨干为主的援鄂抗疫医疗检测队（以下简称"检测队"），自2020年2月4日起分4批陆续出征武汉，驰援战"疫"第一线。

　　院校作为国家医学科技创新的核心基地，面对这场大考，立即从10家单位抽调了25名科研、管理骨干和后勤保障人员、2辆移动P3实验车支援武汉，为方舱医院住院患者进行新冠病毒核酸检测，提供出院诊断依据。在这支队伍里有参加过抗击"非典"、抗击埃博拉病毒等多次重大防疫工作的"老兵"，也有刚满26周岁的青年科研工作者，是一支专业素质高、战斗力强的队伍。同时，25人中有党员17人、40岁以下青年干部17人，是一支有理想、有信念、有本领、能打仗的青年先锋队。

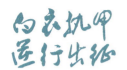

临危受命，72 小时内入鄂进入工作状态

面对超出预料的严酷考验，检测队全体队员时刻都在与时间赛跑。2月4日第一批人员到鄂协调空间场地和实验室需求；2月5日第二批队员到位；2月5日晚队员驾驶2辆P3实验车行驶1200多公里顺利抵达；2月6日全体队员到位，大家肩抬手提，连续奋战到凌晨完成全部物资搬运和东西湖方舱医院实验室建设工作；2月8日完成预实验演练；2月9日实验室正式投入运营。仅用不到72小时的时间，检测队迅速制订战斗计划、调配物资供应、熟悉驻地环境、完成实验室搭建。全体队员在面对现场环境恶劣、生活和安全保障物资紧缺、人员少等困难的情况下，任劳任怨，勇挑重担，团结互助，迅速进入状态，形成战斗合力。

按照"打胜仗、零感染"和"保障生物安全"的要求，检测队全体队员充分发挥自身专业优势，讨论制订了检测工作标准操作流程、安全防护管理办法、实验物资接收管理流程、物资领用及管理细则等全流程工作制度，确保安全、高效完成检测工作。

坚定理想信念，
充分发挥基层党组织战斗堡垒作用

"一个支部就是一座堡垒！"在这场分秒必争的战役中，检测队在第一时间成立了临时党支部，并组织召开了临时党支部第一次全体成员大会，学习了习近平总书记关于新冠病毒感染的肺炎疫情防控工作指示精神，进一步坚定了全体队员的理想信念，凝神聚力，以优异成绩单回馈祖国和人民。

工作初期，每日两次安排队员进入方舱医院取样本。由于方舱医院刚刚建成，医护人员紧缺，各项管理有待进一步完善，现场环境恶劣，实验室到病房门口接收样本只有一条150米长的通道，与患者共享，通道内卫生堪忧；在路边25米范围内有三个直径超过1米、位于道路的上风向、一天24小时运行的排风管，还没来得及安装消毒过滤装置，直接排放着方舱内的空气，而队员必须要从其中一个排风口下方2米处穿过。面对这种危险情况，检测队全体党员干部带头请战，在最危险的时刻勇于争做"大无畏的逆行者"，充分发挥了党员的模范带头作用。

持续奋战在抗疫一线，
完成临床大样本检测

2月13日，检测队从方舱医院取到110例样本，对新样本进行分装、灭活、核酸提取和配液，直至凌晨2点完成了首批临床大批量样本的检测任务，各项质控指标合格，标志着检测队取得了阶段性的工作进展，正式投入临床服务，为临床诊断提供有力的科技支撑，13日至29日日均检测量维持在150份左右。

2月23日中国医学科学院从北京紧急调用的自动核酸提取仪顺利运送至武汉方舱，2月25日调试完成，新设备投入后，检测队日检测能力可达400例，已充分做好打持久战的准备。

实现"零感染，打胜仗，
凯旋归"的目标

3月8日东西湖方舱医院宣布休舱，检测队转为待命状态，等待指令的同时做好各项收尾工作。3月19日P3实验车接到返京指令后，6名队员驾车1 200公里历时19个小时安全返回。3月25日其余在武汉的17名检测队员接到返京指令后乘高铁返京。

检测队在疫区奋战的50天里完成了东西湖方舱医院1 760名患者出院前的两次核酸检测，检测准确率始终保持在99%以上，成为了东西湖方舱医院患者出院的最后一道可靠关卡。

检测队全体队员经过4次以上核酸检测和1次抗体检测结果均为阴性，实现了零感染。由于检测队在抗疫工作中表现突出荣获全国卫生健康系统"新冠肺炎疫情防控工作先进集体"的称号。

（中国医学科学院　北京协和医学院）

接力守护"生命线"

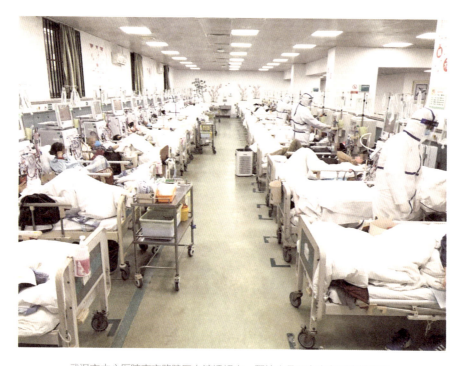

武汉市中心医院南京路院区血液透析室，医护人员正在有条不紊地工作。

　　2020年2月26日凌晨2点，武汉市中心医院南京路院区血液透析室灯火通明，47台血透机依次排开飞速运转，7名医护人员上机、测血压、查体征、床边巡视……有条不紊地忙碌着。

　　自1月29日以来，该院南京路院区血透室启动全天24小时运行模式，60名医护人员每周为500余名透析患者带去生的希望。

24 小时的生命接力

疫情肆虐，整座城市被迫按下了"暂停键"。但对于尿毒症患者而言，延长生命的血液透析一天也不能停，他们需要每周两三次往返于医院。

1 月 25 日，该院后湖院区被征用为第二批收治发热患者的定点医院，南京路院区成为非新冠肺炎患者血液透析医院。为了尽可能满足更多患者的治疗需求，该院肾病内科主任陈文莉和团队商量后，做了一个"大胆"的决定："床位不够，我们就延长工作时间，满负荷运转，24 小时排班！"

1 月 29 日，南京路院区血透室开启 24 小时连轴转：每天排四个班次，从早上 7 点到第二天早上 7 点，一共两个白班，两个夜班，每天透析患者180~200 人次，一周要投入 60 余名医护，为 500 余名透析患者守好"生命线"。陈文莉主任坦言，让她特别感动的是，在这个战"疫"的非常时期，科室医护团结协作，互相关爱，男同事主动承担了夜班、深夜班。为了避免频繁更换防护服，医护人员值班期间经常五六个小时不进食、不喝水、不上厕所。"大家多做一些，就能多救一个患者，我们辛苦一点也值得。"

血透室一位护士长王希婧介绍，每位透析患者的上机治疗时间是 4 个小时，医护要全程守在透析室，不间断进行床边巡视，时刻监测患者的生命体征，注意血流量、静脉压的变化，透析液的温度、流量等参数，还要随时进入应急状态，处置各种险情。"血透患者由于身体情况不好，透析过程容易出现一些危急情况，如低血压、心脏骤停等，意外发生可能就在几秒钟。"

前不久，王希婧值班巡视到一位 50 多岁的男患者床边时，发现他脸色苍白、大汗淋漓。她赶紧大步跨到患者身边，呼叫其发现无意识，立即和值班医生投入抢救，测血压、心电监护、用药……患者情况很快平稳下来。

"这些医生、护士蛮不容易，从早到晚给我们治疗，这是莫大的恩情，给了我们活下去的希望！" 62 岁的张婆婆透析已有 10 年，把这里的医护当成了自己的家人，来治疗时经常给医护带点心，嘘寒问暖，让大家感动不已。

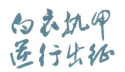

严格预检分诊确保安全

透析室是个开放的大环境，几十人在内同时治疗，加之透析人群抵抗力低下，疫情期间，严格规范预检分诊、消毒工作，对确保治疗环境的安全至关重要。

据介绍，在该院南京路院区血透室，所有透析患者经过"一测二问三正常"才能进入透析室：一测体温；二问流行病接触史；三正常即体温≤37.3℃，无咳嗽，无呼吸困难，无新发腹泻、乏力等症状，无与疑似新冠肺炎患者接触史等。最后测体重、量血压，再按照透析流程安排患者上机。在候诊区，医护人员经常给家属做防疫宣教，叮嘱他们外出做好防护、勤洗手。

除了日常的透析治疗，科室将消毒清洁贯彻到每项工作流程。每做完一例患者的透析，护理人员便做好机器的消毒擦拭，并更换每个床单元被服、床单，严格遵守一人一用一更换。

（武汉市中心医院　李蓓）

一个不平凡的夜班

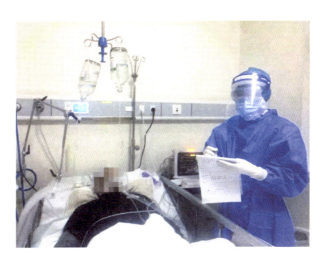

经过医疗队员的共同努力，患者转危为安。

2020年2月16日，我经历了一个不平凡的夜班。当天我的班次从凌晨1点开始。12点半刚踏进办公室我就听见对讲机里发出焦灼的声音："151床呼吸机的患者血氧饱和度急剧下降，现在已经由95%降到了70%，心率由100次/分升到了120次/分，请求援助。"对讲机的那一头是病房里面华中科技大学同济医学院附属协和医院（以下简称"武汉协和医院"）的值班大夫，显然他遇到了棘手的问题。

当时正是交接班的时候，来不及多想，患者的病情变化就是紧急命令，耽误一分钟都有可能丧失抢救患者的机会。"先请护士吸痰，我马上进去！"我的呼吸因为紧张变得急促起来，马上去更衣间换防护服，平时穿一套防护装备的时间大概是30分钟，这一次仅用了15分钟就穿戴完毕。然后，我迫不及待地冲进151床患者的房间。

患者是一位老年男性，我赶到时，看到他呼吸急促，口唇发绀，监护仪

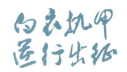

上显示血氧饱和度 65%，呼吸频率 40 次／分，心率 130 次／分。"患者突然躁动，然后就出现血氧饱和度下降。我们已经吸过痰，患者气道通畅，痰也不多，气囊压力正常，呼吸机频繁报警，已经给患者加大了镇静剂量，血氧饱和度还在持续下降。"向我汇报病情的是医疗队的主管护师张微微，她旁边是医疗队的护师王彤，听到同事熟悉的声音，我就像打了一针镇静剂，原来咚咚直跳的心脏也恢复了正常的节律。

来不及寒暄，呼吸机上显示吸入潮气量 500 毫升，呼出潮气量 70 毫升，根据目前的情况，我判断患者的气管插管有可能已经滑脱，于是决定立即为患者重新调整气管插管位置。我嘱咐王彤马上呼叫麻醉科插管小组，请张微微准备好吸痰，然后就开始拆掉气管插管上粘贴的胶布。"但愿插管没有完全脱出，"我在心里默念，"吸痰，松气囊。"患者还在躁动，气管插管插入的阻力很大。加大镇静药物剂量，再次尝试送入气管插管，这一次感觉送入的阻力小了很多。"打气囊，固定气管插管，气管插管距门齿 23 厘米。"看着呼吸机上的呼出潮气量逐渐升高，监护仪上的血氧饱和度缓慢上升到了96%，我心里的石头终于落地了。虽然隔着层层防护看不清楚，我还是感觉到同事们露出了会心的微笑。

这时插管小组的人员也已经赶到，我向他们做了简单的介绍。当看到患者已经转危为安，他们惊讶地望着我们，"你们好专业，不愧是北京的专家！""过奖过奖，你们辛苦了，大半夜的，害你们白跑一趟！"在武汉工作的这 20 多天，我们跟武汉协和医院的医护们一起战斗，大家彼此信任配合默契，已经结下了深深的友谊。

这是到武汉以后我参加的又一次紧急抢救，那么的不同，又那么的熟悉。不同的是发生在新冠肺炎的隔离病房，熟悉的是我跟一个科室的同事共同参加了抢救。虽然在隔离病房处理危重型患者给我们带来了很大的挑战，但是面对这些生死一线的患者，我和同事们都经受住了考验。这个夜班虽然辛苦，但我们内心却无比充实，在这个没有硝烟的战场，我们再次证实了自己的实力。相信我们一定会早日打赢这场战"疫"，顺利凯旋！

（首都医科大学附属北京友谊医院　白国强）

呼吸"梦之队"：160人冲锋在前，守住生命希望

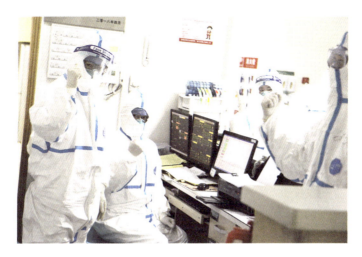

武汉市中心医院呼吸与危重症医学科团队。

从"60后"到"90后"，从抗击"非典"的"老将"到第一次参战的"新兵"，素有湖北省气管镜"梦之队"之称的武汉市中心医院呼吸与危重症医学科的医护团队日夜冲锋陷阵，挺在战"疫"最前线，帮助危重型新冠肺炎患者闯过生死关，用耐心抚慰患者，重燃患者信心，创造了一个又一个生命奇迹。

坚守初心："为了患者，再苦再累也值"

2020年1月31日中午12点30分，在武汉市中心医院后湖院区的医生休息室，呼吸与危重症医学科赵苏教授刚刚结束在隔离病房的4个多小时的查房，坐下来歇一歇、喝口水。

"一上午给三四十位患者查房，确实有些累。"今年已64岁的他，头发

花白，身材清瘦，笑容谦和。近两个月以来，他一直奔波忙碌在临床，每天穿着闷热的防护服，戴着口罩、护目镜，坚持对病区所有的重型患者查一次房，最忙时从一大早查房到中午一两点才能休息。在他看来，最好的"战斗"状态，永远是在患者的床边。"我们每天要做的，就是跟病毒抢时间，抓住真正的治疗期，为患者早干预、早治疗。"

武汉市中心医院后湖院区作为最早一批收治新冠肺炎患者的定点医院之一，收治的患者不仅数量多，还有相当一部分是重型。作为呼吸与危重症医学科主任，胡轶和他的团队一直冲锋在治疗第一线。经常忙到晚上10点才能吃晚饭，凌晨1点多才能睡觉。最忙的时候，连续熬过两个通宵。

1个多月来，胡轶整个人瘦了13斤。为了家里人的安全，胡轶这段时间都没在家里住，已很长时间没看到家人了。1个月以前，他实在想念家人，借回家拿换洗衣物的机会，匆匆和家人见了一面。当时，他没敢上楼，而是让妻子把衣物放在楼下，让家人站在7楼的窗边，远远地望着。当抬头看到10岁的大儿子和1岁半的小儿子在窗边，跟他招手叫爸爸时，他的眼泪一下涌了出来……

今年39岁的王亮朝，是最早接诊新冠肺炎患者的医生之一。他带领的救治小组成功地将数十名重型患者救了回来。"再苦再累，也要把患者救回来。只有这样，才对得起患者和家属期待的眼神，才能不留遗憾。"王亮朝说。

为了挤出时间救治更多的患者，护士们在工作时不敢上厕所，五六个小时不喝一滴水，纸尿裤成了夜里值班的"标配"。由于防护服不透气，穿着非常闷热，她们浑身被汗水湿透，嘴唇干裂。护士们只有每天交班后脱下防护服后，才能补充水分。

让医护人员欣慰的是，不少患者纷纷为他们鼓劲、点赞。有的患者说："等我好了，疫情结束了，一定要回来再好好谢谢你们！"有的患者说："你们也要吃好点，增强免疫力！"

守望相助："患者康复是我们前进的最大动力"

2月3日，即将出院的赵婆婆在病房和医生卢杨一起录下一段视频，鼓励病友们积极配合治疗，与医生共同战"疫"。她说："我现在恢复得很好，既然来到医院，大家要相信医生，肯定能好的，加油！"

1月中旬，78岁的赵婆婆因呼吸困难，到后湖院区住院治疗。当时老人的呼吸情况很差，后来经过治疗，呼吸困难症状很快得到改善。但老人不能活动，必须卧床静养。

这类新冠肺炎患者在对症治疗的同时，必须加强营养，才能维持自身的抵抗力。卢杨嘱咐赵婆婆的家属，给她准备的饭菜要营养均衡。管床护士每天在病床边给赵婆婆喂饭。卢杨每天查房时，常常鼓励她："赵婆婆，您不要害怕，您的病情有好转，每天吃好睡好，相信我们，我们一起战胜病毒。"

在医生的鼓励下，赵婆婆的情绪越来越好，积极配合治疗，临床症状逐渐缓解，体温也恢复正常，两次新冠病毒核酸检测都呈阴性，于2月3日康复出院。

"医护人员蛮扎实，谢谢你们，伢们加油！"康复出院的赵婆婆激动地写下颇有武汉味的留言，为战"疫"一线的医护人员送上祝福。

2月24日下午，在武汉市中心医院后湖院区门诊，医护人员欢送了23名新冠肺炎康复出院患者。后来，后湖院区不断有大批患者治愈出院，最高峰时期一周有180位新冠肺炎患者出院，其中年龄最大的83岁，最小的16岁。

"再艰难的时刻，我们也要保持微笑，去迎接曙光的到来！"今年大年初一，胡轶在微信朋友圈写下了这句话，他感慨，医患是同一战壕的战友，并肩战斗，相信终将迎来胜利。

（武汉市中心医院　李蓓　马遥遥）

"战火"中的遇见

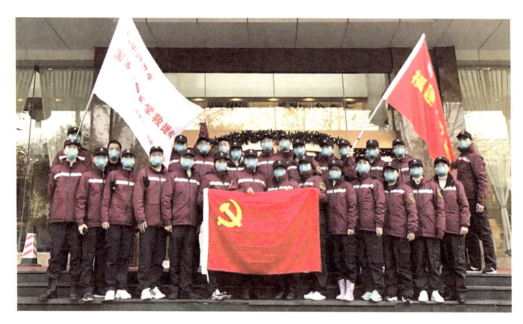

2020 年 2 月 4 日，福建省立国家紧急医疗救援队日夜兼程、千里驰援到达武汉。

　　夜幕低垂，万籁俱寂，连日来难得的好天气让憋了许久的星星再也按耐不住，呼朋引伴地在夜幕中眨巴眨巴眼睛。这两天，我们工作的汉阳方舱医院继第一批患者出院后，又陆陆续续有许多患者平安出院了，看着那一张张饱含感激的笑颜，大家伙儿的心里多多少少有些如释重负的"小轻松"。绷了许久的心，在这星星点灯的深夜里突然变得柔软起来。人的一生，总会遇上一些人，一些事，不早也不晚，就在某个不经意间，某个意想不到的地方，没有邀请，没有预约，就这样，你遇见我，我遇见你，不经意地相聚在一起，演绎一场没有经过彩排的故事。今夜，我特别想说说我们救援队在武汉的那些事儿。

战友

首当其冲，必须先侃侃我们的领队——钱主任。与其说他是我们的领队，不如说他是我们的兄长。早在加入救援队前，我就听说过"钱老大"的大名。之所以人称钱老大，是因为在很多应急事件中他都身先士卒，冲在最前线。

随救援队出征后，在朝夕相处的日子里，我发现他不仅是废寝忘食的工作狂，更是细心而温情的兄长。方舱医院在新冠肺炎救治中的应用是"中国首创"，前期并无任何经验可借鉴。他带领我们和来自上海、湖南、辽宁的同行群策群力，克服重重困难，见证了洪山方舱医院从始建到实战的全过程。

当洪山方舱医院步入正轨后，应救援指挥部统一部署，我们转战汉阳方舱医院，面临新的考验——从零开始的艰巨挑战。钱领队一边动员大家："我们是来武汉救人的，我们要服从命令，听从调派，哪里需要，我们就到哪里支援。"另一边，他更积极地向指挥部争取保障我们的安全："他们是我带来的兄弟，我要把他们一个不少地平安带回去。"

钱老大的内心其实并不像外表看上去那样粗犷。他对队员们的关心可算是无微不至。救援队里大多是"爷们儿"，对饭食中的肉类含量甚是有需求。然而，初至武汉，任务颇重，物资又略微紧张，尤以肉类最为紧缺。每到此时，钱老大都会拿出自己碗里的肉和兄弟们分享，真真算得上是"骨肉深情"，一下子就抓住了全队爷们儿的心。

不止咱们领队有故事，救援队的队员们也是各怀"绝技"。

先说说负责外联的暖男兼诗人——孙昕主任。给大家看看孙昕主任为队员安排接送车次的笔记，就知道他有多细心了。下面的笔记

孙昕主任每天为大家整理的车程表。

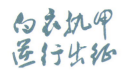

是他反复改进过不知多少遍的最终版。

来武汉的这些天，他天天如此，进行安排、联系、通知。有一件可能很多队员都不知道的事，孙昕主任每天站在窗前，目送队员们安全上车出发，看到大家平安下车到达驻地，他才放心。

兵法云："兵马未动，粮草先行。"充足的"粮草"——医疗物资，是武汉战"疫"的重要武器，既保障进攻，更保证防守。这就必须说说我们后勤组的物资管理员——黄平辉，人称"大黄"。

一听这个外号，就能想象他那如老黄牛般任劳任怨的工作态度。大黄总是在每一位队员上班的前一天晚上，细心地为每一名即将上战场的队员打点好行装，让大家能更加心无旁骛地战斗。

物资有了保障，如何能合理使用防护服、口罩、帽子，这就不得不夸夸我们的院感管控专家——陈玉芳。她带领的院感组事无巨细，大到帐篷的定位、队伍的站位，小到鞋套、手套的穿脱注意事项，不辞辛劳，无时无刻不在为我们守好每一道缝隙，每一个细节。

最后，最需要浓墨重彩介绍和我一起冲锋陷阵的哥们儿和姐们儿。只是，平日里口若悬河的我此时却突然无言。怎能忘记集结出征武汉时，拳拳赤子之心共同许下的坚定誓词；怎能忘记初到武汉时，彼此鼓励、互相打气的贴心话语；怎能忘记第一次寒夜冷雨的值班中，心照不宣的默契配合，互相搀扶的温暖双手；怎能忘记疲惫的大夜班后，看着彼此脸上、手上那一道道压痕，互相调侃的故作轻松……太多太多的小事汇聚成太多太多的感动，太多太多的感动镌刻下太多太多的难忘。单纯的文字难以诠释我们如此多的经历和故事，难以直观感受"召即至，至善战，战必胜"的福建省立国家紧急医疗救援队！

不经意间，就在武汉，就在这场抗疫战争中，你遇见了我，我遇见了你，就像那最闪亮的星和那最晴朗的夜……

（福建省立医院南院　石松长）

战友

战"疫"中的"小蚂蚁"：
多线作战守护生命

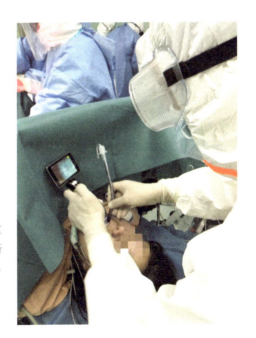

武汉市中心医院后湖院区麻醉医生在为手术中的新冠肺炎患者进行气管插管。

　　手术全程守护、紧急插管与死神竞速……在武汉市中心医院麻醉科有一群"小蚂蚁"（麻醉科医生对自己的昵称）冲锋在前，化身多个兵种奔赴手术室、重症医学科、发热门诊等多个"一线战场"，为新冠肺炎患者安全手术、重型病患救治保驾护航。

手术室里实施麻醉保患者平安

　　在来势汹汹的新冠肺炎疫情中，有一些特殊的患者，他们不幸感染，又迫切需要进行手术，新冠肺炎产妇就属于这类特殊人群。武汉市中心医院后湖院区就是收治新冠肺炎患者的产科定点医院。

2020年3月8日，武汉市中心医院后湖院区收治了一名需进行紧急剖宫产手术的新冠肺炎确诊产妇。手术室、麻醉科迅速集结，做好手术准备。在准备为产妇进行椎管内麻醉时，产妇情绪激动，焦虑不安，不停地问医生孩子会不会有事。

在这个特殊时期医生非常理解产妇的心情，麻醉科副主任医师任凌云回忆，为了麻醉能顺利进行，她握着产妇的手安慰她不要担心。待产妇心情平静后，任凌云指导她将身体弯成个"虾米"形，然后熟练地为她实施麻醉。

防护服和隔离衣让行动变得吃力，戴着三层手套让操作手感大打折扣，护目镜和面屏让视野变得没那么清晰，尽管如此，任凌云仍凭借娴熟的技术迅速平稳地完成了椎管内麻醉操作。接下来任凌云和同事们还不能松懈，又投入到监测产妇各项生命体征，为手术和新生儿保驾护航的战斗中。

随着一声洪亮的啼哭声，孩子顺利来到这个世界。直到手术顺利结束，母子平安地回到病房，任凌云才松了口气，此时的她已经汗流浃背。

回想起为第一例新冠肺炎产妇实施麻醉，任凌云至今仍记忆犹新。

虽然有感染风险，但当时她并没有感到害怕，只想着尽快熟悉面对新冠肺炎患者的麻醉流程，为以后的手术积累经验。后来，任凌云又参与了几名新冠肺炎产妇剖宫产手术和其他手术的麻醉。通过积累经验，任凌云总结了一套适合本科室的新冠肺炎患者麻醉流程，在之后的手术中，这套流程在保障患者生命安全的同时也降低了同事们感染新冠病毒的风险。

为重型患者插管与死神竞速

自新冠肺炎疫情以来，为了保障新冠肺炎危重型患者的救治，麻醉科在院领导的安排指导下，于1月21日成立了由15人组成的"插管小分队"，麻醉科主任严虹担任队长，随时准备冲锋在抗疫第一线，为重型患者提供及时的气管插管和呼吸保障。

2月17日，一名60多岁的新冠肺炎重型患者刘先生在使用面罩高流量吸氧、间断无创呼吸机辅助等呼吸支持治疗后，血氧分压及血氧饱和度仍然很低。此时，刘先生呼吸急促，烦躁不安，感觉就像被人紧紧扼住了喉咙，强烈的濒死感笼罩着他。

"患者需要插管！"接到命令后，麻醉科医生杜肖南迅速到位，看到刘先生表情恐惧，焦躁不安。杜肖南一边准备插管物品和药物，一边安抚他说："马上给你气管插管，管插了就不缺氧了，不要害怕，不会有任何不舒服的。"

随后，在护士的协助下，杜肖南对患者实施快速麻醉诱导，待患者"沉睡"肌肉完全松弛后，熟练地用可视喉镜暴露声门将气管导管置入。插管完成后迅速接上呼吸机，几分钟后刘先生血氧饱和度马上提升了，情况暂时得到了稳定。

"气管插管是与新冠肺炎患者气道接触最为密切的临床操作之一，插管时医生距离患者的口腔不到 20 厘米。在插管的那一刻，容易产生分泌物喷溅、飞沫、气溶胶扩散等情况，患者呼吸道呼出的病毒量也最大，执行操作的医生被感染的风险极高。然而，当需要医生进行气管插时，就说明患者出现了危险，医生必须与死神竞速，为了挽救患者的生命，大家都没有畏惧。

麻醉科医生被喻为无影灯下的幕后英雄。面对突如其来的疫情，这群幕后医生除了守好手术室的主阵地，纷纷请缨到前线突击，与病魔较量。麻醉科主任严虹说："对很多人来说，麻醉医生很神秘，简单地说麻醉医生是保命的，确保患者在手术中平安，为手术保驾护航。疫情发生后，团队不惧风险坚守手术室，近段时间全程守护 20 多例新冠肺炎患者顺利完成手术，大家还主动深入病房、发热门诊多线作战，为早日战胜疫情贡献麻醉医生的智慧和力量。"

（武汉市中心医院　马遥遥　李蓓）

逆行路上我们从来不孤单

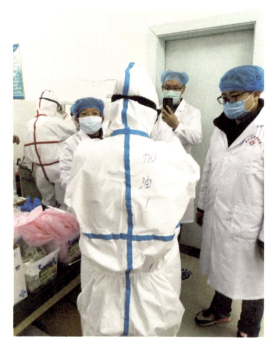

2020 年 2 月 5 日，在咸宁市人民医院 ICU 更衣室，云南省医疗队队员在帮杨鸿霜医师检查防护服的密封性。

2020 年 2 月 20 日，庚子年正月二十七，云南省医疗队援鄂第 25 天。湖北省，赤壁市。

依然记得进驻湖北的第一天，对于新冠肺炎，我除了一份强大的济世救人的责任心，还带着一丝恐惧，穿脱防护服显得十分笨拙。

时光如梭，不知不觉援鄂医疗已经 25 天了，虽然辛苦，却很充实。

随着每天进出隔离病区，穿脱防护服已成为家常便饭，我甚至还总结出一套防护服穿脱经验。

不管是在咸宁，还是在赤壁，每天我们不是在 ICU 隔离区查看患者、评估病情，就是在办公室里讨论病情、调整治疗方案、分析化验单，忙忙碌碌到深夜。

来自昆明医科大学第三附属医院的段林灿和王巍伟是我们这个大家庭的家长和管家。除了关注我们的工作以外，总是不停叮嘱大家要注意安全和防护。平常采买各种高营养品，优先犒劳我们。

为了保护医护人员的安危，云南省第二人民医院重症医学科杨明琼老师亲自参与设计的隔离衣穿脱流程是我见过最严格的。只有先保护好自己，才能更好地保护别人。

最记得 2 月 8 日来到赤壁的第二天，我第一次踏入 ICU 时的情景。各种设备的警报声此起彼伏，工作人员穿着厚重的防护服穿梭在各个病房之中。

走进一间又一间病房，如常询问病情，调节呼吸机参数，评估容量，调整患者体位，鼓励患者配合治疗。

查房还没结束，新患者开始转入。

新入疑似患者，血氧饱和度 40%，呼吸急促，心率 120 次 / 分，有基础慢性肾功能衰竭病史。大家迅速投入抢救状态，上呼吸机，开通静脉通道。随着血氧饱和度的改善，患者生命体征逐渐平稳下来。

这边刚刚处置完，护士报告另一个无创呼吸机治疗的患者血氧饱和度维持不佳。还没有来得及喘一口气，又有患者转入……

从早上 8 点半踏进病房到中午 12 点半，整整 4 小时，眼罩里起的雾已经汇集成水滴，真心佩服自己在这种情况下还能看清一切。当班护士提醒我："杨老师，你的口罩保护时间到了，赶快出病房吧。"我这时才觉得疲惫不堪，防护服密不透风，动一动就觉得喘不上气，汗水不停地顺着面颊流下来，内穿的洗手衣早已被浸透。站在出口，我不由感叹，在这种条件下工作真心不是一件容易的事情。但我们作为 ICU 医生，要做挡在死神面前的勇者，也许我们不能完全阻挡死亡，但至少可以做到倾尽全力挽救生命，这就是 ICU 医生的职责与担当。

在这样一个特殊时期，重症医学对保障危重型新冠肺炎患者的救治成功至关重要。大家对 ICU 专业知识的渴求正处于膨胀期，科室需要不断加

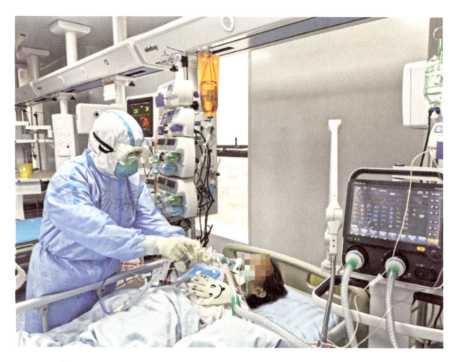

2020 年 3 月 7 日，在咸宁市中心医院 ICU，杨鸿霜医师在给呼吸机治疗的患者吸痰。

强专业知识培训，熟悉各种急危重症的诊疗流程，制订相关收治、抢救流程及应对措施。

暖心的事情每天都在发生，不管是在工作中，还是生活中。

我的手机不小心摔裂了，因每天从病区出来习惯性用酒精擦拭消毒以致手机受损。以前在手机上只需要操作几分钟就能完成的工作现在耗费一两个小时都做不完，令我哭笑不得，万般烦恼。

知道这个情况以后，段林灿队长立即帮我找到了协助医疗队工作的熊警官，熊警官帮忙联系了维修人员，还开着车帮我把手机送去修好了又送回来。修手机的师傅知道我是云南医疗队支援赤壁的医生后，万分感激，坚决表示免费维修。

这件小事，再一次令我感慨万分。赠人玫瑰，手有余香，"为别人点一盏灯，照亮别人，也照亮了自己"。人生最大的快乐不仅是去帮助别人，也包括被别人帮助。

　　"青山一道同云雨，明月何曾是两乡。"不管前线还是后方，全国人民乃至世界人民万众一心抗击疫情，今日小别离，明日大团圆。在这条逆行的路上，我们一路相伴，从不孤单。

（云南省第三人民医院　杨鸿霜）

院前急救人

——冲锋在转运最前线的护航者

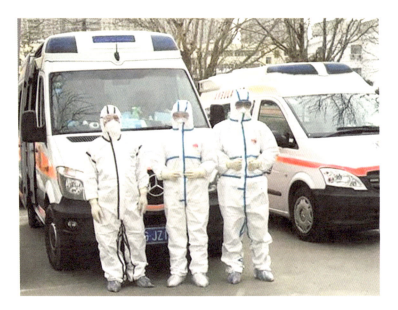

山东省潍坊市人民医院院前急救第一组专车人员。

有这么一群人，你可能不了解他们，也叫不出他们的名字，但在新冠肺炎疫情发生时，他们是抗疫战场上的前哨站，是冲锋在患者转运最前线的护航者，他们逆向奔驰，与时间赛跑，与救护车为伴，他们就是院前急救人。

新冠肺炎疫情发生后，为了实现院前"零传播""零感染"，秉承"召之即来、来之能战、战之能胜"的急救精神，山东省潍坊市人民医院院前急救人员在院前急救副主任赵丽梅的带领下，制定好各项出车制度、流程，对所有车辆做好保养、检修，随时待命。在正式开始转运任务前，科室人员多次进行实战演练，随时准备迎接挑战。

为确保医护人员的安全，院前急救迅速成立专车人员小组，专门负责确诊或疑似病例的转运任务。尽管大家都知道这项工作风险高、任务重，但依然积极踊跃报名，积极要求加入到一线的工作中，不到半小时即完成全部报名。最终根据大家的报名顺序确定了第一组专车人员，由医师任国辉、护士袁艳妮及司机刘冰组成，24 小时随时待命。

三人自接到任务后便积极投入到专车工作中，仔细检查救护车设备和出车物品，对车辆进行严格洗消，按规范做好个人防护。每次转运患者都做好充分准备，返回后再按流程把车辆全部洗消、物资补充齐备。截至到 2 月 18 日，三人共计转运全市确诊患者 13 名，疑似患者 4 名。

2 月 12 日，因需接连转运昌乐及昌邑两地患者，他们自下午 4 点便开始准备出车，直到第二天凌晨 0 点 30 分才完成任务返回。脱下防护服后，三人的衣服早已完全湿透，没有来得及吃饭，也毫无怨言。

任国辉是院前急救的优秀医师，他多次在省、市院前急救大赛中获得一等奖，在平时的工作中就一直冲锋在前。此次疫情发生后，他同样不顾个人安危第一时间报名，他说："这就是我的本职工作，能第一时间给患者们以救助，我感到很自豪。"每次接送完患者后，任国辉都会对他们说声"祝您早日康复"，而他每次得到的回答也都是真诚的感谢。"我觉得，付出总会有收获，我们收获的就是患者对我们的信任和认可，这也是自己作为医护人员的责任和担当。"

1993 年出生的袁艳妮是院前急救比较年轻的护士之一，她在疫情发生后，作为第一个报名的护士成为了专车小组成员。赵丽梅动情地说："她让我非常感动，她的年龄和我女儿差不多大，作为一个母亲谁不为她担忧呢，可是她却义无反顾第一个报名，可敬、可佩、更可爱！"袁艳妮说："我年轻就应该冲在前面。其实患者也特别注意保护我们，遇到轻型的患者，每当我们去搀扶他们的时候，他们总是说'没事，我可以自己走，你们离我稍微远点吧。'在疫情面前，患者的理解也让我们非常感动。"

司机刘冰自大年三十开始便一直坚守在工作岗位上。他发给赵丽梅的微信中写道："舍小家为大家，保护好我们的大家才会有更好的小家，这是我义不容辞的。"按照既定日期，刘冰可以在两周后结束专车任务隔离休息，但为了保证医院工作人员的上下班专车运行，他又主动转战潍坊市新冠肺炎集中救治中心专车执勤工作中。

潍坊市新冠肺炎集中救治中心成立后，院前急救又安排了一辆运送物资

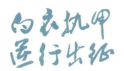

及标本的专车往返于医院和中心之间。人员少、任务重，院前急救所有人员随时待命，既要承担患者和医护人员的转运，还要完成所需物资、设备、检验标本及临床用血的运输。

面对疫情他们没有恐慌，没有畏惧，无怨无悔地投身到转运工作中，全体同志以高度的责任感践行着初心使命，充分发扬了敬佑生命、救死扶伤、甘于奉献的精神。疫情就是命令，岗位就是阵地。在疫情防控总体战、阻击战中，转运队伍始终坚持在岗位上，战斗在医疗战场的最前线，展现院前急救人对职业的热爱与追求，在确保生命线畅通的同时，为战"疫"胜利逆行而上。

令来即驶、毫不退缩，敢于担当、敢于冲锋，正是潍坊市人民医院院前急救人的追求。

（潍坊市人民医院　李晓琳）

战 "疫" 一线的 "侦察兵"

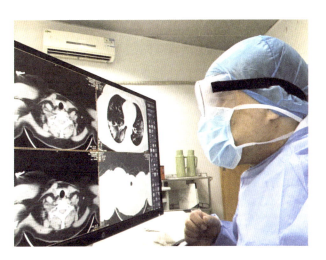

武汉市中心医院影像诊断科医生在阅片。

在抗击新冠肺炎疫情这场没有硝烟的战斗中，有一群默默无闻的人，他们同样穿着厚重的防护衣，却坚守在厚重的铅门内，作为战 "疫" 一线的 "侦察兵"，用自己的眼睛 "扫雷、排毒"，他们就是影像诊断科团队。自新冠肺炎疫情暴发以来，武汉市中心医院影像诊断科团队全体医务人员和党员干部职工积极请战，奋斗在抗击疫情的第一线。他们日夜坚守，用火眼金睛侦察 "敌情"，争分夺秒揪出病毒元凶，为助力疫情防控阻击战筑牢安全防线。

与疫情赛跑——让患者第一时间获悉诊断

在核酸检测没有广泛开展的时候，CT 是主要的检查手段。"对于影像诊断科来说，抗击疫情就是与时间赛跑，要确保每一个发热患者尽快拿到最精准的检查报告。"武汉市中心医院影像诊断科主任王翔和团队从 1 月开始，就进入"战时"状态。

为了让每一个发热患者尽快拿到准确的检查报告，影像诊断科的医生们每天精细阅片，不放过任何一个影像异常信息。"每天面对大量的影像图片，同事们都瞪大了眼睛，为了不浪费一分一秒的时间，大家宁可把吃饭和休息的时间省下来，为的就是让患者们都能在半个小时内拿到准确的检查结果，这样就能便于医生尽快下诊断，拿出'作战'方案抗击病毒。"

该科谢元亮副主任医师坦言，尽管长时间坐在椅子上盯着电脑屏幕，腰酸了、腿麻了、眼睛涩了，但从来没有一个人叫苦叫累。在 CT 室为患者做检查的技师们可以说每天战斗在危险程度最高的地方，穿着厚重的防护服本来行动就不方便，但他们还经常要搀扶行动不便的患者上检查床。这样近距离接触疑似患者，暴露风险很大，但没有一个人退缩。影像诊断科团队平均每天每人工作十几个小时，最高峰的时候该院南京路、后湖院区检查发热患者 1 000 多人，4 台 CT，7 天 ×24 小时连轴转。

为了引导患者有序检查，影像诊断科的护理团队，每天在一线为患者做好登记，引导检查，安抚焦急等待的患者和家属。

为了防止出现交叉感染，影像诊断科在全市最早进行了隔离分区和消毒，并通过信息化手段，为患者们进行分时预约检查，科主任王翔立了一条"铁律"：每做完一例患者检查，都必须对检查室、操作间进行全面消毒，尽一切可能降低患者交叉感染的风险。

繁琐的消毒工作主要由科室的"娘子军"——护理团队承担。护士们除了做好日常工作，还承担了检查机器等大量的消毒工作，虽然辛苦但没有一个人提出休息。影像诊断科护士长郑浩说："消毒做好了，解决了后顾之忧，才能提高检查效率，用最短时间出报告，不让患者错过最佳诊疗时机。"

不漏掉一位患者——科普答疑消除患者恐惧

2020 年 1 月 31 日晚上 10 点多，一位 67 岁的婆婆因 1 周前不明原因发热，来到武汉市中心医院后湖院区就诊，当时体温 38.5℃。当时患者的 CT 检查结果显示，婆婆的双肺有感染。当值夜班的医生准备告知检查结果时，发现婆婆回去了。

　　如果不能及时将检查结果告诉婆婆，让她尽快隔离治疗，将会造成更严重的后果。婆婆当时只留下了一个电话号码，但医生拨打却显示号码错误。根据老人之前登记的就诊信息，才发现她是位独居老人，最后只能拨打110，根据身份证号码在警察和社区工作人员的帮助下，第二天找到了婆婆。

　　每天来做检查的患者很多，经常有患者因为中途有事没有等到检查结果就离开了医院，影像诊断科的医生总会第一时间打电话告知他们。后来由于交通管制，很多患者来院不方便，医生就利用休息时间把患者的影像检查资料下载后，通过邮件的方法发送给患者，确保不漏掉一个患者。

　　不少确诊为新冠肺炎的患者情绪低落，精神压力很大，特别是看到自己肺部 CT 的结构后甚至产生了恐惧。影像诊断科每天都会收到不少患者打来电话询问："医生我的肺看起来好吓人，还有救吗？"针对这个情况，王翔主任每天会安排一个医生接听这些患者的电话，为他们答疑解惑。通过影像诊断科医生的科普和耐心安抚，许多患者逐渐调整好心态，积极配合医生治疗，最后顺利康复出院。

　　自疫情防控阻击战打响以来，武汉市中心医院影像诊断科团队连续奋战50 多个日夜，王翔主任常对同事们说："外面的患者很多，我们要咬牙坚持，团结合作，互相支持；注意防护，注意营养与休息，才能有信心和力量打赢这场硬战！"

（武汉市中心医院　马遥遥）

63

全科医学科的防疫战

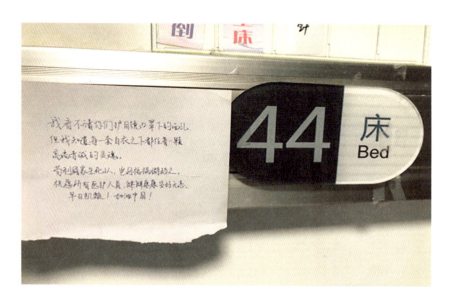

出院患者留下的感谢字条。

2020 年的春节，是每个中国人都难以忘怀的，本是亲人们阖家团聚的美好时候，新冠肺炎疫情却悄然在全国肆虐，人们只能居家隔离，往日车水马龙的街道上空无一人。病毒来势汹汹，许多同胞挣扎在生死边缘，一场没有硝烟的战争打响了！

疫情最前沿的守护·居民健康的守门人——全科医生

"若有战，召必至，战必胜！" 2020 年 1 月 28 日，在接到贵州省遵义医科大学附属医院下发的新冠肺炎疫情通知后，全科医学科主任肖雪紧急召开科室会议，大家纷纷写下请战书，要求加入医院抗击新冠肺炎疫情应急队伍，奋战疫情防控一线。

根据医院安排，全科医学科一半以上的医护人员都进入疫情防控一线，在发热门诊、隔离病房、隔离留观病房坚守岗位，无私奉献，敬业值守……

"健康所系，性命相托。疫情面前，我们坚定信心、积极行动，凝聚力量，全力以赴！我们是居民健康的"守门人"，必须勇敢地投入到这场防控战斗中去。"肖雪说。

范腾阳是全科医学科的主治医师，从 2020 年 2 月 1 日开始，她就参与到医院新冠肺炎疫情防治工作中，分别在隔离病房和隔离留观病房开展工作。由于人员紧张，她独自一人每次上班 12 小时，每 4 天一班。在这段时间里，她不能休息、不能喝水、不能与外界联系，说话有时都会喘不过气。隔离病房隔绝了病毒的传播，同时也隔绝了外界，她是两个孩子的妈妈，因为在隔离病房工作，已经有很多天没有回家了。

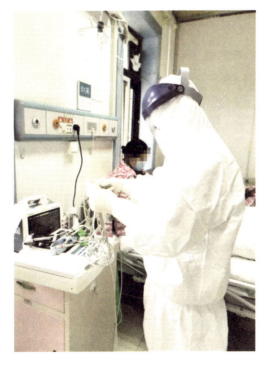

遵义医科大学附属医院范腾阳医生战斗在隔离病房。

其实，"白衣战士"有很多角色，但在疫情面前，他们自愿隐藏了丈夫、妻子、父亲、母亲、儿子、女儿等身份，而是选择作为一名党员、一名医务工作者，以无畏亦无惧的姿态极力向前！

出征·我们责无旁贷，无所畏惧

武汉胜则湖北胜，湖北胜则全国胜。对于疫情防控，湖北和武汉是重中之重，是打赢疫情防控阻击战的决胜之地。新冠肺炎疫情发生后，为凝聚起战胜疫情的强大合力，国家卫生健康委员会建立了 16 个省支援武汉以外地市的一一对口支援关系，以"一省包一市"的方式，全力支持湖北省加强患者的救治工作。

2020 年 2 月 12 日，遵义医科大学附属医院党委向全院发起组建一支"精兵强将"的队伍参加贵州省第五批援鄂医疗队驰援湖北省的倡议，全科医学科迅速响应。收到组建驰援队伍的消息后，微信群马上热闹了起来："报名！我报名！"

2020 年 2 月 13 日，全科医学科与体检科联合党支部的 9 名医护人员接到电话通知，他们的申请终于得到批准，拟定于 18 号出发援鄂，所有人内心激情澎湃，前路漫漫，这是一份光荣的使命，也是沉甸甸的责任。

2020 年 2 月 16 日上午，医院紧急通知：下午出发赶往疫情重灾区——湖北鄂州。出征，刻不容缓！

"战病疫，救苍生！不破疫情誓不回！"全科医学科所有医护人员不惧危险、冲锋在前，已经做好了拼尽全力与疫情斗争到底的准备！

到达鄂州·全科医生
在鄂州市中心医院发光发热

穿着笨重的防护服，以往常规的操作变得不再常规，效率也大大降低。通常不到半小时，医疗队员们的护目镜就开始起雾气了，呼吸也开始逐渐困难……穿着防护服工作 6 小时远远比往常工作更累更辛苦，脱下防护服时汗水浸透了衣衫，脸上留下深深的红色印迹。

在患者见不到家人朋友的特殊时期，医务人员需要尽可能地给他们多一点温暖与爱心，特别是慢性疾病患者及高龄老人。一位接受治疗的老年患者眼泛泪光，感动地说："感谢遵义医科大学援鄂医护人员用一道光照亮了我们，感谢你们无私的奉献，把苦累留给自己，将安康送给我们。等疫情过去，我一定要去拜访一下贵州这片可爱的土地。"患者陆续治愈出院的好消息传来，全体医护人员都感到十分开心。

尽管医疗工作十分繁重，但50岁的肖雪在进入鄂州市中心医院的第一天开始就在工作之余收集新闻素材、撰写稿件，将前线抗击疫情的真实情况及时传回后方。她说："我要让大家知道我们在做什么，遵医（注：遵义医科大学）精神的魂不能丢。"

（遵义医科大学附属医院　肖雪　先玥）

64

日夜奋战的"指挥官"

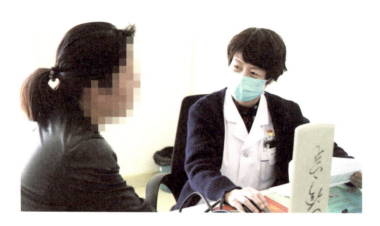

内蒙古自治区满洲里市人民医院院长孙莉问诊门诊患者。

　　她是一位默默耕耘在临床一线、为无数患者解决病痛的白衣卫士；她是一位兢兢业业、甘于奉献的实干家；她是一位运筹帷幄、亲力亲为的领航者。她就是从医 29 年的内蒙古自治区满洲里市人民医院院长孙莉。

　　在疫情防控期间，孙莉又有了新的头衔——满洲里市新冠肺炎医疗救治专家组组长、会诊专家组组长，满洲里市人民医院新冠肺炎防控与救治工作的总指挥。自全国各地新冠肺炎疫情暴发后，孙莉立即组织全院转入"战时状态"，开展全员新冠肺炎防控知识培训，明确要求全体医护人员，"要认真对待每一名就诊的发热患者，做好防护。疫情面前，我们就是战士！必须打起十二分的精神来应对此次战'疫'。"

　　2020 年 1 月 24 日，当内蒙古自治区第一例新冠肺炎确诊病例在满洲里市人民医院确诊后，孙莉立刻再次召开新冠肺炎防控与救治专题部署会，成立了重大公共卫生事件一级响应领导小组，建立了日会诊制度、日调度制度、日汇报制度，配备了 5 个医疗护理组，组建了应急组、救治组、预检分诊组、感染控制组、物资保障组、后勤总务组、志愿服务组等一系列专项工作组。每个小组职责清晰、目标明确，将全院上下拧成了一股绳，抱成了一个团，迸发出一种力——为做好疫情防控工作全面出击。她就是这样一位重大局、谋发展、敢担当的医院带头人。

孙莉时刻心系职工，心念患者，把医院当成了自己的家，把所有的时间和精力都放在了疫情防控上，从 1 月 21 日到现在，没有休息过一天，尤其是当医院接到转入的第二例危重型确诊病例之后，她更是夜以继日，加班加点，每天 7 点就到单位，查看每一个预检分诊点，督导每一个感染防控区，召开每一次例会，参与每一次自治区新冠肺炎医疗救治专家组对确诊病例的远程会诊，不错过任何一次来自自治区、呼伦贝尔市专家对确诊病例的现场讨论，还要 24 小时待命随时为发热患者进行临时会诊。为解决好隔离区医护人员的防护工作，她想尽办法筹措防护物资，一天打了不下 20 个电话，

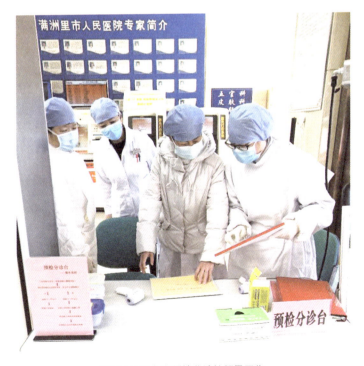

孙莉（右二）在预检分诊处督导工作。

一直和感染防控人员探讨到深夜，努力保护好一线人员的生命安全，之后还要继续拖着疲惫的身体参加自治区新冠肺炎视频会。她就是这样一位有热情、有激情、有感情的团队领路人！

1月31日，满洲里市人民医院收治的自治区首例新冠肺炎患者治愈出院，转入的第二例危重型确诊病例也转危为安，逐渐好转。37天过去了，在抗击疫情的日子里，她总是提醒医护人员，只要有时间，你们就抓紧休息，养好精神，保存体力。可是她自己每天都加班加点，一天只睡三四个小时。有时，她躺在沙发上拿着手机处理事情，突然间手机掉在了脸上，又把她惊醒……但无论再苦再难再累，只要她来到医院，只要她面对职工，只要她谈及工作，她浑身就充满了力量，她就像一个陀螺一样，不停地旋转！

（满洲里市人民医院　迟爱民）

战友

你的背影

我们相识多年

你总是尊称我——老师

医院里，我们见面不多

每次见面，却总是步履匆匆

你的背影，踌躇满志，充满活力

好久，我们没有见面了

曾记得那天，你来告别

说要去大洋彼岸深造

我特别高兴，因为你选择的研究方

向是心脏重症学

我期待着，有一天能与你并肩工作

你的背影，朝气蓬勃，满怀憧憬

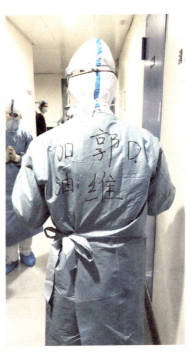

北京大学人民医院郭维医生的抗疫背影。

其实，我们刚刚联系过

春节前，你从江西老区扶贫归来

风尘仆仆，却急着和我约定商量科研合作的事宜

而我们约定的时间，就是今天

除夕的钟声刚刚敲响

我们相互问候和祝福

不足 24 小时，就再次听到你的消息

你报名参加国家医疗队

即将启程，驰援武汉

你离京的背影

是那么的义无反顾，坚定自信
身后留下的是年幼双子的稚嫩声音
"爸爸，注意安全！爸爸，加油！"

再次看到你的背影
我的眼泪夺眶而出
作为医疗队的第一班医生
你坚定地走向隔离病房
坚定地用胜利手势鼓励同伴
坚定地用背影安慰所有关心你的人
走向抗击新冠肺炎的第一线
没有一丝迟疑

你的背影
坚毅挺拔，温暖人心
你的背影
肩负着中国人民的期盼
我凝望着你的背影，心中默念
兄弟，请你平安回来！

（北京大学人民医院　刘健）

战
友

212

家书

66

给妈妈的信

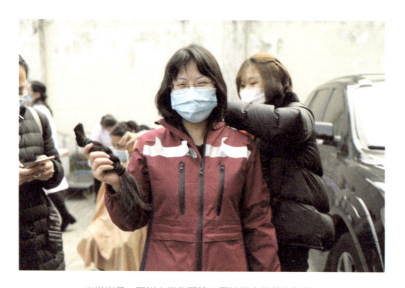

出发当日，四川大学华西第二医院杨晓燕剪去长发。

亲爱的妈妈：

见信如晤。

虽然网络已经如此便捷，我可以随时打开通讯工具和您实时联系，但我还是决定用书信的方式来和您聊聊天——因为您时常说，文字自有一种令人安定与治愈的力量。

还是过年的时候，网络上铺天盖地都是疫情愈演愈烈的消息。彼时虽然没有接到正式通知说医院会有医疗队派往湖北，我已主动请缨表达了希望去前线的决心。

犹记得那日正窝在沙发上和您有一搭无一搭地聊天，正在纠结要不要告诉您我已经报名请缨去前线抗疫，仿佛心灵感应似的，您忽然对我说："我知道，你作为一名医生，断不能在这种紧要关头临阵脱逃，但我还是想说，你是我的女儿，你的平安是妈妈最大的心愿。"

于是我思虑了再三，没有告诉您我请缨加入预备队。

及至深夜接到通知，即刻就要出发，这才在翌日早晨给您发去信息说我即将赴鄂。出乎我意料的是，您只是简单地回复说："知道了，注意保护好自己"，随后您又发来信息说："妈妈等你平安归来"——这条讯息，基本上是每个小时都会发来，直到我告诉您说飞机即将起飞、我需要关闭手机了。

之后您曾经和我的好友也是同事委婉地抱怨说我都没有事先通知您，所以您也没能到现场来送送我、未能亲口叮嘱我要注意平安，又言及对我之担心。但平素和您聊天时您从来没有和我说过什么，只是说头发剪短了真不好看。常言道"母女连心"，我又何尝不知道您会想要亲自来送我踏上征途、亲自来千叮咛万嘱咐呢？只是我怕看到您牵挂的眼泪，怕我也会忍不住落泪。我亦深深地明白那些您未曾说出口的牵挂与不舍，一如我也"默契"地在和您聊天的时候不会提及这些，只是互相说一点看到的新鲜事儿罢了。

还是和您说说我的现状吧。

到武汉已经若干天了，初到的时候恰逢雪落满城（是您特别喜欢的那种淡淡的一层的样子），此时已经是春满枝头、百花初妍。

工作之余，多数时间我都待在房间里。在家的时候，您总是会三不五时就皱着眉头教育我说要多运动一些。到武汉以后，因为不能外出，每天我反而会抽出半个小时来做一些室内运动。在不上班的时候也会按时吃饭、规律作息，反倒比在家里的生活方式更加健康一些。其余时间里，除了与时俱进地学习各种专业知识以外，我也会看看电子书、整理整理自己的旧照片，就如同在家里的时候一样，倒也不觉得无聊。所以您大可不必担心我的生活情况。

我们在定点医院的工作也有条不紊地开展着。重症病房的患者们年纪一般都偏大，大多数都和外公年龄相仿，本身平日里多多少少都有一些小毛病，所以康复的过程都要漫长一些。久病之后，他们未免就有一些焦急，不知道自己还能不能好起来。每每看着他们不自觉皱起来的眉头，我就会想到大学时候曾陪伴于外婆病床旁的时光——整日里都看到她闷闷不乐，为自己的健康状况惶惶不安。

所幸十余年后，我终于成长为一名独当一面的医生，除了握住他们的手告诉他们一切都会好起来以外，也能真真正正地帮助他们逐步康复。在医疗队同事们的齐心协力之下，越来越多的人顺利出院、转去隔离点继续观察。每当把出院证明交到他们手上、通知他们可以收拾行李等着接他们的车来，看着他们微蹙的眉头舒展开，脸上露出久违的笑容的时候，我就会觉得再多的辛苦也是值得的。我想，他们家里大约也有一个孙女在殷切地期盼着爷爷奶奶回家、全家人围坐在一起开开心心地吃个团圆饭吧。

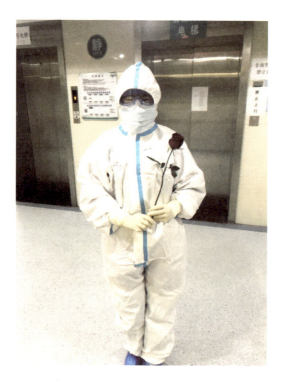

2020 年 3 月 12 日，杨晓燕医生夜班进舱前留影。

这大概就是以前您常说的"老吾老"的意思吧。

写到这里的时候，窗外已经是春光明媚。相信暮春之际、樱花烂漫之日，我们便能顺利结束这场战"疫"，胜利且平安地回到家里。

那时候，我再和您一起去为外婆扫墓，夜宿青城、促膝言说吧。

最后，附上一张我的工作照。

保重身体！

女儿
2020 年 3 月 12 日，于武汉

（四川大学华西第二医院　杨晓燕）

67

你等的拥抱还会久么

亲爱的爸爸：

我明天就要参加红领巾行动研究分享了，您什么时候才回来呢。yí qíng dé dào le hǎo zhuǎn, dàn 是我们千万不能 fàng qì, 我们 hái děi jiān chí zhù, 这次 yí qíng fēi cháng 广大, chuán rǎn 了好多人, tīng hú 大多 shǔ dōu shǔ yú hú běi wǔ hàn, 我和妈妈 cè tǐ zhòng 的时候妈妈大叫一声我问您为什么叫?妈妈说我 pàng 了!哈哈……, 爸爸您 gǎn kuài 回来吧, 我 lián 您长什么 yàng zi dōu wàng 了因为我好多天 dōu 没见您了我好 xiǎng 您呀, 不要生 bìng o

爱您的儿子

2020年3月3日

2020年3月3日，侯明杰的儿子偷偷给爸爸写的信，说要等爸爸回家时给爸爸一个惊喜，被妈妈发现，悄悄拍照发给了爸爸。

亲爱的儿子：

　　爸爸已经从战场胜利归来，正在宾馆隔离。再有13天，爸爸就可以见到你了！爸爸非常想念你和妈妈！谢谢你和妈妈一如既往地支持。回郑州后，你们母子也被隔离了，你和妈妈说，隔离结束后的第一个愿望就是去医院见爸爸。

　　上次我们视频聊天时，你说想让我抱抱你，但因医院规定非工作人员及相关患者都不能进入医院，这个愿望至今都不能实现。爸爸虽然离开隔离病区，但仍不能回家看你，你和妈妈在家多注意身体，不要去人多的地方，出门要戴口罩。

我们医院这个厉害的传染病已经清零，并且爸爸和叔叔阿姨们都没有生病，这一仗打得很漂亮。爸爸在隔离病区的这43天，不能出那栋楼，已经没有"星期"的概念了。每天忙完后，时间都已经很晚，但还是想和你视频聊聊天，看看你，耽误你睡觉了，让你养成现在晚睡的习惯，爸爸很抱歉。但你每晚也很想听爸爸讲讲战"疫"的故事，对吗？

有时候，你不理解，瞪着大眼睛问我："爸爸，你当时不是被安排在原来科室值班，怎么又到隔离病区了呢？"这次的病毒传染性非常强，因为爸爸是医生、是党员，在危险面前，爸爸要冲锋在前，所以我主动申请到隔离病区。将来，你也要做有担当的、真正的男子汉！你是不是还不理解，医院明明已经要求爸爸出病区，有下一批医生替换，为什么还不回去陪你？因为那时正处于疫情最厉害的时期，患者持续增多，在这个防控疫情的关键时刻，爸爸已经熟练掌握了各种流程，也曾经发誓：疫情不退，决不收兵！爸爸的身体很好，于是，是爸爸自己再次请战留在了隔离病区，做人要说话算话，履行诺言，你说对么？爷爷是一名退役老兵，炎炎表哥也是军人，他俩经常给你讲当兵的故事，爸爸已经锻炼成了抗疫老兵，就更不能退缩。你竟然哭着又问："那既然是打仗，会不会受伤、死掉啊？"那时候，我告诉你："不会！这是一个没有枪，没有大炮，没有硝烟的战场。"现在，爸爸的战斗结束，开始在宾馆隔离了，才敢告诉你，其实有许多抗疫的战友们被传染上了这个病，还有一些医生在战斗中牺牲了。他们都是英雄，都是为了保护大家而牺牲的。

爸爸和同事们在这里工作很辛苦，要穿戴很多层防护用品，每次进病房都汗流浃背，面对这个很厉害的传染病，必须要这样，才能保护好自己和周围的人不被传染。只有保护好自己，才能救治更多的人。

我把脸上有深深勒痕的照片发给妈妈，结果你看到就哭了，还问我疼不疼，爸爸告诉你不疼，其实是已经麻木了。这是让妈妈告诉你如何才能做到坚强、不怕苦、不怕累。

爸爸看了你在"红领巾行动研究"分享活动中录的小视频。你讲得非常好，将新冠肺炎的传播途径、如何防护都讲了出来，条理清晰，只是讲的时候小手动作有点多，相信你和妈妈一起也是做了充分的准备的。

你要明白，做任何事都要提前准备、独立思考、充分合作，这次你和妈妈合作得非常好。而我们这次能够取得战"疫"的胜利，也是因为我们做了充分的预案，抗疫队伍分工合作，在没有现成经验的时候积极创新，爸爸所在的医院救治了咱们郑州一多半的新冠肺炎患者，并且没有一名医护被感染，你说厉害不？

希望通过这次新冠肺炎疫情的经历，你从中能感受到，面对灾难人类是多么渺小，在这场灾难面前，许许多多人纷纷捐款出力，体现出人间大爱。相信祖国，听从安排，国家是我们最坚强的后盾。

今天，你表现不错，上完网课还能够按时完成作业、擦桌子、洗碗……爸爸不在家的时候，你已经锻炼成妈妈的小帮手了。晚上，你给爸爸打电话说不开心了，因为和妈妈玩扑克时输了，妈妈没有让着你。爸爸告诉你，你要尊重规则，提高自己的水平，想办法通过提高技术来赢妈妈，而不能光靠别人让着你。你长大了，学习和工作中，大家都在努力，没有人会刻意等你、让你，电视里的习总书记不是说过"打铁还需自身硬"么？

爸爸正在宾馆隔离，你想来看爸爸，但是你来了也不能进来，爸爸也不能出房间，就别来了。我在这挺好的，叔叔阿姨给我们送好吃的，还有牛奶、水果。吃完饭，爸爸就继续完成自己的论文，还可以看看电影，在屋里锻炼身体。你也可以随时跟爸爸视频，你总是说想我，想让我抱抱你，隔离已经1天，你已经会算14-1，你等的拥抱还会久么？

爱你的爸爸

2020 年 3 月 10 日晚，于医学隔离观察宾馆 1015 室

（郑州市第六人民医院　侯明杰）

防控疫情在一线，是责任，也是荣耀

敬爱的家人：

"疫情就是命令，防控就是责任"，今天是我参与抗击新型冠状病毒肺炎疫情的第一天，研究生毕业后参加工作快5年了，第一次给你们写家书。亲爱的爸爸妈妈，心里已经有了许久没陪您二老过年了，今年您二老的年应过60岁，本想陪儿女大年三十回家的，本有着心回家同您二老团聚。但面对新型肺炎疫情的日趋严重，我院成立了预检分诊小组，大年初二晚上就上的防疫岗位在各个医院疫情防控一线值班。2003年非典时我还是一个小学生，17年后我成为一名临床医生，作为医务人员我们责无旁贷，虽不能去疫情最重的武汉，但作为医院疫情防控的一员，在人民群众生命健康受威胁的时候，这是我的责任，同时也是一份荣耀。

亲爱的爸妈，儿行千里母担忧，由于平时临床工作繁忙平时与您二老联系少，陪伴的时间更少。父母在人生尚有来处，父母去人生只剩归途，作为儿女心感到很力不从心。在感冒与疫情防控的第一线期里，我怕您二老担忧，不敢跟您打电话。直到电视里每天报道疫情新闻后打电话给我心，才跟您二老说出实情，爸爸您说"有国才有家，国家有难，你能够为人民群众的健康事业贡献一份力量，作为一个对社会有用的人，我们以你为荣，好好工作，不要有后顾之忧"。谢谢您二老的支持，我会注意配的安全的，待到战胜疫情之时，我会带着青儿回家看望您二老，希望您二老保重身体，不要过于劳累。

亲爱的儿子，这些年爸爸陪伴你的时间很少。特别这个春节，因为爸爸一直在疫情防控的一线，担心在医院坚守的爸爸传导给你，将无法回得特定隔离，没有与你一起玩游戏、学习，很久没有进行到位的陪伴讲述一回。水浒传等你喜欢听的故事。但是爸爸相信等你长大了，一定会理解我支持爸爸的。儿啊，每一代人有一代人的责任，每一代人需要有配的担当，当使命来临时，需要我们这些医生勇前行，在这场疫情防控攻坚战，还有很多其他叔叔阿姨们的参加。他们有党和国家领导人、人民解放军、建筑工人、工人各行行业的人。爸爸作为医生看到许多遇难的人经过我们医务人员的治疗病情好转，心头感到由衷的高兴，满满的自豪感，这些是不能用金钱去衡量的。作为医生也不是万能的，但我们也竭尽所能，进我问心无愧。儿啊，在大自然面前，我们人类能够做的还很少，对大自然我们人类永远需心怀敬畏，尊重自然规律。面对疫情，其实爸爸想进我为四大文明古国之一，一个拥有五千年文化灿烂的国家，多难兴邦，我坚信这一次我们一定会取得胜利。同时也希望你认真学习，以后做一个对社会有用的人，努力实现配得的人生价值。

亲爱的老婆，同为临床一线医务人员，你知道这些年作为一名医务人员我是很尽职的，也作为爸妈的儿子、心心的父亲、你的爱人我是不称职的，感谢这些年你的支持。住、疫情就是命令、防控就是责任，生命重于泰山，门诊是疫情防控任务道重关卡。也要勇重重心去，爱情着努力地做好自己的工作，在岗上我情防控岗我和你商量如果我不慎感染情冠肺炎后我们要各自住在医院隔离的两个病房间，我俩通话不超过30分钟，记得你就回我要说"84岁钟支持你"。老婆，谢谢你的鼓励、支持。你家里的顶梁柱在，我会做好疫防护遇及时回一定无恙小辈苦你了，待疫情控制后，国泰民安，美好的明天在等着我们。

高焱
2020年2月2日

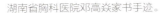

湖南省胸科医院邓高焱家书手迹。

亲爱的家人：

我参与抗击新冠肺炎疫情已有半个月，参加工作也快 3 年了，还是第一次给你们写家书。

亲爱的爸爸妈妈，儿子已经有 3 年没有陪您二老过年了，如今您二老均已年过 60 岁，本想值完大年三十的班，带着妻儿回家与您二老团聚。但随着新冠肺炎疫情的日趋严峻，我院成立了预检分诊门诊，大年初二晚上，我主动报名参与医院疫情防控一线值班。

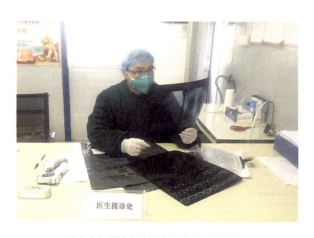

邓高焱在预检分诊处查阅患者影像资料。

作为医务人员，我们责无旁贷，虽然不能去疫情最严重的武汉，但作为疫情防控的一员，在人民群众生命健康需要的时候坚守在工作岗位，这是我的责任，也是一份荣耀。

亲爱的爸妈，儿行千里母担忧。虽然由于平时工作繁忙，与您二老联系少，陪伴的时间更少，但你们无言的爱却时时陪伴着我。作为儿子，我的内心感到很内疚。在我参与疫情防控的第一个星期里，我怕您二老担忧，不敢打电话。直到您们看到电视里的疫情新闻后打电话给我，我才跟您二老说出实情。爸爸您说："有国才有家，国家有难，你能够为人民群众的健康事业贡献一份力量，成为一个对社会有用的人，我们以你为荣，好好工作，不要有后顾之忧。"谢谢您二老的支持，我会注意自己的安全，待到战胜疫情之时，我会带着妻儿回家，好好陪陪您二老。希望您二老保重身体，不要过于劳累。

亲爱的儿子，这些年，爸爸陪伴你的时间很少，特别是这个春节，因为爸爸一直在疫情防控的一线，担心在医院可能感染病毒会传染给你，特意与你保持一定距离，没有与你一起玩游戏、学习。我们约好每周两次的睡前故事，也很久没有给你讲了，上次讲的《三国演义》《水浒传》不知你是否还记得。但爸爸相信，等你长大了，一定会理解并支持爸爸的。

儿子，每一代人有每一代人的责任和担当。当疫病来临时，需要我们这些医生挡在前面、负重前行。爸爸作为医生，看到许多患病的人经过我们医务人员治疗后得以痊愈，内心由衷地感到高兴。面对疫情，我相信我们一定会取得胜利。同时也希望你认真学习，以后成为一个对社会有用的人，努力实现自己的人生价值。

亲爱的老婆，同为临床一线医务人员，我知道这些年作为一名医务人员，我是称职的，但是，作为爸妈的儿子、儿子的父亲、你的爱人，我是不称职的，感谢你这些年的支持、付出。疫情就是命令，防控就是责任。预检分诊是医院疫情防控的第一道关口，也是最重要的一关，我将尽最大努力做好自己的工作。还记得，在参与疫情防控前，我和你商量，如果我不慎感染新冠肺炎后我将会独自住在医院安排的隔离房间，你忐忑了10多分钟，但很快就回复我说"84岁的钟南山院士为疫情操劳奔波，已经几天没睡，我们作为年轻一代医务人员，责无旁贷，全力支持你。"老婆，谢谢你的鼓励、支持。作为家里的顶梁柱，我会做好防护，保护好自己。这段时间一家老小辛苦你了。待疫情控制，国泰民安，美好的明天在等着我们！

邓高焱

2020 年 2 月 2 日

（湖南省胸科医院　邓高焱）

亲爱的妈妈，我想你了

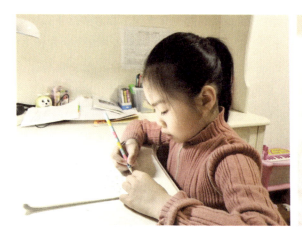

福建省龙岩人民医院郭燕琳的女儿在给妈妈（郭燕林）写信。

亲 ài（爱）的妈妈：

你好！你 xiǎng（想）我们了吗？我和 dìdi（弟弟）很 xiǎng（想）你。Dìdi（弟弟）měicì（每次）看 dào（到）你的 zhàopiàn（照片）jiù（就）一直叫："妈妈，下来，妈妈，下来……"有时我听 zhe（着）听 zhe（着）jiù（就）kū（哭）了。

妈妈，你 shì（是）不 shì（是）也一 yàng（样）xiǎng（想）我们？

爸爸说妈妈你去湖北打 bìngdú（病毒）了，像 āotèmàn（奥特曼）打 guàishòu（怪兽）、lùjùrén（绿巨人）zhěngjiù（拯救）rénlèi（人类）一 yàng（样）。妈妈和 chéngqiān-shàngwàn（成千上万）的 shūshu（叔叔）āyí（阿姨）一 yàng（样），dōu（都）是 chāojí yīngxióng（超级英雄）。

妈妈，你走 zhī（之）后，我 hěn（很）自 jué（觉）地学习。我还学会了 zhàogù（照顾）dìdi（弟弟），给他 wèifàn（喂饭），péi（陪）他 wán（玩）。妈妈，你不用 dānxīn（担心），我们会 zhàogù（照顾）好自己，你也 yào（要）zhàogù（照顾）好自己，我们在 jiā（家）里 děng（等）你 píng'ān（平安）回来。

江依涵

2020 年 2 月 26 日

致 你 们

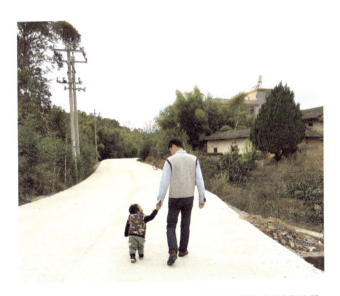

福建省龙岩人民医院对口支援宜昌医疗队队员郭燕琳的丈夫和儿子。

亲爱的你们：

宝贝，你的信妈妈收到了，妈妈真的好开心好开心，因为我发现你又进步了！妈妈在这里每天忙着打"怪兽"、保护患者。这几天，妈妈已经从"怪兽"手里救了好几个叔叔阿姨，妈妈是不是很厉害？你也要加油哦，乖乖听话，帮爸爸照顾弟弟！我们一起加油吧，等妈妈回来。妈妈爱你和弟弟。

谢谢你，我的爱人。很多人问我两个孩子这么小，你就这么狠心丢下孩子吗？甚至有人劝我不要去了，孩子这么小，万一回不来怎么办？他们的担忧我清楚，试问天下哪个母亲能舍得自己的孩子？然而身为母亲的同时我也是一名医生，医生有她的职责使命，现在国家有难，疫情当前，湖北正缺医生，这正是兑现医生的誓言、践行使命的时候，作为一名重症医学科医生的我责无旁贷。

我之所以能心无旁骛地投身于此次战斗离不开你的支持和鼓励。我深知你肩上的压力，但你总是如此顾全大局，总是无条件地支持我做我想做的事，解除我的后顾之忧。

在离别的那天，我和队友们早早地坐上车了，我用余光看到你站在车外凝视着我，我噙着眼泪不敢看你，我担心在与你对视的那一刻会泪水决堤、泣不成声。在汽车缓缓启动后我回头看着你远去的身影，早已泪雨滂沱。此生能与你成为夫妻是我的幸运，此行定能战胜疫情，定能凯旋，等我回来！

燕琳

2020 年 2 月 27 日

（龙岩人民医院　郭燕琳）

一封家书

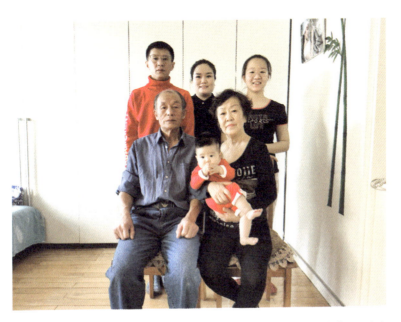

2020年1月25日赴鄂支援出征前，于黑龙江省齐齐哈尔杨磊父母家中，一家六口全家福。

亲爱的爸爸妈妈：

匆匆一别，抵鄂1月有余，重任在肩，须倾尽全力，唯有夜深无人，心中悄悄挂念，迟来的一封家书，你们，好吗？

祖国有难，吾辈当勇往向前，于战场杀敌，护身后家园之安危，责无旁贷。初心已刻数千字，唯独惧字未曾言！

党一声召唤，儿即来到抗疫前线，对不起，让二老担心了，然自古忠孝两难全；出征前，没有如实告知此次疫情之剧，对不起，

227

让二老心神不宁了，然吾深知多言无益；对不起，未允双亲机场送行，留下诸多遗憾，然实在不忍二老承受那个转身的瞬间！在父母眼里，儿永远长不大，皆因双亲的护佑，外面纵使风雨飘摇，也未曾打湿我的衣衫。然而，此次赴鄂支援让儿一夜之间长大了。119名壮士当中，儿的身影虽然瘦小，却最为挺拔，因为我要与战友们一同扛起这风云突变的天；隆冬的寒风咆哮着，吹痛了战士们的脸，却吹不倒儿子手中的队旗，此时，它就飘扬在我们的阵地上！

10年ICU，我干的就是从死神手里抢人的活儿——武汉别怕，我们来了！从机场到驻地的路上，车少、人少，唯独"武汉加油"的霓虹灯不少。武汉没有哭泣，祖国没有放弃，四面八方增援团队的飞机24小时不间断地降落在武汉机场，此战，岂有不胜之理？

兵马未动，粮草先行，社会各界倾囊相助，生活、医疗、防护等各种物资补给源源不断，二老无需担忧。几十天来，儿吃饭三餐应时、狼吞虎咽，工作是精兵强将、团队作战。每日晨起，必吃一个鸡蛋，因为它可以让我有足够的体力连续支撑数小时。维生素C片也是必备功课，儿深知，那是出征前，妈妈您特意去给我买的，您做了能做的一切，剩下的就是等我平安回家。

看过电视里穿着防护服的医务人员吧，是不是觉得好神秘？哪个男孩子没做过当兵的梦，尤其是特种兵，这一次如愿以偿了。我第一次换装备进舱的感觉，绝对有特种兵作战前准备的感觉。N95、外科口罩，就像往脸上涂迷彩；防护服、隔离衣就是我的吉利服；手中的血氧仪就是我的狙击步枪……可能儿子本就是属于这个没有硝烟战场的战士吧，我查房的样子，倍儿帅！将患者治愈出院，那感觉，绝对欣慰。

某日，我值夜班，与白班医生交接，整理患者的相关资料，然后与同组的3位医生一起进入隔离区查房。监护仪、呼吸机的声音，此起彼伏，这声音再熟悉不过了。你们可能不信，有的时候听不见它们，我都难以入睡。未及床旁，便已大概知道他们的呼吸是否还算平稳。患者手脚的温度、浮肿的情况，镇静程度的评估，监护仪上红、蓝、黄、绿的数字，呼吸机监测屏上跳跃的波形，尿袋里的尿量及颜色，检查报告的结果，每个注射泵上的速度显示，我逐一查看，因为任何一个细节都可能影响我们对治疗方案的调整。不知不觉，已近午夜，走出病区，摄入一些碳水化合物，小憩一下，补充体力——整点儿吃的，造饱睡觉。

爸爸妈妈，这里一切安好，勿念勿念！望二老保重，儿定当竭尽所能，不辱使命，驱敌之兵，凯旋而归！

儿杨磊

庚子年春，书于江城

（齐齐哈尔医学院附属第三医院　杨磊）

给我亲爱的女儿

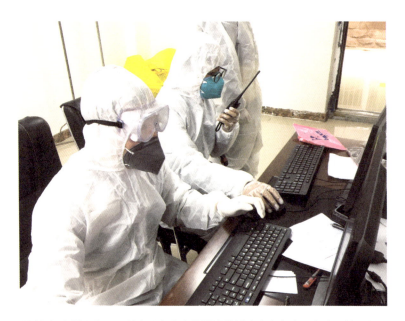

2020年2月9日，四川省乐山市人民医院易斌（中）在为隔离病区的患者调整治疗方案、完善病历资料、上报相关数据。

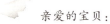

亲爱的宝贝：

　　今天是你4岁生日。对不起！爸爸因为抗击新冠肺炎疫情和凉山脱贫攻坚工作，再次爽约不能陪伴照顾你！真的真的对不起！

　　你还小，也许你现在还不能理解，等你长大了，一定会因为爸爸今天的工作而骄傲的！看到你在家为妈妈分担家务，感觉宝贝一天天长大了，也一天天懂事了！当爸的是该放心了，但欣喜之余也有些不安，也有些许的担心！

亲爱的女儿，现在你上幼儿园，要开始接触到真正的人生了。我想告诉你，无论你欢乐还是流泪，任何时候，你回头，爸爸就在你身后，微笑着看着你，不要害怕失败，不要担心跌倒，要学会自己站起来。爸爸会在远方为你默默祝福、祈祷，希望你在妈妈和老师的关心与呵护下健康快乐成长！你一定要记住，这个世上对你最好的是你妈妈！从你在娘胎里可能有些许的感知，到你的啼哭、吃奶、爬坐、站立、牙牙学语、更清晰地认知这个美丽的世界，都是你的妈妈伴你左右！无论以后经历怎样的风霜雨雪，妈妈都是暖阳，照耀你前行！也要感谢这个世界关心爱护你的人！一定要懂得感恩！

当国家和人民生命健康遭受病毒威胁的时候，爸爸怎么能退后，又能退到哪去。我是一名感染科医生，我不上一线，谁上一线？爸爸去年帮助四川省美姑县人民医院重建的感染科，现在正承担着全县 26 万余人新冠肺炎疫情的防控诊疗工作。

每年春节前后都是美姑县返乡人口最为密集的时候，也是呼吸系统疾病的高发时节。在诊室内，前来就诊的患者总是摩肩接踵，病房里更是一床难求。如今碰上了新冠病毒，让原本忙碌的工作节奏愈加紧张起来。

自四川出现确诊的新冠肺炎患者开始，我们放弃了春节休假，参加春节值班。别人全家团聚，爸爸在值班；你四岁生日，爸爸还在值班。感染科的我们就是要顶在这场战"疫"的最前沿。作为美姑县新冠肺炎医疗救治组组长，爸爸穿着厚厚的防护服，每天都要到一线查房。病房里，一个个忙碌的身影穿梭不停，测量体温、静脉给药、调整给药方案、开立医嘱、个体化评估病情……为打赢这场没有硝烟的战"疫"，不断付出和忙碌着。我们每天做的事情重复而不重合，而我们要做的就是时刻准备着，赶在下一次病毒暴发之前，把它消灭，让每个人的生活都回归正常。

在疫情肆虐神州大地的这段时间里，爸爸和战友们时刻守卫在抗疫一线。作为组长，我不仅要综合协调病区管理的方方面面，还要随时准备接治全县各乡转运来的疑似新冠肺炎患者。

　　"疫情就是命令，防控就是责任。"作为一名感染科医生，爸爸始终不忘从医初心，肩负救治患者的光荣使命，一往无前，坚持不懈，守护着这片土地，挺立在大凉山抗疫战斗的前排。爸爸相信，你一定会理解爸爸，并且以爸爸为傲！

爱你的爸爸

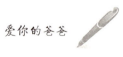

（乐山市人民医院　易斌）

家　书

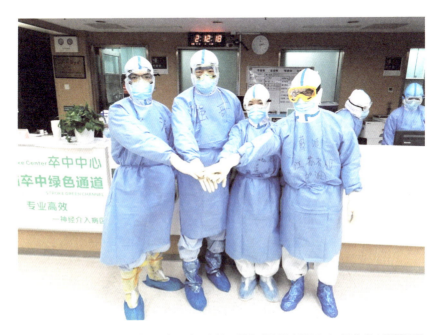

2020 年 2 月 18 日凌晨 2 点 12 分，武汉市第一医院感染五病区 ICU，江苏省人民医院尹志强（左二）参加交接班，与同事们互相加油鼓劲。

老婆好！

　　一眨眼来武汉快三个星期了，因为工作充实，所以感觉时间过得飞快。我记得，2020 年 2 月 8 日我第一次报名去支援湖北抗疫前线的时候，你抱着我哭，不同意我去。我知道，那是因为疫情严重，你担心我的安全。但我知道，你一定能理解我的决定，我们都是医生，当时湖北最需要什么？湖北最需要的就是我们医护人员。

2月13日，我随医院第五批援鄂医疗队驰援武汉，接管武汉市第一医院ICU。出发前你问我紧不紧张，大概什么时候能回来。我是真的不紧张，因为我知道只要做好防护肯定没问题，我们这个队伍这么强大，一定能打胜仗、早日回家。临行前，其实我心里始终有点担心你，但我当时没有说出来。我去武汉以后，家里面的很多事情就要落在你身上，你会非常辛苦，我担心你扛不住。因为疫情出行不便，但是家里的柴米油盐酱醋茶都要靠你去置办。你有学校的教学任务，你还要在医院的隔离病房轮班，我真怕你忙不过来。

出发当天，我一夜无眠。那天我早上6点半就起床，先去菜市场买了10条鱼，还买了很多的肉和蔬菜，我想你应该可以有一段时间不用去菜市场了。人多的地方，总归有风险。因为学校延迟开学，所以孩子每天从早到晚的教育都需要你费心，我能想象到，你肯定是很辛苦的。幸好区政府、教育局、学校对我们家和孩子的教育非常关心，我们医院和科室也给我们家在生活上提供了很多帮助。我在武汉的这段时间，家里面安排得井然有序，我非常欣慰。妈也辛苦了，每天做饭、洗衣、做卫生，你要多替妈分担一些。

我在武汉一切都好，生活保障充足，衣食住行都很便捷。每天饭菜充足又可口，减肥已经成为不可能的事。为了有更好的体力开展抗疫工作，每天必须吃得很饱，所以我已经放下出发前瘦身的小目标。当然了，大目标从来都没有变过，那就是全力以赴、早日战胜疫情。

我们这支两百多人的队伍是一个非常团结的集体，战斗力很强。作为一名皮肤科医生，我在一线的工作主要有三个方面：第一要常规参加新冠肺炎患者的救治，当然主要是辅助来自ICU、呼吸科和感染科等科室同事的工作；第二要负责病区患者的皮肤疾病诊治；第三点很重要，我要负责我们团队所有医护同事的皮肤健康。你知道的，长时间穿防护服、隔离衣，戴口罩和护目镜，很容易出现压疮等各种皮肤问题而严重影响同事的工作状态和生活质量，必须及时治疗。另外，我也参加了其他医院新冠肺炎患者和医护同行皮肤疾病的远程会诊。值得一提的是，武汉市江夏区第一人民医院的1例新冠肺炎合并重症多形红斑的患者，病情很重，我全程参与了皮肤病的会诊，最后在大家的一起努力下，患者转危为安，你说是不是很棒？

总之，我们这个团队在武汉的工作开展很顺利，ICU的工作任务的确重一些，但是在我们全体人员的努力救治下，目前已经有新冠肺炎患者陆续出院，大家都很振奋也更有干劲了。你应该看到新闻了，最近武汉的方舱医院要陆续关闭，这意味着疫情正逐步被控制，总体形势也越来越好。相信过不了多久，武汉就会取得抗疫的全面胜利。

老婆你辛苦了！我在武汉继续战斗，你放心吧，等我回家团聚！

对了，我重新定了一个小目标：回家第一顿，火锅走起！

尹志强

2020 年 3 月 2 日

（江苏省人民医院　尹志强）

写给家人的一封信

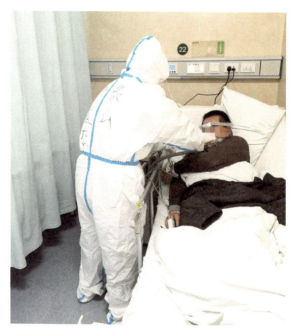

浙江省宁波市象山县第一人民医院方俊杰给患者佩戴并调整无创呼吸机。

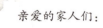

亲爱的家人们:

你们好!今天刚下班回到宿舍,清洗了一番后,坐在椅子上,突然想到已经很长时间没和你们在一起了。我不愿去数到底有几天了,就如我从来不知道自己今年是几岁一样,不想算得太清了,人有时糊涂点儿更好!

我在这里过得还行,吃的、喝的都有,也不愁穿,上下班都有班车接送,因为工作是要医治新冠肺炎患者,所以我们近距离接触的医护人员也就成了被隔离对象，每次回宿舍后就不允许出门或串门了。我们宁波医疗队分了三个医疗组，我是其中一个医疗队的副组长，平时除了常规的工作之外，还得做一些部门间的协调工作，可能比其他人要忙一点，但这对我来说也是一种锻炼，不是吗？

每天穿上防护服后，感觉呼吸都很沉重，每当我摘下防护眼罩时，可以清楚地看到眼罩里满是凝结的小水滴。今天走出污染区的时候，只听那边的护士长说："天啊！你们快看，那医生出了这么多汗！"他们叫我不要动，说要给我拍个照，看了照片才知道自己的模样。防护服闷热，加上整整 6 个小时不能喝水，这的确是一项艰苦的考验，但我的脑海里只有患者，只想着一件事，就是通过诊疗减轻他们的病情，帮他们渡过难关。

我亲爱的妻子，当初留下你一人在家里，我心里也很难过，因为去年做过手术的你，还没有完全康复，不能干粗活。幸运的是组织上充分考虑到我们家的实际情况，让爸爸妈妈和孩子都回到了你身边，这样你就不会孤单了，我的心也就放下了。希望你能好好上班，带好我们的孩子，要教育他们懂得珍惜，懂得感恩。

我的女儿，你一直是爸爸的小棉袄，现在也慢慢长大，但你还是有很多坏习惯需要改正，希望爸爸不在的这段时间，你能勇敢独立起来，在家能听爷爷、奶奶和妈妈的话，不要和他们赌气，要照顾好弟弟，不要和他争风吃醋，女孩子也要大方一点儿。要做一个体贴、懂事的孩子，爸爸一直都很爱你！

我的儿子，现在你还小，或许说一些话你也不太懂，但从小你就表现出出乎我意料的言行举止，我想你以后的才智一定比爸爸高。爸爸希望你在家能好好听妈妈的话，以后能做一个顾家的、顶天立地的男子汉。

我最亲爱的爸爸妈妈，很遗憾我出发那天都没能与你们见面。那天看到妈妈发给我的微信，我的眼泪夺眶而出，我知道你们有千万个舍不得，我知道你们为我担心，我知道妈妈整夜流泪，但妈妈告诉我她的眼泪里充满着自豪，自豪的是养育了我这样一个儿子，用妈妈的原话就是"善良、勇敢、聪慧、有责任心"。这是你们对我充分的肯定，也是对我最大的支持。我希望你们这段时间能保重身体，等着我平安归来。

还有我的老丈人、丈母娘，与你们女儿的婚姻让我走进了你们这个充满爱的大家庭，可以说极少有人家能像你们家一样，做到如此相亲相爱，相互帮助。几次通话，电话那端丈母娘都不停地流泪，这一刻我真真切切地感受到，你们视我如己出。

还有很多话想说，但又不知道从何说起，总之，你们不用太担心我，我一定会照顾好自己的。我会好好在这里工作，尽我所能救治患者，我坚信我们一定会战胜疫情，我也一定会完成党交给我的任务，等到春暖花开时，我一定回来和你们重聚。

永远爱你们！

方俊杰

2020 年 2 月 20 日

（象山县第一人民医院　方俊杰）

手记

风雨中，更加坚信这面旗帜的力量

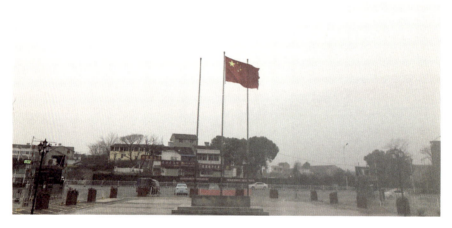

2020 年 3 月 9 日，风雨交加中的华中科技大学同济医学院附属同济医院中法新城院区，五星红旗迎风飘扬。

　　2019 年临近末尾，新冠病毒肆虐。2020 年 1 月 23 日（农历腊月二十九）武汉正式封城，拥有千万级人口的城市被紧急按下暂停键。武汉，这座充满英雄色彩的城市，为了全国疫情的防控，再次承担起了英雄的职责。

　　初期，由于对疫情认知程度有限，防护物资储备严重不足，急剧增多的患者和群众的恐慌情绪使得当地医疗系统几近崩溃，医务工作者不堪重负，身心俱疲。

　　武汉告急！湖北告急！党和国家立即进行统筹部署，举全国之力支援武

手记

240

汉。1月24日晚（除夕夜），军队紧急抽组3支医疗队从重庆、上海、西安驰援武汉。同日，在国家卫生健康委员会的部署下，第一批从上海和广东派出的医疗队赶赴武汉。2020年2月7日，我作为北京协和医院第二批援鄂抗疫国家医疗队的一员，同141名队友一起千里驰援武汉。当天下午3点多，飞机平安降落在武汉天河国际机场。偌大的机场里只有我们这一架国航包机降落，平日总是熙熙攘攘的候机楼里无比安静，只能看到我们这群逆行者快速前行的身影。我们这才意识到自己来到了已经封城14天的武汉。

我院第一批医疗队队员于1月26日先期抵达武汉，他们已经在华中科技大学同济医学院附属同济医院（以下简称"同济医院"）中法新城院区战斗了12天，并新建了ICU专门收治危重型新冠肺炎患者。抵达武汉的第二天，我们两批队员整编完毕，继续收治危重型患者。与病魔的较量十分惨烈，好多患者由于病程长、病情危重，虽然我们竭尽全力，使出浑身解数，用尽各种办法，但仍然无法挽回他们的生命，这种无助感、挫败感袭上了每个队员的心头，一时间队伍的士气十分低落，大家都变得沉默寡言。

每当结束了6小时的值班，脱下厚厚的防护服，我喜欢提前下楼去走走，等待班车的到来。中法新城院区是同济医院的一个新院区，此次作为定点医院专门收治新冠肺炎重型及危重型患者。院区内的景色很漂亮，但是此刻大家都无心欣赏，每个人都是面色凝重、脚步匆匆。门诊大楼前方的广场上矗立着几根旗杆，五星红旗在中间旗杆上迎风飘扬。抵达武汉已经1个多月了，今天天空中飘着小雨，伴有阵阵凉风，鲜红的旗帜在昏暗的天空背景中显得更加鲜艳。风越吹越大，颇有旌旗猎猎，战鼓雷鸣的气势。回想起疫情暴发以来，我们党和国家所采取的一系列措施，始终把人民群众生命安

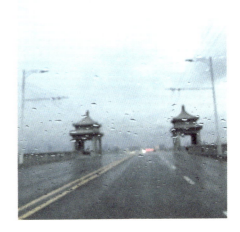

2020年2月28日，风雨中的武汉长江大桥桥头堡。

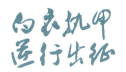

全和身体健康放在第一位，不计代价，不计成本，饱和式支援湖北、武汉。医疗系统先后共有346支医疗队、4.26万名医务人员抵达湖北、武汉，共同抗击新冠疫情。此刻，武汉人民虽然依旧在经历风雨，但是他们就像我2月28日雨中路过武汉长江大桥时拍摄的桥头堡一样，在风雨中屹立不倒，更像风雨中飘扬的五星红旗一样，迎风招展，斗志昂扬！对于新冠病毒，所有的医务工作者都有一个认知的过程，早期更像是一场遭遇战，我们被突然暴发的病毒打了一个措手不及，但是随着对病毒了解的不断深入，我们已经开始转入阵地战、相持战，并要集中力量进行大决战，尽快进入战略反攻。医疗防护物资最紧缺的时候已经过去了，医疗设备也不断到位，相信在这面红旗的指引下，在党和国家的统一部署下，在伟大祖国和英雄人民的强力支持下，我们一定能够早日取得这场疫情防控阻击战的全面胜利！

英雄的武汉，英雄的武汉人民，必将走出风雨，早日迎接属于他们的春天！

（北京协和医院　杨阳）

荆楚春已至 战"疫"胜可期

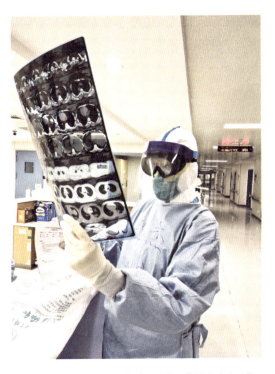

北京大学人民医院王光杰在武汉抗疫一线隔离病房工作。

    2020 年 3 月 11 日,星期三,农历二月十八,国家医疗队抵鄂第 46 天。

    "不获全胜,绝不轻言成功!"习近平总书记的讲话,给我们注入了强大的力量。而就在 3 月 10 日,习近平总书记又亲临武汉考察疫情防控工作,在抗击疫情的关键时刻发出了决战、总攻的动员令,让我们前线医务人员乃至全湖北人民备受鼓舞。面对复杂的疫情防控局势,我们集中力量办大事,一定能战胜疫情。

身为援鄂医务人员，有幸亲身经历了历史，在武汉这个英雄的城市，见证了全国人民创造的"人间奇迹"。从患者大量涌入门急诊，到火神山医院和雷神山医院迅速竣工、投入使用；从"应收尽收"逐步实现"床等人"，到目前所有方舱医院"关门大吉"。管控的社区、辛勤的民警、后勤的保障人员、奔波的志愿者，甚至要求捐献血浆的患者都在为抗疫的最终胜利保驾护航。此时此刻总书记深入防控形势最严峻、复杂的第一线指导工作，让我们看到了希望，看到了胜利的曙光。

回想起大年初一晚上，在得到支援武汉的消息后，热闹的一家人瞬间安静下来。打破安静的是平时不爱说话的父亲，他语重心长地告诉我："去吧，到最需要你的地方去。"母亲走回屋里，翻出了父亲抗击"非典"的奖状和我穿着父亲防护服的照片，那时我才真正明白了什么叫做传承。"绿水青山枉自多，华佗无奈小虫何！千村薜荔人遗矢，万户萧疏鬼唱歌。坐地日行八万里，巡天遥看一千河。牛郎欲问瘟神事，一样悲欢逐逝波。"父亲最喜欢毛主席的诗词，这也是他经常给我背诵的《送瘟神》里的诗句。在这即将战"疫"胜利之时，回想临行前父母的叮嘱，回想起这首诗，感慨万千。

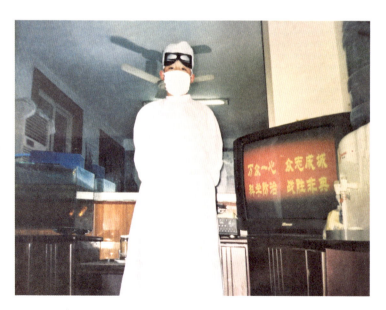

2003 年，王光杰身穿父亲防护服，在抗击"非典"宣传标语前拍照。

　　荆楚春已至，战疫胜可期。随着武汉疫情的持续好转，离回京的日子越来越近，回想在支援武汉期间的经历：在高危的传染病隔离病房里，穿着厚重的防护服，坚守了数十个日夜，锻炼了自己的意志；短期内大量重型患者的救治，让我不仅施展专业所学，而且提高了业务能力。从参加前线党支部会议，到专家团队制订救治策略；从配合护理照顾患者，到与队员一起相互关心打气，充分体现了服从组织、团队协作的重要性。疫情突发，逆行而上，医务人员奋战前线，我们的社会责任感也得到了全国人民的认可。全国人民上下一心，众志成城，疫情增长趋势得到彻底扭转，全国防控形势明显改观，但我们仍然不可掉以轻心。行百里者半九十，切忌疫情死灰复燃，让我们共同坚守，不获全胜，绝不轻言成功。

（北京大学人民医院　王光杰）

"希望你健健康康，以后别在 医院相见了！"

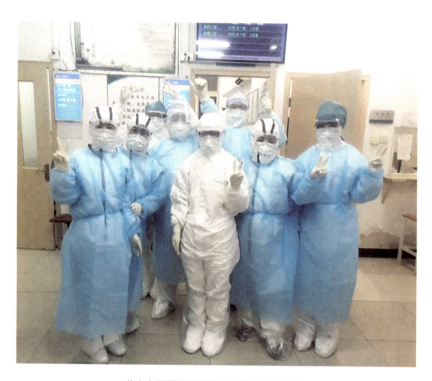

北京大学医学部发热门诊梯队成员合影。

　　2020年2月初，我所在的科室接到通知，需要选出一位大夫前往医院发热门诊进行为期14天的支援。我作为科室里的年轻党员，第一个报了名。回想起17年前，还是高一学生的我，由于那年的"非典"疫情，对医护人员增添了许多崇拜，也对医生这个职业充满了向往，在高考填报志愿时，我便毅然决然地填报了北京大学医学部。如今的我终于可以学着前辈的样子，在抗疫一线贡献我的力量。

　　得知我要上前线，家里人都非常支持。为了更加方便地穿脱防护服和自

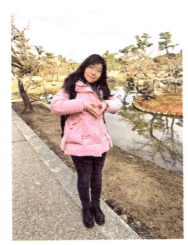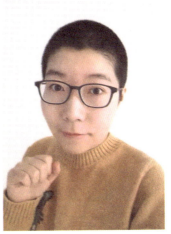

北京大学医学部赵㻗剪头前后对比照。

我清洁，爱人还亲自帮我剃了个板寸。三岁的宝宝见了我好奇地问："妈妈为什么变成男孩子了？"我对宝宝说："妈妈要去打病毒这个'坏蛋'，所以化妆成了男孩子，过一阵就能变回来啦！"他似懂非懂地跑回屋，拿出来了一个兔耳朵帽子交到我手上，"那妈妈回家的时候戴上它，就又能变回漂亮的女孩子了！"

经过规范培训后，在爱人生日这天，我没顾得上为他过生日，就开始了支援发热门诊的工作。

医生是整个发热门诊梯队的一份子，我们在发热门诊的主要工作是对就诊患者进行诊治，对留观患者进行查房，对所有患者进行甲、乙型流行性感冒咽拭子或新冠病毒咽拭子的取样。因为呼吸道病原体取样的关键点是要深、要转、要取细胞，操作中患者需要摘掉口罩张嘴，并可能会因咽部受到刺激而出现恶心、呛咳，甚至呕吐的状况。此时，我和战友们会直接面对这些扑面而来的病毒。但为了不漏诊，无论取样多困难，我们的操作都要保证严格、到位。

每组医生需要持续上岗 4 小时，之后休息 12 小时，再次上岗，以此循环。在休息时间里，我们要穿脱防护服、清洁、洗漱、吃饭，还得抓紧睡觉，正常的作息都被打乱了，但为了更好地投入工作，每个人都努力在休息

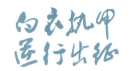

期间尽快进行调整。每次轮值前，我都会和同组战友相互监督防护服穿着是否合格、细节是否到位。由于长时间佩戴N95口罩，我的鼻梁被口罩上的金属条压出了伤痕，但即便再疼，也要将口罩压紧、压牢，这不仅是保护自己，也是保护他人。轮值期间我赶上了生理期，身体的不适加上长时间的工作，让我偶尔会感到头晕、恶心和呼吸困难，这时，我就赶紧调整呼吸，缓两分钟，然后继续投入工作中。

回想这14天时光，有很多令我难以忘怀的画面：

一个小男孩，因发热来就诊，我一边给他做检查一边不断安抚他的紧张情绪。排除了新冠病毒感染后，小男孩很感激，他说："赵大夫，您真好，以后见！"我对他说："不，希望你健健康康，以后别在医院相见了！"

一位老大爷，看过病后，望着医护人员里三层外三层的防护服，对我们说："你们还是穿得太少了，这不行啊！"我知道，这是他对医护人员的关切和对我们安全的牵挂。

一位阿姨做完检查后，走到每间屋子深鞠一躬，对着每间屋子里的医护人员都说了一句："谢谢你们，你们辛苦了！"

这些画面都令我非常感动。结束了14天的发热门诊轮值工作，我们还需要在医院安排的隔离区生活14天。在进入隔离区的第一天，谢苗荣副院长就给我们送来了医院党委和工会的亲切慰问，让大家感受到了来自方方面面的关怀。

我只是医院发热门诊轮值队伍中的一员，只是全国医务工作者中平凡的一份子。虽然在发热门诊的支援工作比较辛苦，虽然1个月不能见到孩子和家人，但我觉得值！我也为17年前下决心报考医学院并成为了一名医生而感到自豪。

（首都医科大学附属北京友谊医院　赵暕）

手记

科研助力救治，拱卫人民健康

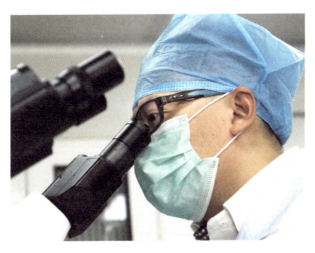

2020 年 3 月 2 日，广州医科大学附属第一医院杨子峰在呼吸疾病国家重点实验室用显微镜观察常见冠状病毒的细胞复制。

作为一名病毒研究者，从二十年前开始，我已经和各种病毒打过无数次交道。人类同传染病的斗争永无止境，病毒科研人员的工作，就是和病毒零距离接触，并进行一次次较量。面对此次疫情，作为钟南山院士团队的一员，我第一时间投入应急工作中。

临危受命　成立"战'疫'飞虎队"

进入年关，新冠肺炎疫情形势突变，蔓延迅疾。我立即着手准备新冠病毒基因序列的调研工作，与可靠的生产企业联系，安排核酸检测试剂采购。在此基础上，我与疾控部门的同事紧急联系，要求尽快进行战略储备。

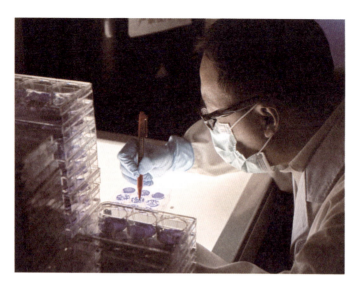

杨子峰在统计新冠病毒对细胞的侵染能力。

2020 年 1 月 24 日，广州医科大学附属第一医院召开紧急会议，由呼吸疾病国家重点实验室、广州医科大学附属第一医院检验科多名具有检验经验的技术人员"强强联合"，组成核酸筛查应急检测团队，直面新冠病毒，开展精准攻关。临危受命，我承担起医院核酸应急检测小组组长的责任。

大年初三，历时三天、排除万难准备的新冠病毒检测专用 PCR 实验室正式投入使用。与此同时，在国家重点实验室课题组长周荣教授、检验科林勇平主任等人的协助下，整齐划一的"战'疫'飞虎队"得以迅速成立、充分磨合，全体人员团结一心，在困难面前咬紧牙关坚持了下来。我们再次闯关成功！

跑赢时间，用疫情预测模型"预见未来"

除了做好检测应急工作外，科研攻关也不能落下。1 月 23 日，在钟南山院士为组长的国家高级别专家组建议下，我国政府采取了前所未有的全国性防疫干预措施，武汉更是采取了前所未有的举措——"封城"。但是，今后疫情将会如何发展？什么时候才算度过疫情？在以往研究流行性感冒的经验基础上，我迅速组织起疫情预测模型的研究团队。目标只有一个，就是跑赢时间。

团队中，各领域技术人才携手奋战，废寝忘食，终于在4天后取得了模型开发的阶段性成果。没有人能看到未来，但只要观察足够充分，分析足够深入，就能够推断出未来的情况。我们参考了大量文献，在模型中插入了政府强干预措施影响，并使用"非典"的流行变数对它进行训练，使它获得学习能力。二十多天的努力没有白费，我们的模型很好地预测出了疫情的未来走势。

这个基于人工智能及大数据建立的模型，为政府组织开展疫情防控工作提供了重要的科学参考数据，为国家先前采取的各种强干预措施合理性提供了坚实的科学理论支撑。最重要的是，只要能做到举一反三，面对未来新发传染病的挑战，我们将会更有信心！

药物攻关，推广有效临床应用经验

疫情暴发以来，我一直在思考另外一个重要的问题，就是哪一种现存的药物对新冠肺炎治疗有效。目前，中国正在实施严格管控措施争取时间，我们必须利用这个珍贵的时间窗口实现药物研究突破。团队中，马钦海、李润峰博士作为药物攻关主力，带领团队连续半个月在生物安全三级实验室系统地开展了54种抗新冠病毒的体外药学研究。我们结合临床，勇于实践，迅速成长为中西医并举诊疗方案实施的中坚力量。

我们打破常规的药物攻关最终获得突破性进展。2月18日，我在广东疫情防控新闻发布会上正式向公众宣布，连花清瘟有抑制新冠病毒的作用。这无疑是一个振奋人心的科研成果！

研究疫情发展，与病毒抗战，对于包括我在内的众多科研工作者来说，是当仁不让，是责有攸归。今后，我们仍然要集中火力打阻击战，加大药品研发力度，在确保安全性和有效性的基础上，推广有效的临床应用经验。我们牢记，理论是灰色的，生命之树长青，我们永远将人民群众的生命安全放在第一位，将科研写在广袤的祖国大地上。

（广州医科大学附属第一医院　王文熙）

78

我自豪，我是抗疫前线中医战队的"突击队员"

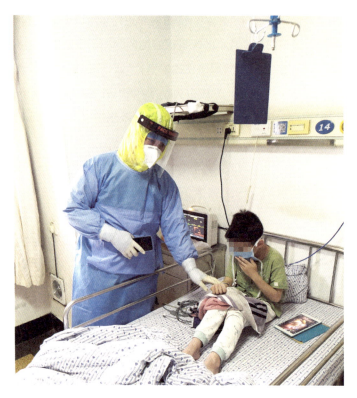

2020年2月13日，天津中医药大学第一附属医院毕颖斐医生在天津市海河医院隔离病房为患儿诊查。

　　自新冠肺炎疫情暴发以来，全国各地医护人员立刻行动起来，支援武汉、支援湖北，成为当代最美逆行者！天津地区的疫情也时刻牵动着大家的心，保卫天津，保卫我们的城市！全院医护第一时间响应，纷纷请缨上阵，奋战在抗击疫情的各条战线，我就是众多抗疫队员中普通的一员。

形势严峻之时，投入抗疫一线

2020 年 1 月 21 日，天津确诊首例输入性新冠肺炎，为做好新冠肺炎中医药救治工作，天津市卫生健康委员会建立市级中医会诊制度，委派天津中医药大学第一附属医院成立专家团队，于春节前奔赴我市新冠肺炎救治定点医院——天津市海河医院，开展确诊病例的中医药诊治工作。随着新增确诊人数激增，抗疫形势日益严峻。在春节假期结束前的那个周末，我接到了医院的紧急通知，支援海河！没有任何迟疑，我匆匆告别家中老人、妻子和两个年幼的孩子，当天晚上就奔赴医院指挥部接受命令和指示，第二天即奔赴号称"天津小汤山"的天津市海河医院战"疫"第一线！

每日出入"红区"，采集四诊信息

辨证论治是中医诊疗的最大特色，为获取确诊患者的第一手病情资料，我和"前线突击队"的小伙伴们冒着被感染风险，每日深入"红区"采集患者的中医四诊信息，辨舌、把脉、问病情，担当中医辨治的"火眼金睛"，为中医会诊提供最珍贵的病史资料。

我的体型偏胖，每天穿脱防护服对我来说可并不轻松。由于防护服密不透风，往往刚戴上口罩、穿上防护服没一会儿，我已是满脸通红、汗流浃背。每天诊察的患者多达 30 人，我身着厚厚的防护装备在"红区"至少需要工作 4 个小时，往往是上午进去，再出来已是下午两三点钟。肚子饿得咕咕叫不说，有几次还犯了胃病，一边捂着胃部一边坚持完成了诊查工作。从一楼爬到四楼，往往累得心悸、喘促。每次忙完工作脱掉整套防护装备后，看到的是全身湿透的刷手服，还有白皱的双手和满是勒痕的脸庞。辛苦是辛苦一点儿，能为患者提供最精确、最有效的辨证施治，身体再累，心里也甜。

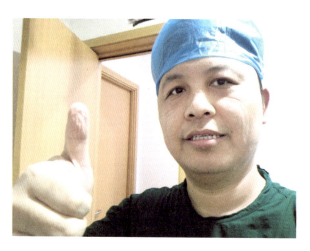

毕颖斐白皱的双手和满是勒痕的脸庞。

开展证候研究，完善诊疗方案

　　鉴于把握疾病证候特征对于中医辨证论治的重要性，在张伯礼院士指导下，由毛静远院长带领我院科研团队，第一时间对"红区"前线反馈回来的患者中医四诊信息及证候特点进行总结分析，初步把握了天津地区新冠肺炎中医证候特征。

　　作为战"疫"前线科研团队的骨干成员，我与其他战友将患者中医诊治信息录入并建立数据库，对调查结果进行了数据挖掘与统计分析，并发表学术论文《天津地区 88 例新型冠状病毒肺炎患者中医证候特征初探》。对本地区新冠肺炎中医证候特征及动态演变特点的把握，可为临床准确辨证施治提供参考，也为完善相应中医诊疗方案提供了重要依据。

参与中西治疗，提高临床疗效

　　在天津市中医专家组指导下，我院专家团队在诊治过程中及时总结中医辨治用药特点及效应规律，并参考我市新冠肺炎中医药防治方案，不断完善中医诊疗方案，争取为患者提供最优质的中西医结合治疗。作为天津市中医会诊专家组成员，我全程参与了确诊患者的中医信息采集和辨证论治方案制订，为疫情防控和医疗救治工作贡献了自己的一份力量。

蓦然回首，投入此次战"疫"已有月余，一幅幅画面仿佛就在眼前，鲜活而生动，有汗水，有辛酸，有温暖，有感动，有付出，更有收获！目前虽抗疫形势向好，但不到完全胜利，决不可掉以轻心。我最大的心愿就是希望早日彻底战胜疫情，春暖大地，家人团聚，人们的工作和生活恢复正常秩序！我坚信，这不会遥远……

（天津中医药大学第一附属医院　毕颖斐）

79

我的"谎言"故事

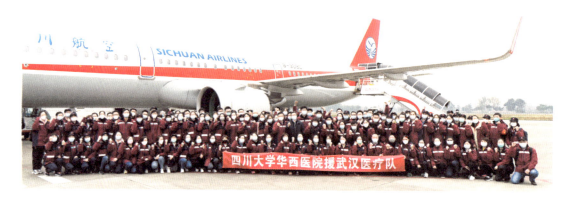

2020 年 2 月 7 日，四川大学华西医院第三支援鄂医疗队出征前合影留念。

　　春日的武汉，微风拂面，生机无限。时间过得真快，作为四川大学华西医院（以下简称"华西医院"）第三批援鄂医疗队的一员来到武汉已经快两个月了，加上之前支援成都市公共卫生临床医疗中心（成都市新冠肺炎患者定点收治医院）的时间，我已经两个多月的时间没回家了。每天下班之后，最高兴的事情便是和家人视频了，看看女儿是不是又长高了，学习是不是又进步了？爱人的工作、家里的情况怎么样？但是我却始终没能鼓起勇气和父亲视频，只能电话里嘘寒问暖，因为我向他撒了"谎"。

　　我的父亲今年 65 岁，是一个性格内敛的老人，一向谨小慎微，家人的身体健康在他心中永远是第一位。从小的教育让我对他的敬重大于依恋，我很爱他，可是却很少表现出来。随着年龄的增大，他的身体也不是很好，并且他对家人的身体和安全问题变得越来越敏感。不论家人是生病还是出差，他都会一直担忧我们的身体和安全。2018 年我在美国访学一年，他就担心了一年。所以我和弟弟在他面前一直想尽办法不让他为我们担忧。

新冠肺炎疫情突然来临，作为一名医务人员，我的内心也有恐惧，可是我知道，这个时候只有我们医务人员站出来，武汉才有救，中国才有救！华西医院快速组织了医护（技）专家小组，在2020年1月25日（大年初一）赶赴武汉支援，所谓的逆行者，大概就是这样——责任战胜了恐惧。

1月28日（大年初四）下午我接到了去成都市公共卫生临床医疗中心支援的任务，我毫不犹豫地答应了。第二天我们内科的几名医生作为专家组成员正式进驻了该院，主要工作是参与新冠肺炎患者的多学科诊治。终于能做点事情了，我很兴奋。不过因为隔离的需要，从接到通知的那天开始到现在，我就再也没回过家，家就是微信视频里的另一端……

为了不让父亲担心，家人们商量好，让父亲住在弟弟家。我出发的那天早上，他并不知情。可是，新冠疫情和医疗援助的信息满天飞，父亲但凡上网或者看电视新闻，很快就会知道我们医院外派支援的消息，于是家人们一

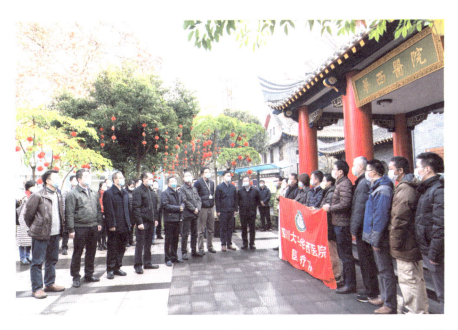

2020年1月29日上午，华西医院派出专家组进驻成都市公共卫生临床医疗中心（成都市新冠肺炎患者定点收治医院），开展新冠肺炎患者的救治工作。专家组由来自呼吸科、传染科、重症医学科等的11名专家组成，医院领导为专家组送行。

致决定，无论如何不能让父亲看到这两天的新闻，只要这几天新闻热度过去了，我把这个工作做完了，再和他说也不迟。不知道是不是心有灵犀，父亲在我去支援的当天晚上就给我打了电话，问我是不是上班了，他很担心我在医院的工作环境，怕我被传染。我按照白天编好的理由，告诉他我刚上班，就在我们内分泌代谢科，患者也不多，不过还是因为担心医院的环境影响家人，所以我就和一个同事暂时在外面短租了房子，我的专业是内分泌代谢疾病，不会接触新冠肺炎患者。父亲相信了。我以为这次工作很快就能完成，应该不会骗他很长时间，所以只是有一点儿内疚，但我没想到的是，之后会向他撒一个更大、时间更长的"谎"！

随着疫情的发展，前两批援助武汉的战友们需要继续支援，2月6日晚上，医院发出了要去支援武汉的通知，我迅速报了名，并非常荣幸地成为华西医院第三批援鄂医疗队中的一员。

短暂的兴奋之后，我沉默了，这也意味着我将继续和家人分离，将继续欺骗我那牵肠挂肚的父亲。因为无法回家，只好给爱人打电话，给了她一个要准备东西的清单。挂了电话，我的眼泪就掉下来了，父亲年龄大了身体不好需要照顾，孩子尚年幼，家里重担压在爱人肩头，在这危难时刻，我相信他们都很需要我，希望我能陪伴在他们身边，但是患者更需要我！愧疚和责任交织，这一夜变得很漫长，我的心情久久不能平复……

第二天上午爱人给我送来了衣物和其他生活用品，出于对她的保护，我没让她靠近，在大概离我十米远的地方，她把我的行李放下，也没说很多话，她就一直强调让我做好防护，放心家里，平安归来。我再一次泪目，几步一回头。没过多久，弟弟也给我送来了口罩，让我保重身体。还没等我开口，他便说会照顾好父亲的，也会想尽办法瞒着他。面对疫情，我们医务人员也会怕，也会难过，也会无助，但是心头救死扶伤的责任感和使命感，激励我们向前。而我们的家人，更是这场战役的无名英雄，我们战斗在前线，他们在后方用自己的温情给我们最大的动力。

出征仪式上，李为民院长和张伟书记带领我们重温了"医学生誓词"，就这样我们带着全川、全院的嘱托和家人的牵挂乘飞机离开成都。这次出征得到了社会各界的广泛关注，完整的出征队员名单也频频出现在电视、网站、微信公众号等媒体上，很多同事、朋友第一时间就看到了我的名字，纷纷表达了问候和关心，让我非常感动，同时也非常担心爸爸会看到。抵达武汉后，我立即给弟弟打电话，商量对策。最后决定把家里的网络和父亲的手机流量给断了，等新闻热度过去了再恢复。不得不说，我们俩太"狠"了。

到武汉后，看到冷冷清清的街道，心里感到很凄凉，但是高大建筑物上闪烁着的"中国加油，武汉加油"的标语，也给了我们战胜疫情的信心。到达驻地收拾完行李就已经很晚了，给爱人报了平安，却怎么也没有勇气给父亲打电话，我怕自己绷不住。第二天我们在驻地进行了严格的防护和工作流程培训，晚上刚吃完晚饭，父亲就打电话过来了，我瞬间紧张了起来，莫非他知道了？但还是硬着头皮接了。果然，老家的一个亲戚给他打电话说在网上看到华西医院出征武汉的名单上有我，因为没法上网，他自己没法亲自求证。我就结结巴巴地撒谎说，那是报名名单，是作为预备队的，实际上还没去，但是作为一名党员，我觉得我有义务冲上去！父亲沉默了一下说："对的，应该报名，如果真的要去……"后面的话他没有说，但是我明白他内心的纠结，我也不知道他是否真的相信了我的谎言，或许他是强迫自己相信吧。放下电话，我的眼泪就掉下来了。这是一件很光荣的事情啊，或许父亲会很支持我，或许他会为我感到骄傲，会更好地保养自己的身体，等着我凯旋！我内心翻滚着，决心告诉他，拿起电话又想起了父亲对我的牵挂，怎么也没有勇气去拨号，最终还是放弃了。之后，我就给老家的每一个亲戚和父亲的朋友等发信息，让他们不要和父亲说我来武汉的事情。也是因为这个原因，在网络上我从来不公开在武汉的信息，怕又被父亲看到，怕我这个无力的"谎言"被拆穿。

随后的日子，我们的工作很快进入了正轨，我们医疗队整体成建制接管了武汉大学人民医院东院两个重症病区，在领队康焰主任的带领下，我们医疗队发挥多学科的优势，医疗工作井井有条，仿佛我们接管的医院就是我们自己的华西医院一样，有了主人翁的感觉。工作这么多年，很难得这么多专业的医护（技）人员组成一个团队开展工作，并且相处得如此融洽，每个人身上都有华西人那种敬业、精业、勇往直前的家国情怀。在这里，医护协作，医患和谐，华西医院的后援和各地的物资支援源源不断，让我感动不已。

忙碌而充实的生活使我对家的思恋也逐渐减轻了些。因为父亲在家里没

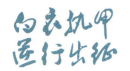

法出门，网也断了，所以我的"谎言"得以继续！断网十天后，估摸着新闻热度过去了，弟弟就准备开通网络了，可我还是担心在断网期间有人会在微信上给父亲留言，询问我是不是支援武汉的事情，我特意嘱咐弟弟，一定在爸爸看到他的微信之前把他的消息清空！弟弟很好地完成了这个"任务"。为了更好地打消父亲的疑虑，我还是坚持每隔两三天给他打一个电话，撒谎说因为在医院上班，为了不影响家人，这段时间就不和他见面了，并且对父亲"撒谎"的水平竟然越来越纯熟。这让我很吃惊，因为从小到大，我很少对他撒谎！父亲仿佛也很适应我的谎言，配合度极高，也不再质疑我了。有一天，父亲的手机坏了，我竟然挺高兴的！不过没几天就修好了。

在武汉一个多月后，随着疫情的好转，援助湖北的医护人员逐步开始撤回。有一天在和父亲通电话的时候，他说非常钦佩这些医护人员，是真的英雄！我当时真想和他说"您的儿子也在他们中间，也在武汉战斗！"但是却怎么也说不出口，泪水又一次不争气地流了下来。

按照国家抗击疫情的总体部署，武汉的重症患者会集中到少数几家医院，我们支援的武汉大学人民医院东院就是其中一家，所以我们暂时不会和大部队一起撤退，仍然要驻守在武汉，为这场战"疫"做收尾工作。这是对我们华西医疗队工作的信任和肯定，每个"华西人"都感到无比自豪。

我不知道对父亲的这个谎言还要持续多久，但我相信胜利很快就要到来，等到我们凯旋那一刻，我一定会亲口向父亲讲述这段宝贵的经历，面对这场战"疫"，您的儿子没有退缩！或许我想的太多了，父亲从一开始可能就是支持我的！或许他早就看穿了我的谎言……

父亲，我会安全归来，请您放心！

（四川大学华西医院　吕庆国）

手记

他由医生到患者再到医生

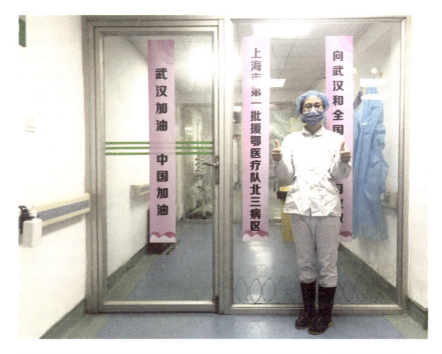

2020 年 2 月 2 日，复旦大学附属金山医院神经外科 ICU 张文英在武汉市金银潭医院 ICU 留影。

    2020 年 2 月 22 日清晨，雾蒙蒙一片，但随着红日初升，终是逐渐拨开云雾见青天。

    看看手机上的日历表，来武汉市已经快 1 个月了。想到刚来武汉市，刚到病房，带着忐忑的心情进入病房，每一个动作都显得格外小心慎微，每一个细节都加倍细致，以确保工作完成好。

    在武汉市的 1 个月，每天都在感伤与感动中度过。感伤自己没有一双神手，能快速抚慰患者的伤痛，又感动于武汉市人民的坚强与执着。

左东波是我刚进入病房照顾的一个病友，他是武汉市东西湖区第二人民医院的一名骨科医生，在门诊接诊时不慎感染新冠病毒，1月9日入住武汉市东西湖区人民医院，症状呈进行性加重，随即于1月16日转武汉市金银潭医院。

左医生家可以说是医学世家，他的爱人、妹妹与妹夫都是医务工作者，在这次疫情中，除了他的爱人幸运地没有被感染外，年迈的父母与年幼的孩子，以及妹妹、妹夫都因感染新冠病毒被隔离。但是，疾病并没有打垮这一家子，左医生的爱人作为科室护士长，在安排好家人住院的住院、隔离的隔离后，毅然投入到抗疫一线。

而左医生在入住武汉市金银潭医院的这些日子，不但是患者，也是一名心理辅导师。我刚到武汉市金银潭医院时，因对未知事物的不适，总有些紧张。细心的他看出了我的紧张，一直温声鼓励我："你们是上海派出的专业人员，都是很优秀的，相信自己的专业知识，别着急、慢慢走，一步一步按着工作流程操作，做好洗手、消毒隔离工作。"就是这样，他一次又一次地鼓励着我，使我慢慢能淡定从容地做好各项治疗与护理。

不仅如此，他还帮助着同房间的其他病友："我们要树立信心，多补充营养，增强抵抗力，与病魔战斗。"就是这样的心态、这样的意念支撑着他，也支撑着同病房的患者们。在信念的支持下，越来越多的患者走出了ICU，他也于1月31日因不需要高流量给氧转入轻型病房。

那一天，我用轮椅推着他，找到了综合楼三楼轻型病房，他的笑容是那么阳光，给人安心与希望。在进入轻型病房前，他主动提议合影留念，并彼此鼓励、加油！随后我们也互加微信，他笑着说："你这样就能随时看到我越来越好了，我一定不会辜负你这段时间对我的专职护理！"

昨天晚上，看到他发来消息说已经上班，在隔离点负责测体温。我关心他身体状况时，他只有简单的一句"我现在很好，现在是抗疫关键时刻，我本来就是一名'战士'，'战士'完好归来岂能逃避战场！"在这次新冠肺炎暴发时，他由医生到患者再到医生，天知道他经受了多大的身体和心理压力，但他就这样荣耀而归了，他用顽强的信念再次向新冠病毒宣战！

是什么支撑着这位医务工作者？我想除了所谓的坚强和勇敢外，是他内心深处永远有一颗柔软的仁者之心，有一种悬壶济世的情怀。我感动于怀，激励于行！向顽强的武汉人民致敬！向勇敢无畏的武汉医务工作者致敬！

今天值得欣慰的是，重症病房里的一对"模范夫妻"患者，转入轻型病房后病情持续好转，马上就要出院了。大叔特意告知我们好消息，并发来感谢信："此次不幸感染病毒入院，得到你们上海医疗队的精心治疗和护理，使我们转危为安，你们是我们的救命恩人，我将铭记你们的大恩大德！"

其实，我也要感恩他们，这对"模范夫妻"在住院时不离不弃，互相照顾、互相鼓励，让我们感受到了亲情的温暖与力量。为了缓解我们的工作压力，大叔不时地给我们讲述历史故事，让我们在历史故事中明理并坚定信念。在你们感谢我们的同时，我们也要感谢你们，珍贵的战"疫"情是我们彼此最珍贵的人生财富！

（复旦大学附属金山医院　张文英）

一名心血管医生在前线
支援的抗疫日记

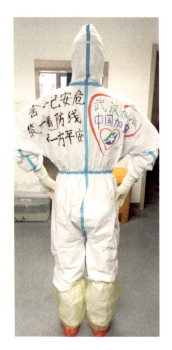

中国医科大学附属盛京医院庞文跃准备进入隔离区，防护衣上有感控护士的手绘画，以鼓励患者增强战胜疾病的信心。

2020 年 2 月 12 日　多云

出　征

第一次拿着一张没有姓名的登机牌过安检，有点儿小自豪。毕竟，不是每个人都能有这样的机会。就如同不是每个人都能有机会经历并亲身参与一件会让后人记起的历史事件。

安检过后，沈阳桃仙国际机场工作人员给队员们送来了盒饭。虽然没时间品尝，但内心也是满满的温暖。南航机组人员准备的祝福信、武汉天河国际机场的工作人员、酒店的接机人员将这一温暖全程接力持续。

只是寂静的到达大厅及空旷的机场高速路无声地诉说，这座原本喧嚣热闹的城市是受到了病毒的何等蹂躏。

其实，城中每一间透出灯光的房间里，都有着一家无辜、无助、无奈的人们，他们是多么渴望昨日喧哗再现。幸运的是，越来越多的逆行者正在从四面八方赶来。

武汉别哭！武汉挺住！让我们一起驱散寒冬，拥抱暖春！病毒终究扼杀不了盛放的樱花！

2020 年 2 月 26 日　小雨

关于爱的善良、谎言、误解、无奈

武汉大学人民医院的病区里，除了忙碌的医护队友，平静如水。零死亡第 12 天。

2020 年春天的武汉，到处充满着聚散离合。生命停驻时或流失前，恋恋不舍的一定有那点滴的爱和善良，当然还有善意的欺骗，无论你贫穷或富贵。

春节前，一名同事原本一家三口要一块儿回老家过节。出发当天，他看到科室群里另一位本该当班的同事父亲病危因而无法值班的信息后，他从前方车站下车返回武汉替班，留下妻子和女儿先行。不幸的是，替班结束后，武汉封城。更不幸的是，三天后他开始发烧、干咳。又过三天，因呼吸困难加重被送医住院。"老婆到现在还不知道我住院了，每次她拨来视频通话，我都不敢接。电话回过去，就编点理由，说几句假话骗她。""不过老婆也怀疑我不对劲儿，甚至胡思乱想，说不想过了，等她回来可以离婚。"他有点儿沮丧。

五味杂陈的感觉。爱的善良、爱的谎言，还有爱的误解、爱的无奈。

除了善良，医生这一职业，甚至就是"谎言"高手。每当面对一个无法挽回的患者，总能面不改色地说道："你这病没什么的，很快就会好。"如果谎言能让他们获得希望，那就让谎言继续下去。真相与谎言，有时并不对立，只要你赋予它更深的含义、给予它更深的内涵。

白衣战士出征的这几天，常常上演这样的场景：一个小女孩拉着爸爸的

手问："爸爸，妈妈去哪儿了？"爸爸说："妈妈去值一个很长很长的班。"伴随着小女孩天真无邪的微笑和爸爸转身时那眼眶的红。这样的谎言是令人动容的爱，因为谎言的背后，有爱的真相！

关于爱，最美丽的故事不一定是童话。

善意的谎言也是一种爱，是在荆棘丛中开出的一朵娇美花儿，请不要随意摘下！

2020 年 3 月 12 日　小雨

支援满月快乐！

出发那天的情景仿佛就在昨天。静下来一想，又感时间之匆忙。一个月，人生的千分之一时间也在一咬牙、一眨眼的功夫而逝。

满月快乐！

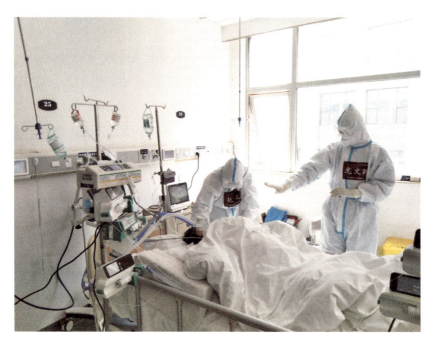

危重型患者脱机睁眼后，庞文跃医生与患者打招呼。

手记

　　武汉大学人民医院东院第四病区今天没有新入院患者，多数患者已脱离了死神的禁锢。患者之间有了笑声，有了争执声，甚至有了吵架声。无论何种声音，都比呻吟声更让医护人员喜闻乐见。只是，25 床的老人依旧没有好转的迹象。面对生命，当你无能为力时，叹息之余也只能敬畏了。

　　无论你是谁，总会遇到困难、灾祸、烦扰，也会遇到简单、幸运、愉悦。这些都是未来宝贵的记忆。繁华处，存一份敬畏之心，落寞时，留一份淡然之态。

　　祸福指顾从容，荣辱无需惊。

（中国医科大学附属盛京医院　庞文跃作，《医师报》社　宋箐整理）

13 年后，我们相逢在特殊战场

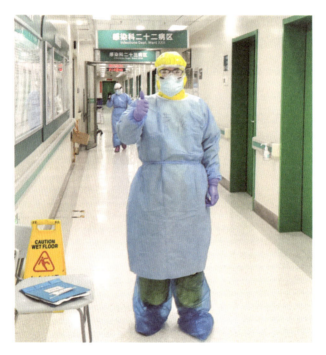

南京鼓楼医院曹俊全副武装，准备进入武汉市第一医院病房工作。

清晨，薄雾缭绕，微带着寒意。大巴车的玻璃窗外依旧是那熟稔的景色，在雾霭中显得空寂萧瑟。

邻近医院的马路上停着几辆接运前来驰援武汉的医务工作者的车，马路上看不到一个行人，尽是神色凝重面戴口罩的白衣天使，急匆匆地下车走进了这家收治重型患者的医院。因为疫情的影响，这家三甲医院已经临时改成肺科医院，没了以往的拥挤，正门早已关闭上锁，进出设置专有通道，整个医院显得冷寂肃杀。

　　首次踏入收治新冠肺炎患者的医院，虽然我们是医务工作者，但仍然绷着神经，略带点儿不安，穿戴好防护装备走进了医院。医院大厅内，依然冷清空荡，只见面戴消毒口罩的医务人员，匆匆忙碌而井然有序，没有一个人畏葸不前。见此场景，顿感一股股热流拥抱着我们，心中泛起阵阵涟漪。我们来了，全国医务工作者来了！沧海横流，方显英雄本色；青山矗立，不堕凌云之志。

　　我们一行来到四楼清洁区办公室，熟悉这家医院的病历操作系统，该院的刘主任亲自操作教学。这位刘主任面容清癯，身材瘦小，略带血丝的眼睛里，尽显疲乏，但她说话仍铿锵有力，条理清楚，透出一股力量。看到她们十来个医务人员管理着七十多位新冠肺炎重型患者，日夜轮流，不遑暇食，我们心中油然而生一种敬意。

　　听刘主任讲解完，我们到另一个地方准备进行防护培训，当我们走到楼道口，有人快步追上我，叫了声"师兄"，原来是刘主任，我直直地盯着她，但依然没有认出她是谁。她看着我眼角露笑说："我是刘×"，我才反应过来。我们隔着一定距离站着，因为戴着帽子和口罩，我为没有认出师妹而自责，她说是听到了我那别样的普通话才认出我。在这种特殊的环境下，我们简单问候了对方几句，因任务紧迫，不得不依依惜别。这一相见，一切都在眼中流动起来，流向遥远的过去……

　　自从毕业一别十三载，今天竟然在这个特殊的战场上见面，真是百感交集。那时我在读博士，刘师妹在读硕士，和其他师兄弟姐妹们一起在风光秀美的水果湖、历史浓郁的紫阳路学习，我们在短短的三年间结下了深厚的友谊。曾经我们几个一起在实验室做实验。记得一次，她提组织蛋白做蛋白印迹，其他师弟养细胞，我在做聚合酶链式反应（PCR）。当时是我首次做 PCR，刘师妹已经是 PCR 高手了，刘师妹放下她的实验耐心给我宝贵的意见，虚己以听，其结果当然是柳暗花明了。毕业以后，刘师妹就职于武汉市第一医院消化科，我就职于南京鼓楼医院消化科，其他兄弟姐妹也散落五湖，虽然一直未见，但我时常品味友谊，似一股清泉，似一首老歌，似一杯醇香的醴酒……

　　武汉的这场没有硝烟的战役已经打响，此时，虽然旭日已从东方的地平线上露出了一缕微光，但是它的头顶依旧笼罩着一团浓重的阴霾。相信不久的将来，必将犁庭扫穴，严霜落尽，繁花似锦。"天垮下来擎得起，世披靡矣扶之直。听雄鸡一唱遍寰中，东方白。"到那时，兄弟姐妹们会在一个桃红柳绿、草长莺飞的季节再一次相聚……

（南京鼓楼医院　曹俊）

感谢你们给了我前进的勇气

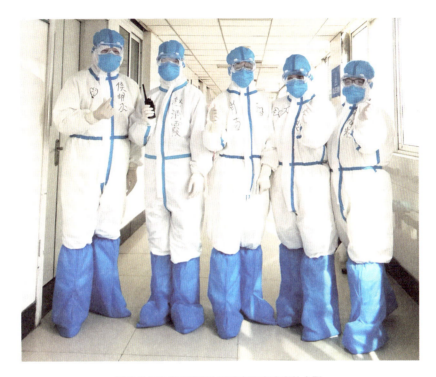

河南省传染病医院医生团队在隔离病房外合影。

2019年12月底，湖北省武汉市疾控中心监测发现不明原因肺炎病例，我隐隐感到这似乎不同于往年的流行性感冒。

2020年1月14日晚，我在地铁上接到河南省卫生健康委员会医政处电话，通知我作为河南省专家组成员次日参加视频培训会。1月15日上午的会议上，大家得到了"可能要过一个革命化的春节""可能是2003年以来我们面临的最严峻的挑战"等不确定信息。这让我陡然觉得要面临一场大战，而我们河南省传染病医院责无旁贷。

作为医院和郑州市医疗救治专家组组长，从 2 月 16 日开始，我就进入了培训、会诊、开会的模式。记得 2 月 20 日早晨交班后，我对大家说，要做好成立新病区的准备，我们科将是第一个要腾空的科室，大家要保持手机的畅通，春节期间不要离开郑州了，随时待命！

2 月 20 日，我忙了一天回到家已经晚上 9 点了，爱人已经准备好了饭菜。"今天怎么回来这么晚？"他边热饭边说。"跟我们俩之前预测的差不多，我们医院是省、市级两级定点医院，我们病区可能是第一个隔离病区，我是科室主任、老共产党员，肯定要进去的。"爱人侯医生和我同在传染病医院工作，这么多年的默契还是有的，我想要的家人的理解和支持，他第一时间给了我。

记得开科的第一次早会，面对那些前一天纷纷要求进入隔离病区、与我并肩作战的孩子们，我问："你们怕吗？"孩子们有说"不怕"的，但更多的是说"有一点害怕"。多么好的年轻人啊，他们是时代的新兵，也是时代的未来。

接下来近一个月的时间里，孩子们进入病房，为患者诊疗和护理前后，我都要一遍又一遍地仔细检查他们的个人防护，看看是不是做到万无一失，生怕有一星半点的差错。后来，孩子们总是说："主任，有您，我们就不怕！"但我知道，更多时候，是大家的热情、勇气与坚持给了我战胜疫情的信心和决心。医护之间、护士各班组之间密切合作，大家在工作中相互提醒、相互帮助、相互鼓励……

因为隔离病区没有安排保洁、护工，三区（清洁区、潜在污染区、污染区）所有的生活护理、送餐、清洁、消毒工作都是由护理姐妹来承担，最多的时候病区住了 38 个确诊患者，工作量之大可想而知。

隔离病区中也会出现意想不到的小状况，露晨小姑娘因为长时间的工作、穿戴密不透风的防护服及口罩出现头晕、恶心，金梅护士给患者采集标本时间太久，腰直不起来了……我们就会及时调整工作状态，保证他们的健康也是我和护士长的责任。但看到他们面对疫情、毫无恐惧的样子，我的心中更是充满了无限力量，我愿意接受他们给我写在防护服上的昵称——"钢铁霞"。

从武汉市金银潭医院传来消息说康复患者的血浆可以用来救治新冠肺炎

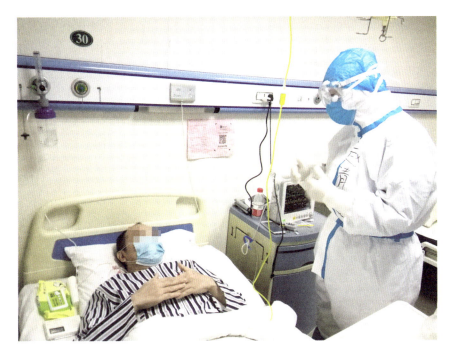

河南省传染病医院赵清霞在查房。

患者开始，就不断有康复患者打电话询问我们如何捐献血浆。一天，接到门诊护士电话，复诊患者老张又要求捐献血浆。我知道他已经多次申请捐献血浆了，一直未果，只好再劝他："您年龄超了（58 岁），我再问问血站吧。"可是老张说："你们救了我和老伴，我身体恢复得很好，我要用我的血浆救治更多的患者。"他不是第一个主动要求捐献血浆的出院患者了。这些治愈的患者积极捐献血浆，用自己的行动来回馈社会，这也无疑给了我们坚持的理由和动力，更加坚定了战"疫"胜利的信心。

　　偶尔空闲的时候，我会从窗口远远地看后方团队忙碌的身影。我知道，其实隔离病区外的同事们同样很辛苦，物资的匮乏、疑似患者的增多（医院腾空了 13 个隔离病区）……无形中给了他们巨大的压力，医院领导与后方团队顶着这些巨大的压力，排除困难，保证了一线物资供应。每每想到这些我的心总是感到暖暖的，隔离区外的同事们是在用行动向我们说："你不是一个人在战斗！"

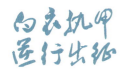

　　春天已到，外面阳光明媚。经过 40 余天的奋战，治愈出院 65 名新冠肺炎患者，达到清零的目标！每天从全国各地接踵而来的好消息，让我更加坚信胜利即将到来！等到战"疫"胜利的那一天，我一定亲自向大家说声"谢谢"，感谢大家无私的支持与陪伴！

（河南省传染病医院　赵清霞）

手记

用责任和担当书写医者使命

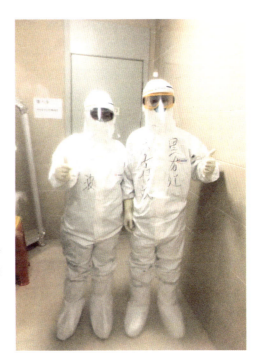

2020年2月，哈尔滨市第一医院李波（左）在湖北省汉川市人民医院支援。

2020 年 2 月 24 日　晴

　　来到湖北省孝感市有十余天了，我们这支队伍主要负责孝感市疫情最重的汉川市。

　　刚到汉川市就下了一场雪，当地人和我们说："你们黑龙江人真是雪中送炭！"当然赶上最冷的天气，那种湿冷让我们在东北待习惯的人真是难以忍受！医院给我们准备的电褥子、热水袋、热贴全部派上了用场，使我们真切地感受到了医院对援鄂医务人员的关怀！

　　最初步入汉川市人民医院时，说不紧张那是骗人的，虽然我的心理素质很好，平时也不失眠，但是到了这里我失眠了！

　　当本地的医生带领我们熟悉病房，见到患者时，我突然不再紧张，也许这就是作为一名医生的素质吧。当被患者用热切的目光注视时，我早已感觉不到对病毒的害怕，只想把他们尽快治好，让他们早日康复！队长将我们分成小组。我们小组配合得很默契，我和组长（组长全部由 ICU 医生担任）进病房查看患者，一起商讨病情，然后我出隔离病房再与组长沟通用药，看化验结果，尤其是血气分析结果，调整呼吸机参数，同时也判断哪些患者可以由有创呼吸机改到无创呼吸机，再由无创呼吸机改为高流量吸氧，当然我们最希望的是高流量吸氧再改为鼻导管吸氧，然后康复。

　　由于我是呼吸科医生，更擅长呼吸科疾病的治疗，遇到有些医生对胸片或者肺部 CT 有异议时，我会耐心地为大家讲解并作出病情评估，同时也帮助大家调整药物。这些事情肯定难不倒我！最让人痛苦的就是在病房里我们要穿上隔离服，刚开始还好，两个小时以后就会有窒息感，感觉两个鼻孔被人按住了，最后只能用嘴喘气，还有就是鼻梁被压得很痛！有时真的感觉坚持不住了，但一想到危重的患者，想到他们的家属正盼望着他们回家，就有一种无形的力量涌出，让我坚持下去！

　　从哈尔滨来援鄂，我最担心的就是年迈多病的父母，怕他们脑血管疾病复发，我的母亲常在这个季节发病。本院神经内科三病房刘家丰主任知道我来援鄂，主动对我说："你母亲的病请放心，有变化随时让家里人给我打电话！"感谢院里领导和工会主席的关心，到家里慰问，并告诉我爱人，家里有困难随时和医院沟通。让我在湖北能够更加安心地工作，救治更多的患者！

　　2 月 21 号，哈尔滨下了难得的一场大雪，2 月 22 号早上就报道了 21 号（0 时至 24 时）黑龙江省零增长病例，瑞雪兆丰年！

　　灾难即将过去，相信在全国人民的共同努力下，疫情阻击战将要迎来全面胜利！中国加油！

（哈尔滨市第一医院　李波　江丽波）

手记

驰援雷神山，我们终会凯旋

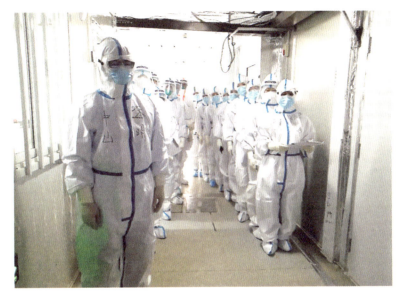

2020 年 2 月 18 日下午，雷神山医院感染二科三病区医护人员在病区开科之前于医护通道走廊合影。

　　2020 年 2 月 18 日，经过紧张的培训和准备后，我们在雷神山医院感染二科三病区打响了抗击疫情的第一枪！在此之前全科医护人员一起录了一段小视频，也算是我们的"出征仪式"，视频中每个人说得最多的是"武汉加油！中国加油！""希望全国人民早日摘掉口罩，露出灿烂的笑容"以及"我们一定会平安回家"。我们来自大连市的不同医院，其中最多的是"80后"和"90后"，或初为人父人母，或还是父母的"宝宝"。而如今，我们为了一个目标，离开了大连，来到这里，默契地组成了一个大家庭。虽然之前甚至还不知道彼此的名字，但没有生涩和隔阂，第一天聚到一起，氛围融洽，团结友爱，互帮互助。

满载患者的车快要到达病区门口，此时我们也穿上了"白衣铠甲"，口罩、隔离衣、防护服、护目镜，把自己捂得严严实实。每个人在衣服上写了名字、医院，还有一句想说的话，队友在我胸前画了个"心"，后背上写了"武汉加油！"走进长长的医护通道，跨过那道门的那一刻，我突然觉得自己成为了真正的白衣战士。医护通道走得缓慢而漫长，最后大家安静地站着，紧张时就和队友聊一聊，等候的时间仿佛停滞。

"患者来了！"不知谁喊了一声，我马上回过神来，进入战斗状态。过了一会，对讲机响起了陈哥的声音："1号接51床，2号接50床。"我是2号，当护士将患者的病历送到我的手里时，我能清晰地听到自己的心跳声。沉静了几秒钟，透过厚厚的护目镜，我迅速锁定那张纸上的关键字节：57岁，男性，既往无基础疾病，发热伴咳嗽、咳痰5天，2月11日核酸检测阳性……

我走进病房，竟然一时没有看到患者在哪儿，直到走近床边，看到被子下面裹着的患者，无力地躺在那里，消瘦得很厉害，睁着眼睛，没有表情。我摸着他冰凉的手，对他讲话，没有得到任何回答。护士立即给他上了监护，测量生命体征，看着这个病重的男人，那一刻我突然很自责，我来得是不是有些晚了……

不到2个小时的时间，37位患者全部进入病房，我们将厚厚的病历记录拍照，将资料传回医生办公室。这些患者中高龄、重型居多，还有听力障碍者，和他们沟通很费力。我们彼此心照不宣，这场"战役"很艰难。看着一双双期盼的眼睛，我明白在这里我们是医生，也是他们的亲人，是他们最后的依靠。我将紧张的心情藏在心里，安慰着他们，让他们放心，我们一定治好他们。

旁边床的一个老先生病情很重，尽管上了呼吸机，血氧还是无法维持，没有办法，我们联系了ICU，1个人捏着呼吸球囊，其他人搬运、推床，以最快的速度将他运上抢救车，送到ICU，医生给他插管后，心跳却突然停止了。看到监护仪上颤动的心电波幅，医生们站在凳子上，持续胸外心脏按压了半个小时，可惜最终还是无力回天。透过雾气蒙蒙的护目镜，我能看到他们沉重的步子。老先生来自敬老院，没有家属，最后只能报备医务部。这个场景对医生而言，再正常不过，有时能够从病魔手中抢回生命，更多的时候

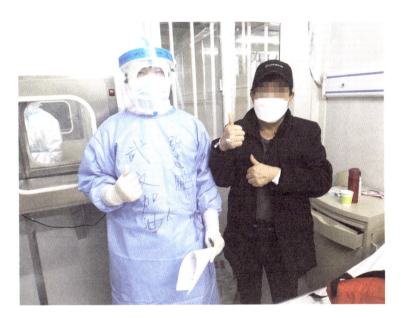

大连大学附属中山医院张志鹏负责的患者治愈出院。

只能对患者和家属进行安慰，而留给自己的往往是无奈的叹息和沉默。在我们面前，人人平等，每个人都有被救治的权利，在我们心里，都有对生命的敬畏和渴望。有时安慰的不仅仅是患者，也是自己。

开始的路虽然艰难，但希望依旧像阳光一样照耀着这个城市，在她生病的时候，我们来到这里，尽自己的绵薄之力，助她渡过难关。相信不久的将来，胜利的歌声会在这里唱响，她依旧美丽如初。

（大连大学附属中山医院　张志鹏）

无所畏惧，才能唱出气势磅礴的生命之歌

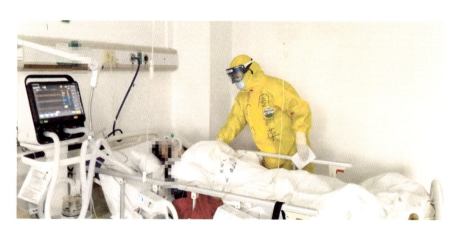

2020 年 2 月 8 日，复旦大学附属金山医院周海英在武汉市金银潭医院 ICU 诊治患者。

2020 年 2 月 17 日　多云

好几天没有写日记了，日子就这样匆匆忙忙碌而过。

昨天夜班，我和往常一样提早一个小时出发，与同班的小伙伴约好一起步行去医院。每次经过武汉客厅方舱医院，我都会想住在里面的患者是怎样的场景，是不是像电视里报道的那样在跳着广场舞？其实在逆境中能保持住乐观向上的心态是难能可贵的，这也是我们战胜任何困难的重要法宝。志之所向，无坚不摧，登山不以艰险而止，则必臻乎峻岭。有人说如果要飞得高，就该把地平线忘掉，我想如果要想赢得最终的胜利，首先就得把痛苦与畏惧忘掉。无所畏惧，才能唱出气势磅礴的生命之歌。

走进熟悉的病房，安静的病房比往常多了一份肃穆，我的心里突然有一种说不出来的紧张，隐隐约约感觉是要发生什么事了。内心深处我希望接诊的患者一个都不能少，我曾多次对无法言语的他们握手示意："我们不能放弃一切希望"，虽然无法言语，但我知道他们都听到了。慢慢地，患者摘掉

了呼吸面罩，也陆陆续续转往轻型病房，而轻型病房的患者陆续康复出院，这是我们最引以为豪的事。休息之余，医疗队的队员们总会相互比较。"我的患者最近又有什么治疗进展""又有几位患者转轻型病房了"等，比较到最后，我们总会互相加油鼓劲。而此时，听闻昨晚极重危重患者最终还是因多脏器功能衰竭抢救无效，宣告临床死亡，大家都悲痛不已。然而家属却作出了一个令人肃然起敬的决定：同意遗体解剖。这将有助于加快新冠肺炎治疗的突破性研究，这是一件利国利民的大事。我的内心虽有万分不舍，但更多的是无比敬意：向我的患者致敬！向患者家属致敬！你们的奉献为无数患者迎来了更多生的希望！你们也是无可非议的战"疫"者！

收拾好心情，继续战斗。在病房里，我们发现了一个"新成员"——机器人小白，医护人员可以在病房外面控制小白的行走路线，通过摄像头看到患者状况以及监护仪、呼吸机的数据，医生还可以通过它在办公室和患者实时视频，询问病史、进行心理安慰，更直观地了解患者的情况，这样可以减少医生与患者的直接接触，有效降低了临床医护人员的风险，也有效避免了防护服不必要的浪费。

深夜，办公室的电话响起，医务科通知马上要收患者，于是，我们值班三人组又开始忙活起来。虽然忙碌了一个晚上，但看到躺在病床上的患者呼吸还算平稳，一切的辛苦都值了。

忙碌的一晚就这么过去了，早上9点多，刚回到住宿的酒店，隔壁陆阿姨（同事陆美华，虽然比我大不了几岁，但大家都叫她陆阿姨，显得更亲切）得知我没顾上吃早饭，帮我从餐厅带来满满一盒点心。

下午，复旦大学附属金山医院院办发来微信，说有一位好心人，一定要把一箱日用品让院长转交给我。我随即拨通了快递单上的电话，但对方不肯留名，只是说他也是医生的家属，更加了解我们的辛苦。我除了感谢不知道说什么好。在武汉的这些日子里，收到了数不尽的关心和帮助，一直处于温暖和感动中，虽然我们在前线，但是爱一直围绕着我们、鼓励着我们，有这么多人共同并肩作战，让我们更有信心战胜疫情！

（复旦大学附属金山医院 周海英）

充满爱与感动的日子

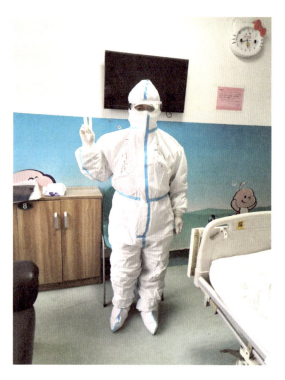

兰州大学第二医院王娟霞在武汉市中心医院后湖院区病房
工作照。

来武汉已经半个月了，其实，武汉没有大家想象的那么可怕，反而有很多温暖和感人的故事，还有值得学习的"勇敢、奉献、责任、担当"的精神，也正是这些精神激励着我们每一位前线的医护人员每天与病魔斗争，与死神作战。

去武汉的当天，从上飞机的那一刻起，就感受到了肩上的责任和使命，飞机上的空乘也尽他们所能为我们做好一切服务，下飞机前给我们送了小毛巾、小吃等，让我们感受到家人般的温暖。

来武汉的第二天，马路上看到最多的就是骑摩托车的身影，他们是外卖小哥，为了让居家隔离的武汉人能吃到一口热饭，他们从未停歇。路上司机告诉我，啥都可以送，武汉人民都有办法，他们从网上购物后同城快递很快就能送达，快递员和外卖小哥一样，他们也有被感染的风险，难道他们就不害怕吗？他们也有家人，也有孩子，也是家里的顶梁柱。

来武汉的第三天，吃着可口的早餐，我们心里是满满的温暖。全国人民想方设法把最好的物资、最新鲜的蔬菜水果捐给我们前线的医务人员，这不是一番团结奋战的景象吗？我们每一位中国人都应该被歌颂。

来武汉的第四天，交完班，我们相互帮助穿好防护服，进入了病房。一个阿姨告诉我，年前她和女儿都发热了，住院后给她发了中药，喝了两天体温就正常了，而且痰就能咳出来了，看来中药的确功不可没。另一个阿姨说她失眠，问我这病到底能好不？我告诉她："你已经好很多了！"因为没有家人陪伴，一个八十多岁的爷爷让我们给他买牙膏带进来。我想这都不是困难，因为在这里你们不孤单，我们一起在战斗，你们都会早日康复出院。查完房离开时，我都握拳向患者喊"加油"，患者亦用信任和体贴的眼神目送我们，彼此都感到温暖。

来武汉的第五天，下班后坐上了一辆爱心车，志愿者司机从大年初一到现在都没有休息过。他告诉我："现在能出来做事我们都很开心，尤其是接送你们医务人员。"其实，在武汉像这样的爱心人士还有很多很多，志愿为小区人民团购蔬菜的，志愿去福利院帮助照顾小孩和老人的，志愿在公共场所消毒、喷洒消毒剂的，坚持开着便利店为城市多点亮一盏灯的……他们都是"逆行者"，舍小家，顾大家，给别人温暖，他们都不怕困难，时刻冲在前面。

来武汉的第六天，我接到一位患者家属的电话，她是患者的女儿，除了想了解父亲的病情变化之外，还有对我们致以诚挚的问候。她父亲是一位八十多岁的老爷爷，是当年抗美援朝的英雄，在福利院筛查时发现新冠病毒核酸阳性。被送到病区的那天晚上，由于老人家听力明显下降，再加上他的湖北口音，没有家属陪伴很难采集到病史。无奈之下只能深夜拨通家属的电话，家属听到我们是医院的支援医生，十分感动，哽咽地说："你们一定要

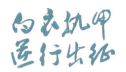

保护好自己，才能帮助更多的人……"

　　来武汉的第七天，外面下着蒙蒙细雨，甘肃省舟曲县的援助车连夜奔波送来了腊肉、牛肉、牛肉面、灰豆子等家乡特产，队友们吃到家乡的味道时都感动地哭了。舟曲人民当年经历过灾难，所以大难过后他们更懂得感恩与珍惜。这都是我们甘肃人民对前线"战士"的牵挂。

　　来武汉的第八天、第九天、第十天……我们已经慢慢适应了这种生活，也熟悉了环境，熟悉了湖北口音，熟悉了穿脱防护装备的流程，少了很多不安，同时来自四面八方的关爱让我们更加坚定了必胜的信念。

　　也许你要问我来武汉最深的感触是什么，那就是八个字，"祖国强大，人民团结"；也许你还想问我，疫情结束后最想干什么，我最想脱下口罩，看看战友们的容颜，虽未谋面，但已经一起战斗了数天。最后我想说："中国加油！武汉加油！"

（兰州大学第二医院　王娟霞）

手记

不忘初心　不负韶华

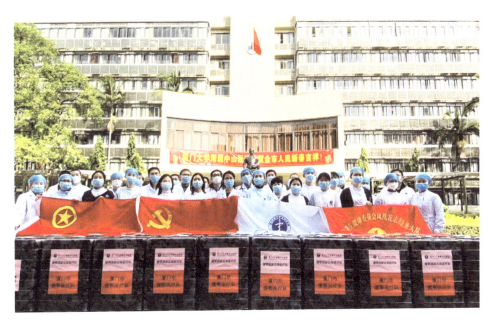

2020 年 2 月 9 日，厦门大学附属中山医院第三批 38 名医护人员紧急集结，出发援鄂。

  2019 年 7 月我从北京协和医学院呼吸科博士毕业，入职厦门大学附属中山医院。工作几个月后，我正努力想在厦门扎下根来，就在这个裉节儿上，新冠肺炎疫情愈演愈烈！看到主任在微信群里问谁可以去武汉支援，我毅然报了名。当晚，我在各个亲朋好友的群里传达了这个消息，并告诉他们："我非常怀念大家在一起的青葱岁月，我爱你们！等我回来，下次聚会无论多忙我都去看大家。我将尽我绵薄之力，希望疫情早点结束，还大家平安的生活！"

  我知道我的生活未定，需要好好经营；我知道我刚入职，可以让"子弹先飞一阵子"；我也知道此去援鄂，吉凶未卜；可是我更知道，国难当头，我得去！我是共产党员，正值壮年，名校毕业，呼吸博士，重症出身，是前线最需要的人！况且，我的导师孙铁英教授，已年逾花甲，都已经在前线战斗！至于"最坏"会怎样，干脆不想了。

出发前夜，医院忘了单独通知我。出发当天，我看到战队名单里有我的名字，赶快联系人力资源部证实，之后飞快地收拾行李。时间有限，我冲到各个屋里快速搜罗着可以派上用场的东西。爱人和儿子送我下楼，没来得及起床的女儿一个人被锁在家。爱人急急忙忙给我和儿子照了张相，我就开始冲向出租车。儿子看我要走，跑起来，一个跟头摔倒在地……我来不及去扶他，就狠心让师傅开车绝尘而去。

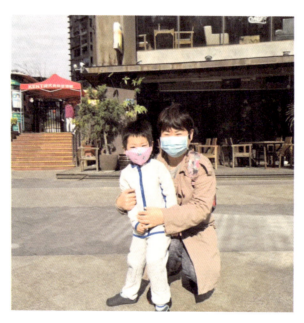

2020年2月9日，厦门大学附属中山医院马素忍抱别小儿。

在医院里出发的大巴前，有那么多送别的人啊！只有我是落寞的。没有叮咛，没有拥抱，没有泪水。因为我基本谁也不认识，也没人认识我。那一刻，有点尴尬，我就像是个安静看热闹的旅人啊。

"万事开头难！"无论是在武汉的生活还是工作，每个人都难，领导更难。我想大家是一个整体，每个人把自己的角色干好，大家就都好了。所以我决定生活上细心照顾好自己的饮食起居，工作上服从命令听指挥。我快速地用各种夹子、挂钩、浴巾把房间分割成五个区域，减少暴露机会。并且帮助同事建立生活中各个细节的小流程，充分发挥一个洁癖者的优势。工作上，我收起锋芒，服从二线指挥，认真完成份内工作。从来没有上过后半夜班的我，为了不错过上班时间，甚至抱着手机入睡，唯恐听不到闹铃。在尹震宇院长的带领下，医疗队迅速成立了行政班子。大家迅速融为一体，不抱怨，不发火，不生气，互相帮助，积极面对，各司其职，很快就把压力山大的使命变成了日常。

随着各种媒体对医护人员的宣传扑面而来，我总是感动得一边读，一边流眼泪。还有来自各方的援助物资纷至沓来，堆成了"韩主任的小超市"，变成了大家碗里的一日三餐，我总是开心地一边吃，一边笑。那么多陌生的人，开始关心我，关心我的孩子、我的家人，每次听到爱人说谁谁谁慰问，我一边听，一边感动于全社会对医务人员的理解、帮助、信任和嘱托……

作为一名医生，救死扶伤是我的天职。学医伊始，就曾庄严宣誓："健康所系，性命相托。我志愿献身医学，热爱祖国，忠于人民，恪守医德。我决心竭尽全力除人类之病痛，助健康之完美，维护医术的圣洁和荣誉，救死扶伤，不辞艰辛，执着追求，为祖国医药事业的发展和人类身心健康奋斗终生。"

如今，我正践行着我的誓言，我不忘初心，我不负韶华，我不怯懦，我不后悔。欣慰的是父亲的肯定，他说："你现在可以为社会做点事了。"歉疚的是一双儿女的期盼，他们总是问："妈妈，你哪天回来？"安心的是爱人的扶持，他说："你照顾好自己最重要，家里的事都不用想。"感动的还是那一句句叮咛，来自同事、同学、朋友、师长、领导以及那些叫不上名字的同胞们："做好防护，平安归来，美丽逆行，向您致敬！"

数万个"我"，众志成城，疫情必退，春意已至！

（厦门大学附属中山医院　马素忍）

我们坚信，一天会比一天好

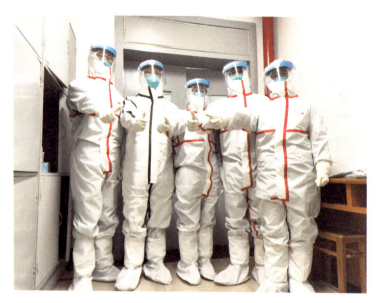

2020年1月28日，在长沙市公共卫生救治中心隔离病房外，彭红在进病房前
与同事们互相加油。

经过好几天的忙碌，一个24小时的值班后，我终于可以回酒店休息一
天。写好医生工作流程后，准备来写几句，但不同微信群的信息不停地跳
出：患者的情况、病区的情况、队员的情况、需要协调的事情……

正月初三，寒风萧瑟，告别还在假期中的孩子和年迈的父母，急匆匆从
老家赶回长沙，稍作准备就带着17名队员出发了。我们这支队伍由18位
来自呼吸与危重症医学科和重症医学科的医生、护士组成，我年龄最大、职
称最高，自然就成了队长。副队长是ICU的吴晨方副教授，临时党支部
书记由ICU的吴波担任。

疫情暴发后，大家都是第一时间主动请战参加这场抗疫斗争的。我作为

2003年在发热门诊和"非典"病房工作过两个月的呼吸科医生，发生这种呼吸道传染病的大规模流行，抗击疫情责无旁贷。这场疫情如果不能早日控制，会对我们国家、我们每个人造成巨大的影响，在祖国和人民需要我们的时候，我们要挺身而出。

来到长沙市第一医院北院（长沙市公共卫生救治中心）的住院楼后，看到到处都在改造和装修，三楼已经快收满患者了，一楼和二楼还在进行装修的扫尾工作，其他的病区还在扩建。晚上还要收治十几位患者，我们抓紧时间熟悉病房结构、流程和系统，进行防护的再培训。我不禁有些担忧起来，这几天确诊的患者数量明显在增加，但是很多生活设备没有完全到位，条件比较艰苦，对于救治患者其实我是有信心的，但我要保证队员们的安全和健康，还要进一步完善流程细节、配齐装备设施。我深感责任重大。

来不及想太多，患者已经来了，一次十几个，我们的队员们认真穿好防护服，义无反顾地踏进了隔离病区。作为队长，要关心每一位队员是否安全、健康，协调做好后勤工作，紧张、忙碌而充实，每天入睡的时间都在凌晨一点以后。第一天上班我们的队员们就遇到了极大的困难，这段时间长沙夜间气温接近零度，疫情暴发突然，病房正在改造，供暖设备正在调试，传染病区还要保持通风，防护服里又不能穿太多衣服，上班的工作人员身体都经受了极大的考验，深夜时候，手指头都感觉冷得没有知觉，同时还要完成大量的医疗和护理工作。

第一天热水器只到位一台，下晚班的人员只能在寒冬的夜里洗了冷水澡，我们科一位护士都冻哭了。我心疼得心都紧缩了，多好的同事啊，平时看上去柔柔弱弱，疫情一来都冲上前线，遇到困难暗自承担，走进病区就成为坚强的战士。我一边鼓励大家，一边与各方面沟通，为队员们提供好一点的条件，我也理解，后勤部门也在尽全力保障我们的物资供应，但因为是正月初三，很多物资购买起来非常困难。医院是我们的大后方，我们真的不孤单，周智广院长、柴湘平院长、黄江生院长和护理部、医务部的领导轮流来看望我们，送来了保暖设备、防护用品、需要的药物、丰富的食物，都凌晨一点了还在和我沟通怎么做好后勤保障工作、怎么做好患者救治工作。我顿时觉得压力减小了很多。

到了第五天，各项设备逐渐到位，后勤保障也已跟上，我们的队员很快适应了新的环境，和长沙市第一医院北院的医护合作顺畅，各项工作有序推进。而且善于思考的队员们对目前的工作流程进行了系统化、条理化，还将进一步优化整个防治系统，提高效率，这对于增援力量快速进入工作状态起到重要作用。

明天又有新的任务，我将和长沙市第一医院的周志国主任一起组建骨干医疗小组，负责所有患者，尤其是危重型患者的救治、会诊、诊疗方案的制订等工作。

我们坚信，一天会比一天好，我们一定能打赢这场没有硝烟的抗疫战争。

（中南大学湘雅二医院　彭红）

疫情下的坚毅和温情

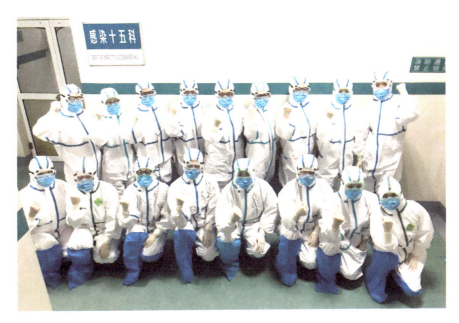

2020年3月5日，郑州市第六人民医院感染十五科医护人员集体合影。

没有哪一个冬天不能逾越，也没有哪一个春天不会来临。前几天，郑州市第六人民医院的新冠肺炎患者实现"清零"，我的内心充满了喜悦和欣慰，流下了幸福的泪水，一个月前的往事浮现在眼前。

离开家前，我默默带走了儿子的毛巾

我们夫妻俩已经半年多没有回老家看望双方老人了。我和丈夫早早就计划好大年三十下夜班后一起回老家过年，但随着疫情暴发，我接到医院指示，要求医院全部人员春节期间随时在岗。作为一名工作多年的传染病科医

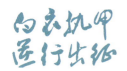

生，我立刻意识到了事态的严重性。于是，我放弃了回老家过年计划，坚守工作岗位并随时待命。

我的父亲、姐姐和丈夫都是医务工作者，他们很能理解我的感受而且特别支持我，反复嘱咐我这段时间要特别小心、加强防护。1月31日上午10点，我接到医院通知，要求下午2点前到新成立的隔离病区感染十五科报到，准备收治患者。想起年幼的儿子、年迈的父母及同样战斗在医疗战线的丈夫，想到万一自己被感染了可能会出现的不良后果，内心充满了紧张和不安。但作为一名共产党员，疫情面前，必须冲锋在前。于是，我第一时间给同样是共产党员的丈夫打电话，告诉他我马上就要到隔离病区工作的消息，他温暖又坚定地说："我帮你收拾东西，家里有我，你放心！"父母知道我要去抗疫一线，在电话里说："作为医务工作者这是职责，尤其这个时候，你更要安心工作，孩子我们会照顾，你不要担心。自己一定要注意防护，有空给家里打个电话报平安。"得知父亲和姐姐也坚守在医疗岗位上，让我既觉自豪，更觉坚定。

离开家前，我默默带走了儿子的毛巾，万一自己被感染，毛巾上儿子的味道可以陪伴我。丈夫坚持把我送到医院大门口，对我说："一定注意防护，我们等你回家！"家人的关爱、理解和支持，使命的召唤，让我的内心充满力量。

看到患者痊愈，是最让我们开心的事

科室一共19名成员，每天工作八九个小时，大家为了节省时间，也为了节约防护用品，不敢喝水，甚至还穿上纸尿裤。由于长时间工作，护目镜上总是蒙上一层水雾，防护服内的工作衣也早已被汗水浸透，鼻梁和颧骨都被口罩勒伤，甚至有时会出现呼吸困难。但没有人抱怨，没有人退缩，大家相互鼓励，互相照顾，都在挑战着自己的生理极限，因为大家心中有梦，坚信今日的负重前行，一定能战胜疫情。

团队的力量是无穷的，科室收治的患者中有一位70多岁的新冠肺炎疑似患者，冠心病支架植入术后，就诊时腹泻，伴活动不便，隔离治疗又没有家属陪护。患者住院期间心情特别烦躁，科主任马国俊每天两次带我们查房安抚患者情绪，组织病例讨论并积极联系多学科会诊，还要与患者家属及其居住社区沟通病情；值班护士们帮她洗脸、喂饭、拍背等。经过精心治疗与悉心照料，患者最终康复出院。老人及家属都特别感动，反复夸赞我们的医疗技术和服务好。

我还记得一位 3 岁的小患者，小男孩患有急性脑炎，入院考虑新冠肺炎疑似病例。患儿高热抽搐，没有家属陪护。虽然科室的护士们大多是"90后"，但是她们却在工作岗位上担任起"母亲"的角色，抱着孩子给他喂饭、为孩子更换纸尿裤、逗孩子开心，她们在做好护理和治疗工作的同时，还为患儿父母拍摄孩子在病房的视频，以便让患儿父母看到自己孩子的情况，以解牵挂之情。经过大家精心护理和治疗，这名小患者病情明显好转，大家别提多高兴了！

时间过得真快，不知不觉已在隔离病房工作一月有余，我们科室整个团队众志成城，努力工作，看到收治的数十位患者顺利出院，我内心无比骄傲和自豪！

现在，我最大的愿望就是：解除十四天医学观察后，回家抱一抱快两个月没见的孩子，小家伙这段时间都在网上上课，而我也只能偶尔听一听孩子上课签到的语音。想起孩子，有时也眼眶含泪，但心中更多的是欣慰，因为小小年纪的他已经明白，妈妈是一名医生，救死扶伤是医生的责任和使命，妈妈一定会打败新冠病毒……

（郑州市第六人民医院　周凤蕊）

千里驰援　爱中相聚

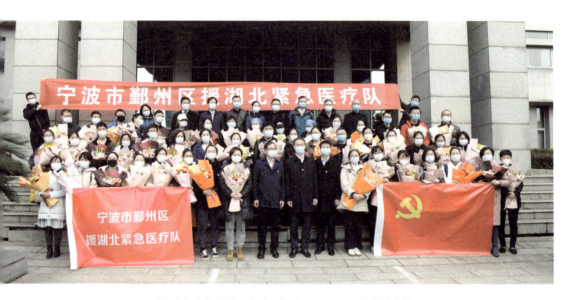

2020 年 2 月 9 日，宁波市鄞州区援鄂医疗队出征前合影。

早春的武汉乍暖还寒，竟还下雪。我坐在窗边静静看着雪花洋洋洒洒地落下，此刻静谧美好，让人有种无灾无难的错觉，仿佛一窗之隔成了两个世界。

我们抵达武汉已有数天了。出征前的顾虑和担忧现在也已烟消云散，高强度的救治工作让人无暇顾及疲累与时间，强烈的使命感总在困难时刻一次又一次地从心底喷涌而出，我从未有一刻像现在这样笃定又热血。生命有时贵如千金，有时也贱如草芥。这时我的脑海中突然浮现出一句话："生命可能无常，但万物皆有缘。"也许，我们驰援武汉就是缘。

2020 年 2 月 8 日晚上 10 点我接到通知，第二天要出发去武汉，来不及多想，简单收拾了一下行李。连夜集结了宁波市鄞州区驰援武汉医疗队

48 名队员，我出任医疗队队长。我们编入宁波市医疗队列共计 268 名战士的队伍中。第二天经过简单出征仪式后，这只医疗队乘包机从宁波栎社国际机场出发奔赴武汉。我们整体建制承接华中科技大学同济医学院附属同济医院光谷院区两个重症隔离病区，每个病区 50 张床位。这是一座崭新的医院，行政楼的大厅里站满了来自全国各地紧急驰援武汉的医疗队伍。大家从天南地北赶来，相聚于此，为了同一个目标而努力。作为队长，我突然觉得肩上的责任重于泰山，热血在心间奔流而过，我告诉自己"战役"不胜，绝不收队。

　　到岗短短几日，在所有人的努力下，我们已完成病区建制，明确组织架构，规章制度也初具成稿。病房在到达武汉第二天的晚上 11 点开始收治患者，24 小时不到我们就把承接的区域都收满了。救治的工作是繁重辛苦的，但更多的是温暖和感动。不论是住处酒店的服务员，还是接送我们上班的公交司机，抑或是帮我们驻地消杀的人员，在我们表达对他们的谢意时，他们却总说："应该我们谢谢你们能来武汉。"人与人之间彼此付出心底的善良，收获了人世间的美好。在深夜开往医院的公交车上，我们唱起《歌唱祖国》。寂静的黑夜里，路灯昏黄的亮光打在了公交司机的脸上，我看见他已是泪流满面。他应该相信我们是真的天使，我们一定能拯救这座城市，让它重现往日光彩。

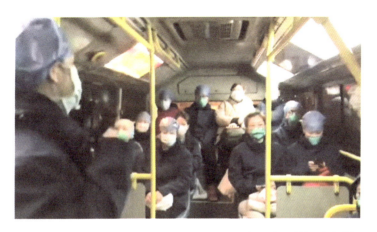

2020 年 2 月 11 日深夜，宁波驰援武汉的医护人员在开往医院的公交上唱起《歌唱祖国》。

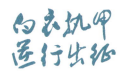

　　早前我还在想，为什么队里的这群年轻人面对疫情可以如此无惧无畏？现在我明白了，不是因为他们有铜墙铁壁的堡垒，也不是因为他们有百毒不侵的身躯，而是他们跟我一样笃信专业，也笃信承诺。我们相信，一丝不苟的防护是有效的；我们相信，遵守规则的信念是强大的；我们更相信，全国人民的支持是不会间断的！

　　远赴武汉前线的我们被所有人记挂着、关怀着。市委书记、区委书记亲自打电话了解前线情况，卫生健康委员会领导、医院领导一天数个电话询问现状、了解困难。虽然我觉得我们还没到最困难的时候，但是后方却不允许我们陷入困难。当我们看到一卡车由专机赶送的物资出现在酒店门口时，所有的人都惊喜到欢呼，大家顾不上推行李车就飞奔过去搬运物资，这欢乐的场景像极了小时候去郊游的模样。有后方的万众支撑，我们才能成为真的猛士，补给充足的战士才能有底气地战斗，这话果真不假。

　　我自认为是一个坚强的人，再苦再累也从不轻易落泪。但我却在工作慢慢被捋顺，生活逐渐规律的过程中，变得感性起来。从何时开始也无从追溯了，也许是自深夜收到丈夫发来的儿子、女儿熟睡的相片起；也许是自收到亲朋好友、同事领导的问候起；也许是自收到区委书记、区长写来的亲笔信起。信中表达了对我们一线工作者的慰问，还专门提及了我。读信至此，瞬间泪目，我何德何能？不过是做了该做的事情，尽了该尽的责任，竟让领导如此惦记挂念，内心深感不安。心中的感动真不是三言两语能说尽的。我从没有像这样流过泪，对着手机里的照片和信件哭得像个傻子。

　　今夜，我盖着家乡寄来的被子，穿着家乡送来的羽绒服，怀着家乡人民的祝福，心中倍感温暖。心绪万千之际，突发感怀："我是我自己，我也不仅仅是我自己；你是你自己，你也不仅仅是你自己。只有你我都完好，祖国才能安定，人民才能安康。"原本我们相隔千里，如今在爱中相聚，定要完胜而归。

（宁波市鄞州人民医院医共体　王师）

手记

难忘援鄂的日子

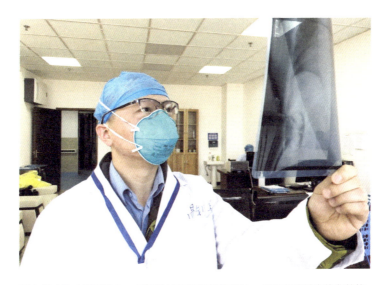

湖南医疗队（第三批）一分队队长易钊泉仔细阅片，把患者的健康放在首位。
（摄影／援鄂队员罗朵）

2020 年 3 月 8 日，经过 27 天紧张而又忙碌的工作，我们圆满完成了对湖北黄冈市红安县治疗新冠肺炎患者的支援任务，正式进入了休整期。回想起援鄂的日子，真是令人难以忘记。

毫无心理准备的"逆行"

2 月 11 日 10 时 30 分，我正在科室查房，突然接到湖南省卫生健康委员会紧急组建医疗队驰援湖北的电话通知，我没有丝毫迟疑，迅速答道："好，马上准备，按时出发！"

交接工作、调配药品、打包防护物资、剃光头、准备行李，给正在上班

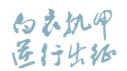

的爱人打了个电话，全程在两个半小时内完成。

下午1点30分，踏上去往湖北的行程。车在路上行驶，心却在翻滚，我知道，有一场硬仗要打。当我们风尘仆仆赶到黄冈市红安县时，已近凌晨1点。

万事开头难，我仅睡了5个小时就开始投入紧张的工作中，制订工作计划、流程、制度，启动当天的工作程序。

主动请求啃下"硬骨头"

2月12日，我随红安县卫生健康局相关负责人，对红安县中医医院新院区、红安县中医医院老院区、红安县人民医院感染科、红安县杏花社区医疗中心4个新冠肺炎患者收治点进行实地调研，发现医疗点的基础条件跟不上救治要求，医疗设备短缺，许多危重型及重型患者分布在4个收治点，这样不利于疾病的救治。

在第一次"战前会议"上，我建议将全县所有的确诊新冠肺炎患者，包括危重型、重型、普通型、轻型患者，都集中到红安县中医医院新院区治疗，这样既可节省防护物资消耗，又便于解决医疗设备短缺的现状，还可集中优势医疗资源，主攻危重型、重型病患者救治工作，降低死亡率，提高抢救成功率；并主动提出："请把所有危重型和重型患者交给我们湖南医疗队来治疗。"这一建议得到了县委抗疫指挥部的认同，并感谢我们主动请求啃下"硬骨头"。

接着，湖南妇女儿童医院10名医护人员与湘潭市28名援鄂医疗队合并，组建成湖南医疗队（第三批）第一分队，这个安排让我们的救治工作得心应手。

一日内"四次"参与抢救

2月12日，上午10点30分左右，我接到求援信息：红安县中医医院新院区一位老年男性危重型患者，血氧饱和度在90%左右波动，心率快，血压低，生命垂危。我紧急赶到病房参与抢救，直到下午1点多，患者病情才相对稳定。下午快 2 点时，我吃了饭后正准备休息片刻，可刚刚抢救过来的那位患者再次出现险情，我只好第二次投入抢救，最终患者生命体征平稳。

下午 6 点 50 分，一位新冠肺炎患者呼吸衰竭，发生重度急性呼吸窘迫综合征，我第三次投入抢救，直到晚上 8 点多，患者才转危为安。

晚上 10 点 40 分，我在微信群里得知：杏花社区医疗中心一位女性患者发生急性肾功能衰竭、高钾血症、无尿、重度呼吸窘迫综合征，情况十分危险。我顾不上疲劳，立即赶到该中心指导抢救，并为他们制订"血滤、抗凝"等治疗方案。

在实施救治中，杏花社区医疗中心既没有血滤机，也没有能够满足抢救需要的其他医疗设备，重重困难。我便对该中心领导说：打仗没有武器不行，立即到外院去借吧。经过两个多小时的救治，患者的生命保住了。当我完成第四次抢救时，已是凌晨两点。

奋斗中有苦也有乐

厚厚的防护设备为我们生活带来不便，平时简单的检查工作此时也变得异常困难。此外，个别惶恐的患者难免会产生不理性的行为，这都需要医护人员更多的耐心和爱心安抚。但更多的患者给我们带来最深的感动。

我治愈的一位 90 岁高龄患者，2 月 22 日出院时，他对媒体记者说："我本没指望活着出院，没想到在易队长 4 天的精心治疗下痊愈，易队长真棒！湖南医疗队真棒！"正是这些患者的言行，给了我们力量，赋予我们极大的鼓励，激励我们去兑现"不获全胜，决不收兵"的承诺。

当我听到红安县委余书记对我们说："红安人民感谢你们，永远记住你们"时，我感觉到伟大祖国的强大，党中央的英明，人民的力量，医护的勇敢。湘潭是伟人故里、毛泽东主席的故乡，红安是将军故里，我们一脉相承，在此即将离去的日子，有很多的不舍，如有需要，我仍愿战斗在抗疫一线，坚守在最前沿。

（湘潭市第一人民医院　易钊泉口述，段斌整理）

小城 24 小时 "疫" 事

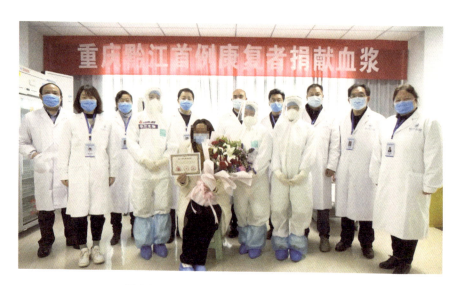

重庆市黔江首例新冠肺炎患者康复后捐献血浆。

2020 年 3 月 11 日是重庆市黔江中心医院放射科全体人员放弃休假，连续上班的第 50 天。我一如既往早起，习惯性收看《朝闻天下》，惊喜地发现，家乡阿蓬江两岸花开。一切美好都预示着我们的坚持有了回报。春已至，花已开！疫情正离去，山城盼君来。下面，是我们 24 小时的战 "疫" 瞬间。

下午 3 点 黑白影像里的 "火眼金睛"，我们必须上

1 月 26 日下午，放射科一张双侧肺部白影的影像图预示着重庆市黔江区没有硝烟的战争正式打响。我们比任何人都知道，影像学在抗疫中的作用。它是诊断中的 "侦察兵"，是治疗中的 "参谋长"，是判定是否治愈的 "裁判长"。我们是黑白影像里的 "火眼金睛"，我们必须上！

晚上 7 点　我们有小家，更有大家

没来得及吃晚饭，重庆市黔江中心医院市级专家组就从黔江区赶往秀山县，指导救治工作。按照"四个集中"原则，重庆市黔江中心医院被确定为四家新冠肺炎集中救治医院之一，负责黔江、武隆、彭水、酉阳、秀山这 5 个区县的确诊患者收治。"养儿不用教，酉秀黔彭走一遭"，脱贫攻坚战，我们在一起；新冠肺炎疫情阻击战，我们也在一起。因为我们山同脉、水同系、人同文，俗相通。我们有"小家"，但更有"大家"！

深夜 11 点　为何坚持，此心而已

子时，放射科的工作群仍然忙碌着。这段时间，放射科每天都要接诊 200 名左右的患者。有疑似病例的筛查、确诊病例的随访，同时还要紧盯常规检查中的潜在风险。疫情面前，必须严阵以待，在全国"防火、防盗、防同事"的时候，一切都无法预测，然而，守好放射科这一道"预警线"，我们每位医务工作者义无反顾。为何坚持，此心而已！

凌晨 3 点　有些人从未下班，为了守护每个人的好梦

凌晨 3 点，大多数人已进入梦乡，医院依旧灯火通明。以前因为加班，大家都见过凌晨 3 点的城市，那是充满烟火气的小城：早餐店的夫妇准备着面点，袅袅的蒸汽，让寒夜有了真情；路边的环卫阿姨清扫着街道，满地的落叶，为冷清中添了温暖。而此时的城市，与众不同得让人心疼：早餐店已关门闭户，清洁阿姨也不用早早起床。是的，我们的城市"病了"。但是，有我们医务人员的坚持，她一定会好起来。疫情当前，我们从未下班，就是为了守护你们现在和未来的每一个好梦！

清晨 7 点　我在前方抗疫，你在后方支援

2 月 7 日一大早，黔江区民族中学的几名高中生就忙碌了起来。一向贪睡的孩子早早起来，就是为了画出心中最美逆行者的身影。黑色的炭笔不停划动，一根根线条勾勒出医务人员的背影：全身包裹着密不透风的防护服，战斗在抗击疫情的最前沿。前方的我们付出爱，后方的你们感受爱、传递爱。亲手画的画、热腾腾的午饭、贴心的水果、紧缺的消毒用品、自家种的蔬菜、自个儿炕的腊肉……看到这些，我们的心，暖暖的。

中午 11 点　数字"0"，从未感到你如此可爱

3 月 6 日 11 点，重庆市黔江中心医院新冠肺炎集中救治病区最后一名确诊患者治愈出院。这标志着，这里的 30 例疑似患者、6 例确诊患者全部出院，新冠肺炎患者"清零"。这个"0"的背后，包含了太多太多。自 1 月 29 日正式将片区集中救治病区设立在重庆市黔江中心医院以来，截至 3 月 6 日，黔江区 2 850 名医务人员累计排除疑似病例 31 例、接诊发热门诊 1 417 人次、开展核酸检测 1 175 人次，实现治愈率 100%、医务人员"零感染"，用实际行动践行了"敬佑生命、救死扶伤、甘于奉献、大爱无疆"。

下午 3 点 陌上花开，可缓缓归矣

3 月 10 日下午，黔江区首例新冠肺炎患者来到阿蓬江畔，静赏春日美景。此时距离她康复出院已近 1 个月了。这里，成片的油菜花与一江碧水相映成景，花的娇艳与水的柔美相互交织，勾勒出春天的美好。她已完成了恢复期血浆捐献。每位捐献者的血浆可用于救治至少 2 名危重型患者。在医院治愈的确诊患者中，有 83% 的人已签署血浆捐献同意书。

我们相信，仲春时节，和春花一起绽放的，还有我们对美好的向往。未来，定可期！

（重庆市黔江中心医院　李小军　向世兰）

我在黄冈战"疫"的 720 个小时

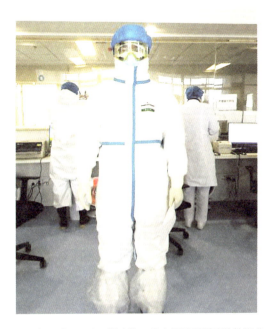

2020 年 2 月 24 日，湖南第一批支援黄冈医疗队株洲分队林敏医生在湖北黄冈大别山区域医疗中心隔离病房。

今天是 2020 年 2 月 25 日，一转眼，我们湖南第一批支援黄冈医疗队株洲分队来到湖北黄冈已有 1 个月了。30 天，720 个小时，说长不长，但对于每一位援鄂队员来说，这段经历异常珍贵，终身难忘。

责任，让我义无反顾

当初，我们刚来的时候，每一位队员都毫不犹豫地在请战书上按下了自己鲜红的手印。不管最初的想法是什么，可以肯定的是，大家都是怀着一份

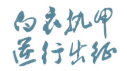

高度的责任感，医护人员的责任就是救死扶伤。在这场突如其来的疫情面前，医护人员就如同战场上的军人，服从命令、听从指挥就是我们义不容辞的责任。

来到黄冈后，我们才发现现实情况远比想象中更加复杂严峻。确诊病例数从两位数攀升为三位数、四位数，当地医疗同行们因为长时间、超负荷的工作已经精疲力竭，部分医护工作者还遭受感染甚至不幸牺牲。我们的到来大大缓解了他们的工作压力。每天穿梭在病房，面对紧张焦虑的患者，我们边治疗边给他们做心理疏导。可喜的是，1 个月来，许多患者已从隔离病房康复出院了，看着他们出院时脸上洋溢的笑容，我们觉得非常骄傲。是的，有什么比健康更重要？这 30 天的经历，让我对健康有了更深的理解。

感动，让我坚定信心

在这 1 个月里，我收获了太多的感动：广大医护人员不顾生命危险主动请缨、日夜鏖战；各省医疗队逆行而上、守望相助；数千志愿者迅速集结，爱心捐赠、救援物资源源不断驰援湖北……这场战"疫"，不仅是对国家的综合检阅，也是对个人的考验。让我感动的是，包括父母妻儿在内的所有家人都非常支持我的决定，我每天都会和他们视频通话，感受着背后温暖的力量。我的队友，他们的亲人也是一样。这是我们 1 个月来，坚持不懈、努力奋战的动力。

医院的领导和同事们时刻在关心我们的工作和生活状况，多次邮寄大家所需的生活用品，并反复叮嘱我们要加强防护。为了让大家在前线安心工作，各级领导对队员们的家属也是关怀备至，看望慰问，减少了我们的后顾之忧，让大家非常感动。

来湖北之前，我们确实对这里的生活物资及居住条件有过担忧。让大家意外的是，黄冈市委市政府给我们安排了干净舒适的住处，提供了丰富的食物和日常生活物资，这些都让我们有家的温暖。湘鄂一家亲，在这里，无时无刻不感受到黄冈人民的热情。

手记

希望，让我笃定前行

希望是藏在心中的力量，肆虐的新冠肺炎病毒打乱了人们的工作生活节奏。全国人民万众一心，抗击疫情，现在疫情防控形势已经逐步好转，确诊人数大幅度下降，治愈人数也越来越多。随着对新冠肺炎病毒研究和认识的逐步深入，治疗方法、治疗手段也不断改进，相信过不了多久，我们就能彻底赢得这场战"疫"的胜利。

回首来黄冈这繁忙充实的 1 个月，我们可以自豪地说：我们以"万众一心、紧跟党走、不胜不回"的无畏精神，经受住了"大考"！当前，疫情防控任务出现新的态势，输入病例的风险依然严峻，我们需要坚持不懈、再接再厉，向疫情全面发起总攻，坚决打赢这场人民战争。

如果现在问我最大的希望是什么？我的回答肯定是：愿天下再无大疫，愿大家平安健康！

（湖南师范大学附属湘东医院　林敏　刘向东）

道之所存，虽千难万险，吾往矣

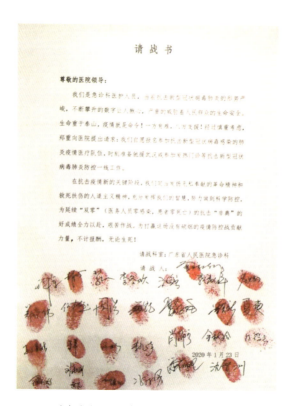

广东省人民医院急诊科医务人员请战书。

2020 年春节来临的方式让人猝不及防，一场没有硝烟的战役不期而至。在全国新冠肺炎疫情实时动态图里，"大公鸡"慢慢变红，一串串数字背后，是一个个因为病毒而忧心忡忡的家庭，是一座座因病毒肆虐而打乱了日常生活的城市，也是一位位因抗击疫情挺身而出的平凡英雄。广东省人民医院作为新冠肺炎省级定点收治医院之一，涌现出了一批批逆行者，他们主动请缨，奔赴湖北抗疫前线；还有这么一群人，默默坚守岗位，用自己的方式抵抗这场来势凶猛的疫情。他们是广东省人民医院的住院医师规范化培训（以下简称"住培"）师生们，他们披上战袍，变身为勇敢的白衣战士，用奉献与担当保卫着人民的平安与健康，诠释着"医者仁心，医者无惧"的内涵。

少年负志气，信道不从时

疫情发生后，为保护这群年轻的孩子，广东省人民医院调整了轮转安排，住培学员可暂不轮转抗疫一线科室。2018 级内科住培学员张东敬 2 月份本应在 ICU 轮转，但她主动请缨，申请到抗疫主战场——风险最大的感染科去。被问到为什么要这么做时，这个 1992 年生的小姑娘坚定地说："因为我是感染科医生。在这个艰难的时刻，我一定要回来跟大家一起并肩作战。"她所在的感染科一区，以收治危重型患者为主，12 个床位住得满满当当，有确诊患者，有高度疑似患者，每一位患者都合并了多种基础疾病，每一个夜班都意味着一夜无眠。刚回到感染科，她就收治了一位高度怀疑新冠

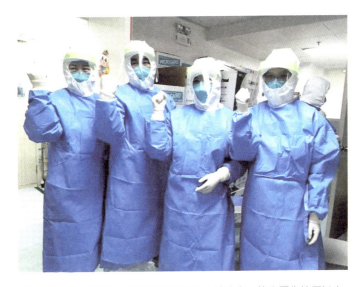

2020 年 2 月 12 日晚，感染科连续收了十位患者，值班医生忙不过来，四位住培学员一起回到科室帮忙，一直忙碌到 13 日凌晨 1 点多才下班。

肺炎病例。患者病情进展迅速，入院后很快就出现呼吸急促，血氧饱和度下降。患者难免会有恐惧焦虑的情绪，张东敬耐心地做好病情告知，进行情绪安抚等人文关怀，用医者的专业与温度，严守了每一个生命安全线。工作的辛苦是不言而喻的，但是张东敬却说："感染科团队在这场抗疫中一直坚守，无人退缩，老师们的无所畏惧给了我足够的信心与勇气对抗疫情。"

"我过年没有回家，在广州的宿舍里。如果科里轮科医生不够，我可以随时回去上班。""如果急诊科需要我顶班，请随时联系我。"……急诊科作为医院的第一道防线，住培学员们纷纷放弃休假，主动申请值守发热门诊疫情一线。张略韬、宋文亮、沈智洲、吴广龙、孙占朋、张硕等住培学员始终奋战在急诊一线，在带教老师的指导下，保持了对病情的高度敏感和个人防护的高度重视。他们认真地给患者完成各项检查，审查化验单指标有无异常等，以确保患者病情变化能得到及时的处理。在一次次临床实践中，他们在如何紧急处理病情、管理患者及医患沟通等方面获得了飞跃式的进步。在这场没有被安排进住培考核内容的实战检验中，他们取得了令人骄傲的成绩。几十个日与夜的坚守，已然使他们实现了从一名抗疫战线上的"新手"到"好手"的华丽转身。

道之所存，虽千万人，吾往矣

"这是我上班的第几天？我记不清了。"被问到排班安排时，急诊基地教学秘书柳学老师笑了起来，"每天睁开眼睛就是来上班，也不用想是几号、大年初几、星期几，反正一直来上班就对了。"疫情来临时，她第一时间在请战书上摁下了自己的指印，匆匆暂别自己心爱的孩子，返回岗位投入了一线战斗。作为教学秘书，在治疗患者的同时，住培学员也同样是她放不下的牵挂。对于自己的付出，柳学老师谦虚地摆摆手，认为自己做得还不够多、不够好，"学员才是最辛苦的，需要近距离采集患者血气分析、心电图等，一手资料都是他们采集的"。

急诊科常常需要处理危急患者，对住培学员的临床反应及处理能力有着较高的要求，有些刚进入住培或刚轮转到急诊的住院医师一时难以适应，多少都有些心理压力，但急诊科的带教老师们以他们丰富的经验、专业规范的操作指导，不断给住培学员打气，帮助他们适应急诊科高强度、快节奏的工作特点，在临床发挥自己的作用。

"在传染病面前，没有人能独善其身，只有整体环境的标准防护才能有效控制传染。所以各位老师会如同重视自身防护一样，重视学员的标准防护。"疫情暴发初期，住培学员未经历过如此严峻的考验，恐慌的情绪蔓延，了解到学员的害怕和恐慌后，付蕾老师循循善诱，耐心鼓励学员向带教老师学习，以自身为例，为学员做了正确的实战示范。

在漫漫行医路上，带教老师们用自己的行动，为住培学员上了最宝贵、最实用的一堂课，帮助住培学员坚定信心，教会他们如何在民族危难的时候，挺直的脊梁。

疫情当前，广东省人民医院的住培师生和管理者们，或请战驰援湖北，或默默坚守岗位奉献，在每一个岗位上发光发热，构筑了疫情防控的铜墙铁壁。他们不是英雄，也是如同你我一般的血肉之躯，责任感和使命感，让他们勇往直前，为生命而战，为人民健康而战。也正因有了他们，疫情的"红区"，才没有变成生命的"红区"。

（广东省人民医院　沈晖）

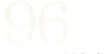

逆行者

——我们在行动

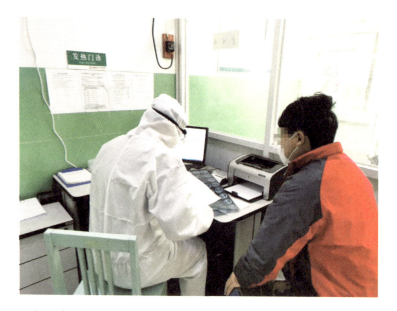

2020年3月10日，德州市陵城区人民医院杨君祖医生在发热门诊值班。

当清晨的第一缕阳光射进发热门诊的时候，作为值班医生的我又开始了新一天的忙而有序的诊疗工作。

"大夫，快给我儿子看看！他已经连续发烧四天了！"掠过众人的目光，我发现一对父子。父亲是一位焦急的中年男人，身后跟着一个阳光帅气的小伙子。"大夫，他现在的体温39.9℃，今天是第三次来你们医院发热门诊了，回家吃药不管事，体温持续升高……"

我给小伙子做了细致的查体，因持续地高烧，他精神不振，咽部发红充血，扁桃体轻微肿大，双肺呼吸音粗，未及明显的湿啰音。随着我有条不紊的看诊，小伙子的父亲情绪也渐渐平稳下来，但对我开出的胸部CT检查犹豫不决。我对他说："在目前新冠疫情防控的关键时期，咱们决不能掉以轻心，为了你和家人，更为了咱陵城老百姓的安危，我建议你应该给儿子做双肺CT检查。"望着我坚毅的目光，他沉默良久后说："好吧，大夫，听你的！"半小时后，CT检查结果出来了，未见明显异常。我按流程给小伙子办理了住院手续。我想疫情防控中医患交流尤其重要，最好的良药是安慰，最好的治疗是沟通。

第二位患者，也是个小伙子，二十出头的年纪，体温39.8℃，因持续高热伴咳嗽三天来诊。小伙子略显羞涩、无精打采，病史的采集工作大都是由他哥哥完成的。在详细的问诊过程中，凭着职业的敏感，我细心地发现他哥哥中气不足，并不时伴有一两声咳嗽，给我一种大病初愈的感觉，但前期的流行病学调查中，他哥哥说自己近期身体健康。在他无意中抬起手臂给弟弟整理衣服的瞬间，我发现他的手背上有明显的静脉输液痕迹，在我的再三追问下，他才承认7天前确诊为肺炎，中间曾发热一次，最高体温37.9℃，在乡镇卫生院输了8天液，已经没事了。经过进一步追问，又得知他的妻子也因发热在卫生院输了液。我立即警觉起来，这属于最新诊疗方案中聚集性发病。我第一时间把信息及各种检查结果传到我院专家会诊群。周风彩副院长立即指示我，将小伙子收住院隔离治疗，同时建议他哥哥嫂子也尽快来发热门诊排查。在护士的指引下，哥俩去了指定病区。望着他们离去的背影，我长长松了一口气，紧张的神经也松弛下来。在这场没有硝烟的战役中，我们必须练就一双火眼金睛，才能彻底消灭这个顽固的敌人。

从清晨到日落，从华灯初上到斜月沉沉，发热门诊每个日夜都重复上演着这样一幕幕场景。在每一名值班医生的心中，都有着"天下兴亡，匹夫有责"的担当，有着新时代下"不忘初心、牢记使命"的家国情怀。不避艰险迎难而上，这就是我们德州市陵城区人民医院医护人员的时代担当。

惊蛰已至，春乃发生，武汉的樱花已然含苞待放，相信新冠肺炎的阴霾会因无数逆行者的勇敢战斗而很快散去，胜利的号角一定会在中华大地上吹响！那时，车水马龙、熙来攘往的繁华景象会重现在神州大地的每一个十字街头……

（德州市陵城区人民医院　杨君祖）

"樱花城" 手记

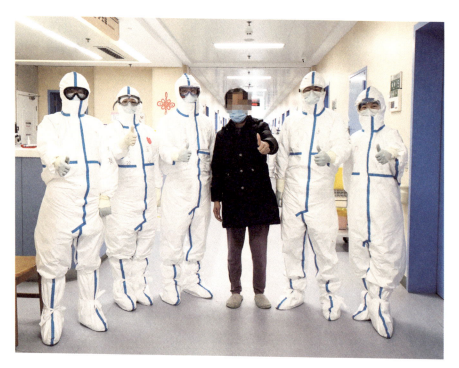

2020 年 2 月 21 日，严培玲负责的患者出院，医护人员与患者在病房走廊合影留念。

　　2020 年 2 月 8 日，已离家半个月、刚从九龙湖医学隔离病房回来的宁波市镇海区人民医院医疗集团工会副主席、全科医学科主任严培玲主动请缨，响应集团党委发出的"第二批驰援武汉报名"通知，成为镇海成行的第一名女医生。2 月 9 日晚严培玲抵达武汉机场，2 月 10 日进入华中科技大学同济医学院附属同济医院光谷院区培训，并于第二天下午带头走进病房，开始收治患者。本文节选自严培玲医生的日记。

2020 年 2 月 11 日　阴雨　战斗打响

妈妈，对不起

晚上 10 点 5 分，结束一天的工作。今天收治了 41 名新冠肺炎患者。

10 点 25 分，洗完澡，打开手机，赶紧查好镇海区九龙湖一带的天气，保存好。这是妈妈每隔几天就会试探我的"小把戏"，就像学生临考，我得扎扎实实准备好。

亲爱的妈妈，今天是我在武汉的第 2 天。已正式加入战斗。想想你不知何时会打来的电话，我就心如刀绞。你一直以为，我至今依然在九龙湖医学隔离病房工作。却不知道，此刻，我离你已经有 900 多公里。不是女儿不想告诉你，而是怕您身体吃不消。

前天，你打来电话："阿玲啊，有人讲电视里在放你，说你是个先进人物。你跟妈妈说句实话，你究竟在九龙湖还是在武汉？"我说："妈妈，那是组织对我坚守九龙湖工作岗位的评价，我倒是想去武汉救人呢，不敢去啊。"你不相信，跟我对起了九龙湖的天气："正月初几有没有下雨，晴天是哪一日？"幸好我做了功课，把你的问题一一应付过去了。

妈妈，妈妈，我真想跑到你前面说一句："我在武汉。我为了救人而去，请你放心，我一定照顾好自己。"

虽千万人，吾往矣。

妈妈，让我们在梦中相见，让我变回那个绕膝小女孩，再缠着你撒一回娇。我答应你，一定回家。

2020 年 2 月 18 日　晴　抗疫进行时

偶像李兰娟到访

今天下午，发生了一件非常难忘的事，70 多岁的中国工程院院士李兰娟专程前来慰问宁波援鄂医疗队。下午 3 点 45 分，李兰娟院士在浙江省卫生健康委员会副主任曹启峰的陪同下，抵达我们驻地。

她穿着一件羽绒服，戴着口罩，说话轻柔但力度很足。看着她，就像看到了一座屹立在前的中流砥柱。她一直是我的偶像。"宁波的队员们，我给

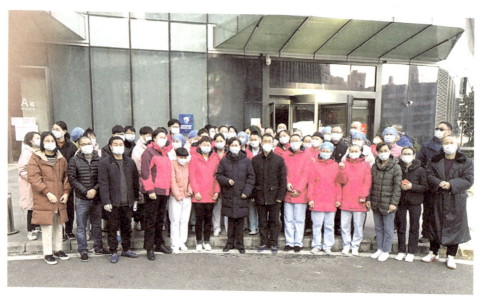

2020年2月18日，李兰娟院士慰问宁波援鄂医疗队，给队员加油鼓劲。

你们带来了好消息。"李院士说。她带来了治疗和疫情控制方面的好消息：现在的患者越早抗病毒治疗越好。浙江经验是"四抗二平衡"（"四抗"指抗病毒、抗休克、抗低氧血症以及多器官功能衰竭、抗继发感染，"二平衡"则为水、电解质、酸碱平衡与微生态平衡）。

她评价说："浙江经验已经为抗疫做出了贡献"。听到这里，姑娘们一阵欢呼。此外，她安慰和鼓励我们，叮嘱全体队员注意休息，保重身体注意防护，平安回家。听了她的一席话，队员倍感鼓舞，振奋人心！小姑娘们拿着手机不停地对着她拍摄。

当晚，我的梦中，是铺满了樱花的一条红粉大道。李兰娟院士站在大道边上，笑眯眯地向我招手："培玲啊，跟着我，我们一起走下去。"

大道至简。

我来了，我跟从，我向前走。

手记

2020 年 2 月 27 日　晴　保卫武汉

"樱花城"白衣天使

今天，我们病区两名患者学会了八段锦，我们仨在病房一板一眼地打完八段锦，浑身舒展。在光谷院区，医生带着患者锻炼，常见又温馨。

我清楚记得，飞机抵达武汉天河国际机场时，乘务长告诉我们："踏出飞机，就有被感染的风险，你们务必做好防护。"我知道，我也懂得。但我没有怕过。

宁波医疗队进驻武汉半个多月，医疗队以最短时间形成团队合力、最快速度投入战斗，10 天后迎来首批两名患者治愈出院。宁波市第一医院党委书记阮列敏、我们的领队说，"落地就战，战则立胜"的背后，全队上下付出巨大努力，主力队员与管理层普遍处于持续高强度工作模式，医务人员超负荷工作。有人短短数日瘦了 5 公斤，有人出现轻度焦虑情况。

6 天前有件喜事，宁波医疗 1 队负责的首批患者出院，其中包括我负责收治的两名患者：4 床胡女士、6 床武女士。离开前，武女士说："严医生，我看不清你的脸，但听着你温柔的声音，感受着你鼓舞的眼神，我猜你一定很漂亮，我要成为你的朋友。"

她感谢宁波医疗队对她的照顾和宽容，说了无数声谢谢。我为即将出院的两名患者做了详细的出院宣教，大家一起拍了张不露脸的"合影纪念"。

走笔至此，我忽然想到，此处距离我向往的武汉大学樱花观赏点鲲鹏广场约为 12 公里。这是一个我不可能跨越的距离。每天，严格遵守防疫要求的我们，只能遵循两点一线的生活。

巧的是，爱人今天也给我发了一张家中花园盛放的郁金香，他说："等你回来，我们团圆。"

相见可期，我渴盼着。

（宁波市镇海区人民医院　严培玲）

"美少女战士"与
"特种兵"的故事

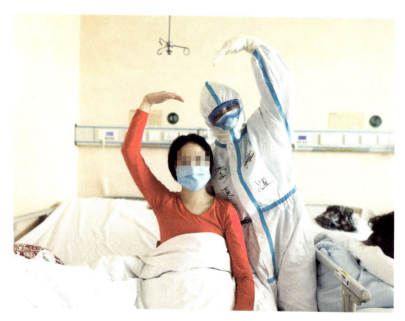

在医护人员的精心治疗下，"美少女战士"病情好转，与医护人员开心合影。

　　"董主任，您快去看看35床患者，突发高热、气促，鼻导管的氧流量已经很高，但血氧饱和度依然上不去，我怕……"

　　话音未落，董绉绉主任就径直走向病房，还一边念叨着："早上刚去看过这小姑娘，怎么这么突然！"

　　新冠肺炎就是这么变幻莫测，病情发展也许就在一瞬间，稍有耽误后果不堪设想。经过进一步检查，发现小姑娘的呼吸功能已经衰竭，同时伴有肝、肾、心功能不全，胸腔、腹腔积液，重度贫血，全身皮肤皮疹，口腔严重溃疡，再加上高热，神志已变得恍惚，呼吸非常费力，奄奄一息。董绉绉主任和来自宁波的医疗团队立即采取了积极抢救措施，并围坐在一起商量下一步诊疗方案，其实大家心里都明白，这关很难挺过去了！

22岁，花一样的年纪啊，小姑娘却正在经历魔鬼般的痛苦。她没力气张嘴说话，没勇气闭眼睡觉，用眼神表达着不安，瘦小的胳膊挣扎地在床边左右移动，她似乎在乞求我们：为什么会这个样子，医生，我还能动，我还有救，我还想活着！

做了10年医生，经历了多少生离死别，但每次遇到，心依然会刺痛，大家互相鼓劲，一定要把这个病区中最年轻的生命拉回来！

护士们忘却了被传染的风险，帮她翻身、拍背以防止压疮发生，没力气小便就给她插尿管，没力气咀嚼就用勺子一口口喂汤粥。医生们一边给予积极的抗病毒及辅助呼吸治疗，一边帮忙联系ICU的床位。经过5天的重症监护，小姑娘的生命体征终于出现好转，并再次转入我科进行下一阶段的巩固治疗。

说实话，能从ICU活着出来的人称得上真正的勇士。没人知道她在里面经历了什么。为了加强治疗，需要进行各种插管、有创操作，身体上的痛苦是难以言喻的。当初，缺少亲人陪伴，不知自己的命运，这种无助感何人能体会；此刻，小姑娘打败了死神，战胜了心魔，重生的喜悦感又是何人能拥有。我们欣慰治疗的成功，也被她的坚强所鼓舞。

接下来的每一天查房，大家都习惯性地先去看望她，治疗已是按常规进行，更重要的部分是心理安慰，陪她聊天、逗她开心，一起拍"美颜照"。看着小姑娘身上结痂的死皮慢慢脱落，花一般的年轻态渐渐显露，就像一名"美少女战士"，完成了华丽的蜕变。她积极配合治疗，开始努力吃饭、按时睡觉，梳理头发，整理容颜。我们跟她唠家常，互调侃，不知不觉大家的心情都变了，身上的防护衣原来这么可爱，像极了动画片里的"大白"，小姑娘摘下口罩，原来这么美丽动人。当我拿出病前愈后的照片给她看时，她默默流下了眼泪，渐渐地，放声痛哭……哭吧，哭吧，尽情地宣泄吧，这向死而生的经历，如春暖花开、万物复苏，一切都将是新的开始。

遇到一位"美少女战士"是医生的荣幸，但要治愈这数以万计的新冠肺炎患者，则需要一支"军队"！我们第二批宁波医疗团队在元宵节深夜完成人员征召，次日吹着集结号赶赴战场——武汉，特殊时期以"战时状态"的要求警示每一位队员：我们是拥有医学技能的"特种兵"，我们所要面临的是强大的病毒，是每一条鲜活的生命，是一座正在饱受折磨的英雄城市，是党和人民的希望。没有任何的休整，宁波医疗团队直接接管华中科技大学同济医学院附属同济医院光谷院区 E3-2，接收来自各个方舱、社区医院的危重型患者，我们制订各项流程，分担各项职责，听从上级命令，严格执行落实，紧张而有条不紊地开展诊疗工作。不知不觉中，大家身上有了军人的气质，勇往直前，冲锋陷阵，华丽地完成了从"大夫"到"特种兵"的蜕变。

"美少女战士"不屈从于命运，是这座英雄城市真正的女儿！

医护人员坚守着救死扶伤的初心，国家有难必向前的决心，既是白衣天使，又是血性战士！

当大家站在了同一条战线上时，新冠肺炎已颤颤发抖，滚蛋吧，病毒君！

（余姚市人民医院　黄增）

阳光总在风雨后

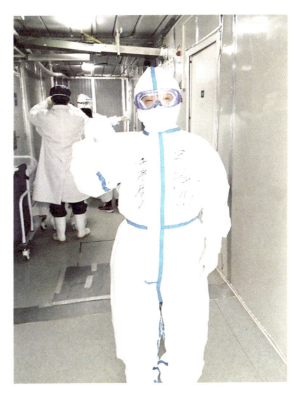

2020 年 2 月 25 日，在雷神山感染二科三病区感染区门外，辽宁省瓦房店市中心医院医生岳宗彦做好防护后准备进入病区工作。

　　武汉的天气时常阴雨连绵，几天都看不见太阳。今天一早起来，一缕和煦的阳光照在身上，暖洋洋的，舒服极了。新闻上播报着疫情，武汉市连续 3 天确诊病例个位数增长。心情大好，突然想起了一首歌，歌词是："阳光总在风雨后，乌云上有晴空，珍惜所有的感动，每一份希望在你手中"。

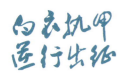

记得2020年2月8日（正月十五）下午，随着"疫情就是命令"的一声召唤，我们510名白衣战士迅速集结组成大连援鄂医疗队，连夜飞抵武汉。因为当时需随机运送的物资很多，飞机延误了近两个小时才到达武汉，辗转抵达驻地已经是凌晨4点多。

当我们拖着疲惫的身体准备休息时，我看到武汉当地的志愿者以及运输人员正在将一箱箱物资连夜搬运到我们的驻地，他们肩扛手提，一个个不知疲倦的身影从我身侧坚毅地走过。

因为疫情紧迫，雷神山医院一边建设一边收治患者。2月15日，为了能尽快收治患者，我们病区全体医护人员冒雨进驻雷神山，协助搬运、整理物资，布置病区，调试设备，交接病房。2月份的武汉本就天气阴冷，当天更是下起了雨夹雪，刮起了大风。当雨雪打在脸上、身上，有种冰冷彻骨的感觉。

由于施工并未完工，所以病区还有很多地方漏雨，大家顾不上地上的泥水，滑倒了，爬起来接着干；顾不上头顶的雨雪，雨水和汗水交织在一起。在和建筑工人师傅一起工作的时候，我们知道了他们大年三十就过来支援建设，夜以继日地工作。火神山医院完工了，又来雷神山医院。

经过一天一夜的忙碌，所有物资清点储备完毕，所有设备调试完毕，所有病房布置完毕。经过工人师傅连夜的奋战，所有病房也已经完成密封防水。虽然天气寒冷，但是大家的心是火热的。2月18日下午，我们病区正式开诊。1个多小时就收治了38名患者。大家虽然早有准备，但是真的没想到会在这么短的时间里收治这么多患者，而且有4名患者极其危重。我们全体医护人员奋战两天两夜，两名患者经抢救无效、不幸离世，两名患者转入ICU，其余高龄的、卧床的、心梗的、呼吸衰竭的患者全都转危为安了。

在这两天两夜里，大家困了就在椅子上眯一会，饿了就轮流出去吃口凉饭；为了不浪费每一套防护服，大家都穿着尿不湿工作；因为防护服不透气，每次汗水都会浸透衣衫。大家苦着、累着，但是每当看到病房里那一双双期盼的眼睛，看到窗外那雨后的彩虹，我们无怨无悔。

2月25日，连日的阴雨连绵，潮湿的街道上仍弥漫着熟悉的含氯消毒液的味道。我们趁着月色登上了去往雷神山医院的大巴车。

"晚上好，司机师傅。"我冲司机笑了笑。

"你们辛苦了！"借着车上的灯光，我看到司机的一脸真诚。

上了车，我不由自主地想着：47床的老爷爷，今天吃饭了没有？18床的老奶奶，今天排便了吗？32床的兄弟，又发烧了没有？50床的重型患者，有没有好转？

不知不觉中，车已到站。走进整洁而又显狭长的医护专用通道，我们到达了病区。换好衣服，我在医生办公室，与白班医生交接班，听见对讲机里传来急促的声音"46床病情加重，呼吸困难，需要呼吸机辅助呼吸，请医生迅速进入污染区"。

病情就是命令。我来不及多想，告知病区护士先加大吸氧流量，便迅速穿好防护服，带好护目镜，检查密闭性后，冲进了病区。46床是一名慢性阻塞性肺疾病合并新冠肺炎的患者，肺功能很差，目前血氧饱和度下降明显，需要立即给予无创呼吸机辅助治疗。护士早已连接好管路，我根据病情迅速调节参数，患者的症状终于在紧张有序的治疗下慢慢好转。看着患者好转的样子和信任的眼神，我觉得所有的付出都是值得的，所有的汗水都没有白流。

经过两个多小时的努力，病区内所有患者病情都平稳了下来。我拖着疲惫的身躯走出病区，继续坐在电脑前补记病志，补录医嘱，书写抢救记录……不知不觉在椅子上睡着了，直到清晨，感受到耀眼的阳光，我睁开了眼睛，又是雨过天晴的一天。

看着窗外天空中若隐若现的彩虹，我突然想起习主席前几天讲过的一句话——"沧海横流，方显英雄本色"。我们医务工作者就是要在这次疫情中当得起"英雄"二字。

冬将尽，春可期！愿祖国山河无恙，武汉春暖花开！

（瓦房店市中心医院　岳宗彦）

援鄂 "战士" 的别样元宵节

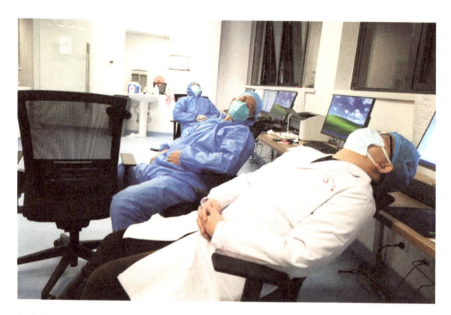

彻夜查看患者后，湖南省怀化市第二人民医院（怀化市肿瘤医院）援鄂医生姚绍富和同事们在办公室的椅子上短暂休息。

    2020 年 2 月 8 日，元宵佳节，本是阖家团圆的日子，但在新冠肺炎疫情笼罩下的 "前线"，湖南省怀化市第二人民医院（怀化市肿瘤医院）出征援鄂 13 天的 13 名勇士正经历着不一样的辛劳与挑战。他们，用自己 "不问归期" 的爱心和决心，度过了一个不一样的 "战地" 元宵节……

我们的付出是为了更多家庭的团圆

    2 月 8 日零点，我们湖南二队二组的医务人员准时接班，开始这一班的常规工作。当我们查房查到一半时，突然传来抢救室护士的呼救声。我们赶紧跑过去，发现22床的老爷爷呼之不应，呼吸极度费力。"不好，患者呼吸衰竭，赶紧准备气管插管上呼吸机。"医护团队迅速做好抢救准备，吸痰、推药、插管、上呼吸机……一气呵成，有了呼吸机的支持，患者各项生命体征慢慢接近正常，我们长长地吐了一口气。稍作交流后，我们继续投入查房工作。

早上8点，白班医生接班来了，我们完成交接班已经是9点多了。心里想着终于可以好好休息一下，晚上还可以欣赏元宵晚会。但还没来得及上床补觉，又接到黄冈市抗疫指挥部的任务，浠水县疫情紧急，要求我们马上动身前往支援。疫情就是命令！我们队紧急组织两名重症医学科医生、一名呼吸科医生、一名院感专家共4人紧急赶往几十公里外的浠水县。来到浠水县人民医院，正赶上全院大会诊，讨论两个危重型患者的诊治方案，我根据自身的专业特长和最近在大别山医疗中心的工作经验，给出了一些具体的指导性意见。

讨论完两个病例后，已经到了吃晚饭时间，我们一起吃了元宵节团圆饭——盒饭，虽然简单，但是来自不同地域、不同医院的我们吃得特别香！尽管今天不能和家人团圆，但我们的付出是为了更多的家庭团圆，值了！

（怀化市第二人民医院　姚绍富）

图书在版编目（CIP）数据

致敬最美战"疫"医生 / 中国医师协会《医师报》社，人民卫生出版社组织编写；张雁灵主编 . —北京：人民卫生出版社，2020.6

（白衣执甲 逆行出征：致敬最美战"疫"医务工作者丛书）

ISBN 978-7-117-30099-5

Ⅰ. ①致… Ⅱ. ①中… ②人… ③张… Ⅲ. ①医生 – 先进事迹 – 中国 – 现代 Ⅳ. ①K826.2

中国版本图书馆 CIP 数据核字（2020）第 106464 号

人卫智网	**www.ipmph.com**	医学教育、学术、考试、健康，购书智慧智能综合服务平台
人卫官网	**www.pmph.com**	人卫官方资讯发布平台

致敬最美战"疫"医生
Zhijing Zui Mei Zhan "Yi" Yisheng

组织编写：中国医师协会《医师报》社　人民卫生出版社
主　　编：张雁灵
出版发行：人民卫生出版社（中继线 010-59780011）
地　　址：北京市朝阳区潘家园南里 19 号
邮　　编：100021
E - mail：pmph @ pmph.com
购书热线：010-59787592　010-59787584　010-65264830
印　　刷：北京顶佳世纪印刷有限公司
经　　销：新华书店
开　　本：710×1000　1/16　印张：22
字　　数：348 千字
版　　次：2020 年 6 月第 1 版
印　　次：2020 年 7 月第 1 版第 1 次印刷
标准书号：ISBN 978-7-117-30099-5
定　　价：96.00 元

打击盗版举报电话：010-59787491　E-mail: WQ @ pmph.com
质量问题联系电话：010-59787234　E-mail: zhiliang @ pmph.com

55检